DENNIS DIEL

Schlage bitte weiter, Kämpferherz!

HIRNKOST

Originalausgabe

1. Auflage Oktober 2021

Vertrieb für den Buchhandel
Runge Verlagsauslieferung; msr@rungeva.de

Privatkunden und Mailorder
shop.hirnkost.de

Lektorat
Klaus Farin

ISBN
PRINT: 978-3-949452-23-9
PDF: 978-3-949452-25-3
EPUB: 978-3-949452-24-6

Der Vogel kämpft sich aus dem Ei.
Das Ei ist die Welt.
Wer geboren werden will, muss eine Welt zerstören.

Hermann Hesse

Vom Vater hab' ich die Statur,
des Lebens ernstes Führen,
vom Mütterchen die Frohnatur
Und Lust zu fabulieren.
Urahnherr war der Schönsten hold,
das spukt so hin und wieder;
Urahnfrau liebte Schmuck und Gold,
das zuckt wohl durch die Glieder.
Sind nun die Elemente nicht
aus dem Komplex zu trennen,
was ist dann an dem ganzen Wicht
Original zu nennen?

Johann Wolfgang von Goethe

Inhalt

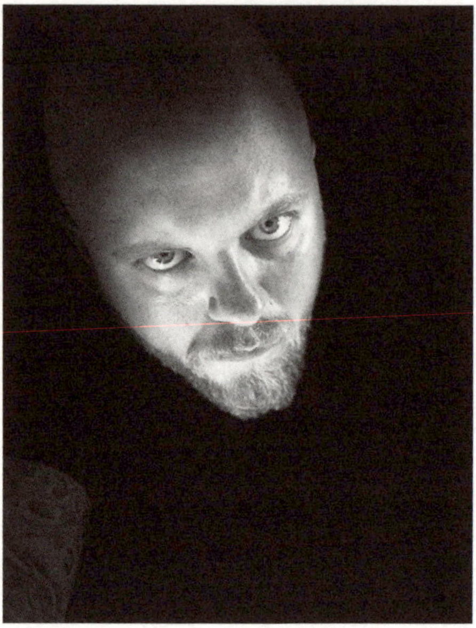

Der Autor

Dennis Diel wurde 1982 in Moers am Niederrhein geboren und schreibt seit frühester Jugend.

Der gelernte Kaufmann für audiovisuelle Medien arbeitet hauptberuflich in der Firma der erfolgreichen deutschen Hardrock-Band *Böhse Onkelz*, für deren Gitarristen und Co-Songwriter, Matthias „Gonzo" Roehr, Diel 2019 die Biografie *Gonzo* schrieb, die aus dem Stand auf Platz zwei der Spiegel Bestsellerliste eingestiegen ist.

Schlage bitte weiter, Kämpferherz! ist Diels zweites Buch und zugleich das persönlichste, das er jemals schreiben wird. Derzeit arbeitet er an seinem ersten großen Roman, einer Horrorgeschichte, die 2022 erscheinen soll.

Dennis Diel lebt, zusammen mit seiner Ehefrau und zwei Bulldoggen, am beschaulichen Niederrhein.
www.dennisdiel.de

Vorwort

Alles ist geschrieben. Der Anfang, der Mittelteil, das Ende. Diese Geschichte, die vor dir liegt, ist eine, die ich schreiben musste. Sie wollte raus, und das dringend. Ich hatte nie das Bedürfnis, mich wildfremden Menschen derart mitzuteilen oder einen solchen Seelenstriptease hinzulegen, wie ich es mit *Schlage bitte weiter, Kämpferherz!* mache, und doch ziehe ich mich auf den folgenden Seiten aus. Bis auf die Knochen.

Vielleicht, das wäre ein Traum, können sich Leserinnen und Leser etwas aus meinem Erlebten herausziehen. Kraft womöglich. Inspiration. Alles denkbar und wünschenswert. Ich selbst nutzte die Arbeit an diesem Buch, die sich über eineinhalb Jahre hinzog, dazu, mir all den Ballast von der Seele zu schreiben, der jahrzehntelang tonnenschwer auf ihr lag. Und ich stellte während der Arbeiten fest, wie einfach alles von der Hand ging. Das Buch schrieb sich nicht von allein, keines tut das, aber die Angst, ich könne irgendwie blockieren oder würde mich wegen der Offenheit, die ich an den Tag lege, schlechtfühlen, stellte sich nicht ein.

Dennoch gab es Phasen, manche monatelang, in denen ich kein einziges Wort zu Papier brachte. Meistens hatten diese Intervalle etwas mit der Corona-Pandemie zu tun. Ich war müde und sorgenvoll, manchmal auch nur sorgenvoll müde. Corona wird ein Thema sein, seid davor gewarnt. Wenn ihr dieses Wort nicht mehr lesen könnt, weil es euren Alltag genauso wie meinen bestimmt, blättert diese Kapitel ruhig weiter. Sie sind nicht lang. Dennoch waren sie mir wichtig, weil sie immer auch Einblick in meinen Ist-Zustand gaben.

Dieses Buch behandelt viele triggernde Themen. Wer an Angststörungen, speziell an Hypochondrie oder generalisierter Angst, leidet, sollte das vor der Lektüre wissen. Genauso ist psychische und physische Gewalt ein Thema, ebenso Schulmobbing. Diese Geschichte behandelt Probleme, ist aber keine problematische Geschichte. Sie handelt von Freundschaften. Davon, wie wichtig mir jene waren und immer sein werden.

Oft werde ich von Mama und Papa erzählen. Und manchmal wird man sich dabei erwischen, wie man denkt: „Wie konnte das alles passieren?" Es ist okay.

Genauso okay ist es, dass ich direkt vorwegnehme, dass das Verhältnis zu Harald und Iris Diel ein anderes, besseres, ist als in jenen Jahren, die hier zum Großteil abgehandelt werden. Ich liebe euch, Ma und Dad. Ich weiß, dass ihr das hier lesen werdet. Und auch, dass ihr wisst, dass ich euch immer liebte, selbst in Zeiten, in denen wir einander nicht viel mehr als Unverständnis entgegenbrachten. Ihr behaltet euer Gesicht, das war mir wichtig. Ich verstehe, warum die Dinge so passiert sind, und dieses Buch ist meine Bitte an diese Erinnerungen, die mich lange genug quälten, zu ruhen. Vor zehn Jahren wäre ich nicht in der Lage gewesen, das hier zu schreiben. Alles. Ab einem gewissen Punkt im Jahr 1997 hätte ich aufhören müssen, weil die Emotionen hochgekocht wären. Das war jetzt nicht der Fall. Ich schrieb.

Und es fühlte sich befreiend an.

Meine Ängste werden thematisiert. Genauso die von Ma. Und die meines Vaters und unseres Umfelds.

Stephan Weidner, der eine nicht unwichtige Rolle in meinem Leben spielt, textete einmal einen Song über *„einen, der auszog, die Angst zu besiegen"*. Ein grandioses Lied, eine Zustandsbeschreibung. Darin findet sich auch die Textstelle wieder: *„Es kostet Kraft, Kraft zu sein"*. Damals, 2008, als das Lied erschien, wusste ich nicht, was das zu bedeuten hatte. Die erste Panikattacke lag fünf Jahre zurück, und auch ansonsten musste ich nicht kämpfen. Mein Leben dümpelte gewissermaßen ein bisschen vor sich hin.

Vier Jahre später sah das anders aus. Ab dieser Zeit leuchtete die Bedeutung dieser Worte scharlachrot vor mir auf und mir wurde klar, dass diese Kraft, die man aufbringen musste, um gegen die Angst zu kämpfen, keine war, die sich von allein regenerierte. Jede Schlacht, die man gegen sie führte, war eine, die an einem zehrt.

Niemand wird jemals wirklich ausziehen und die Angst besiegen. Aber der Versuch ist es, der wertvoll ist. Der Weg zu ihr hin, in dieses dunkle Schloss, bis hinauf in ihren Saal, in dem sie auf einem schwarzen Thron hockt und auf dich gewartet hat, ist jede Mühe wert. Dieser Weg ist das Ziel. Die Angst als deine Freundin zu sehen, nicht als Feind. Das raubt ihr die Kraft, macht sie weniger schrecklich, und dich ermächtigt es.

Das Erwachen der Macht. Ein wahrhaft epischer Moment, wenn du begreifst, dass Angst trotz aller Masken, die sie trägt, nur eines ist: ein verdammtes Gefühl.

Dennis Diel im Juli 2021

Kamp-Lintfort zur Zeit des ersten Lockdowns

Diese Seiten des Werkes entstehen „live“ unter den Eindrücken einer veränderten Welt. Es sind die Worte eines Mannes im mittleren Alter, der darauf hofft, dass er und seine Familie von der Epidemie verschont bleiben. Heute wurde verkündet, dass es ab kommender Woche Lockerungen der bislang getroffenen Maßnahmen geben wird. Mittel, die zum Zweck haben, die Ausbreitung der Covid-19-Krankheit, die durch einen neuen Stamm unbekannter Corona-Viren ausgelöst wurde, einzudämmen. Kontaktsperren. Ladenschließungen. Mindestabstände zwischen Menschen. Mindestens eineinhalb Meter, bitte. Besser gleich zwei.

Alte Frauen und Männer in Pflegeheimen, die dort im wahrsten Sinne des Wortes eingesperrt sind und keinerlei Besuche mehr empfangen dürfen. Nicht mal von den eigenen Kindern. Es sind grauenhafte Szenen, die sich in diesen Betreuungseinrichtungen abspielen, und das nicht nur in Deutschland, sondern in Europa. Heime, in denen das Virus grassiert und reihenweise Menschen im letzten Lebensdrittel den Atem stiehlt. Ohne Möglichkeit, den allerletzten Gang mit den Personen zu beschreiten, die sie lieben und seit Wochen so schmerzlich vermissen. Was für ein Wahnsinn. Keine Vorstellung reicht aus, um mir auszumalen, was mit meinen Eltern passieren wird, wenn sie sich infizieren. Sie leben nicht im Altersheim, aber mein Vater benötigt schon Pflege, er ist einundsiebzig, Ma ist fünfundsechzig. Lieber Gott, lass diesen Kelch an uns vorüberziehen!

Ich bin guter Dinge, dass es Ende des Jahres mehrere Wörter zu den Unwörtern 2020 schaffen werden: Hamsterkäufe! Systemrelevant! Corona-Partys! Corona-Diktatur! Social Distancing! Erkläre mir bitte jemand, warum unsere Spezies es in einer laufenden Jahrhundertpandemie für überlebenswichtig gehalten hat, kistenweise Klopapier zu horten?

Obwohl es Hinweise darauf gibt, dass der Lockdown, das komplette Herunterfahren des gesellschaftlichen Lebens, einen Erfolg erzwungen hat, kann sich niemand sicher sein, wie die Welt an dem Tag aussieht, an dem du dieses Buch lesen wirst. Ich hoffe, sie wird sich zum Besseren hin verändert haben. Dass sie nicht mehr dieselbe ist, die sie vor der Pandemie mit dem Coronavirus war, steht außer Frage.

„Was bezweckt dieses Buch?", höre ich die Leute heute schon fragen.

Ich glaube, dass meine persönliche Biografie Menschen helfen wird, mit ihren Makeln zu leben. Sie zu akzeptieren und an ihnen zu wachsen. Das klingt ein bisschen eitel und so, als sei mein eigener Werdegang derart wichtig, dass andere daraus Schlüsse ziehen könnten. Vermutlich ist es die Krux eines Autors, nicht gänzlich uneitel zu sein. Das teilt meine Gattung mit allen Kreativen, die aus dem Nichts heraus etwas erschaffen. Aufgeblasenere Menschen würden das Kunst nennen. Ich bin kein Künstler, sondern ein Mann, dessen bescheidene Begabungen darin liegen, Worte so aneinanderzureihen, dass einige wenige Leser in ihnen etwas erkennen: sich selbst, vermutlich. Negative Kommentare, die es bei Erscheinen meines ersten Buches gab, ließen mich irritiert und angefressen zurück. Der Zweifel ist der kleine Bruder der Angst. Der, der nicht die Stärke des Großen hat, aber genauso nervt, wenn man ihn nicht beachtet. Ich zweifle oft.

Ich glaube, dass die Wahrheit eines jeden Menschen das ist, was er erlebt hat. Die Summe all der Erfahrungen, die sich im Laufe von vielen Jahren angesammelt haben und die (im Guten und im Schlechten) dazu beigetragen haben, dass du hasst und liebst.

Narben waren notwendig, um mich zu dem werden zu lassen, der ich heute bin. Aber auch Liebe, Verständnis und Mitgefühl. Überhaupt wird unsere menschlichste Fähigkeit, mit anderen mitzuleiden oder sich mitzufreuen, eine zentrale Rolle in diesem Buch spielen. Genau wie die Hürden des Lebens, die manchmal unüberwindbar scheinen, um dann auf die ein oder andere Art übersprungen zu werden. Im Gegensatz zu manchen Böcken im Sportunterricht.

Ein Weg, der eben klar vor einem lag, wird mit tiefen Rissen durchzogen, die man allzu leicht übersieht, außer du weißt, wo sie zu finden sind. In diesem Buch werden einige Wege beschrieben und viele davon führten in die Finsternis.

Eine Gemengelage aus Unsicherheit, Dummheit, Verantwortungslosigkeit, Fake News und Profilierungssucht haben dazu geführt, dass aus großem Vertrauen in die Wissenschaft und Politik immer prächtiger gedeihende Skepsis wurde. Mich beunruhigen all diese Sorglosigkeiten, die dafür sorgen könnten, dass die Infektionswelle wieder zuschlägt.

Unsicherheit bei der Bevölkerung, die aus verständlichen Gründen nicht mehr weiß, wem sie glauben oder wessen Wissen schaffenden Hirnen sie vertrauen soll, sind der Nährboden der Verschwörungstheoretiker, von Ken FM bis zum Reichsbürger, vom besorgten Familienvater bis zum gewaltbereiten Radikalen, der sich seiner Freiheitsrechte beraubt sieht. Zuerst war der Mund- und Nasenschutz, die Maske, mit der wir alle herumrennen, als nicht zweckdienlich verpönt. „Die schützt bestenfalls andere vor einer Ansteckung, wenn der Maskenträger erkrankt ist, aber niemals den Träger selbst“, war das gültige Narrativ, das vom Robert-Koch-Institut, von führenden Politikern und Virologen ausgegeben wurde. Ein paar Wochen später, mitten im Lockdown, empfahl die Bundeskanzlerin dann dringend, Masken im öffentlichen Raum zu tragen, und nur einige Tage nach dieser eindringlichen Empfehlung kam sodann die Pflicht.

Ein großes Raunen war zu vernehmen. Und jetzt nicht länger hinter vorgehaltener Hand (die war nicht mehr nötig, der Maske sei Dank), sondern unter einem Stück Stoff. Und dort wurde das immer lauter werdende Gemurmel hörbar, „dass die Regierung ja nicht mehr alle Tassen im Schrank haben könne. Wissen die überhaupt, was sie tun? Was sie uns antun?“ Dass derartig schwammiges, nicht einheitliches Gebaren wenig souverän erscheint und genauso von der Bevölkerung wahrgenommen wird, hätte jedem verantwortlichen Politiker und Wissenschaftler einleuchten müssen.

Dann folgte der Lockerungswahn. Was Mitte März 2020 all diese rigorosen Eingriffe in unsere wichtigsten freiheitlichen Grundpfeiler nötig machte, ist einer Orgie aus Lockerungen, Verharmlosungen und falsch verstandener Wirtschaftssolidarität gewichen, die jedes Augenmaß für den richtigen, verantwortlichen Umgang mit der Ökonomie und den Schäden, die ihr zugefügt wurden, verloren hat. Ich bin beunruhigt und gespannt, wohin uns diese Reise führen wird. Wo werden wir in einem Monat sein? Wo in ein, zwei Jahren? Wie viele Menschenleben werden aufs Spiel gesetzt, damit die Wirtschaft nicht vor die Hunde geht? Wie hoch ist der Preis, den wir alle zahlen werden?

Dieses Buch, das zu einem nicht geringen Prozentsatz zugleich eine biografische Geschichte ist, wird nicht von Corona handeln. Das wäre angesichts der Dramatik und Dynamik dieser Pandemie anmaßend und unerhört. Ein zentrales Thema, und deshalb dieser Einschub über das Virus, wird aber Angst sein. Pathologische Panik.

Um mit einem aus dem Kontext gerissenen und leicht abgeänderten Zitat von Luke Skywalker meine eigene Familiengeschichte zu beschreiben: „Meine Mutter hat sie. Ich habe sie. Ja, vielleicht hat sie sogar meine Schwester."

Mit der Angst ist das so eine Sache. Begegnest du einem Feind auf offener Straße oder in einer menschenleeren Tiefgarage und er will dir ans Leder, wird Furcht das eigene Leben retten. Sie beschleunigt deinen Herzschlag und stellt dich mental auf Flucht, andernfalls Kampf ein. Und egal, ob du dich dafür entscheidest, wegzurennen oder stehen zu bleiben: Das Gefühl wird, wenn du Pech hast, wiederkehren und vermutlich nie wieder loslassen. Vorausgesetzt, du bist vor deinem Angreifer geflohen oder hast ihm, in bester Chuck-Norris-Manier, einen Roundhouse-Kick ins Gesicht verpasst. Fest steht: Nach der erfolgreichen Überwindung der Situation wird es dir besser gehen. Bleibst du dein Leben lang vor einer Angsterkrankung verschont, wird das Gefühl der Panik schwinden. Es sucht dich nicht heim, während du im Kino sitzt und vorhast, in aller Ruhe die neueste *Star-Wars*-Episode zu gucken. Der Schrecken wird dich nicht überfallen, wenn du schläfst oder deinen Partner liebst. Im Gegenteil. Du wirst den beschleunigten Herzschlag beim Sex mögen und ihm keinerlei bedrohliche Eigenschaften zusprechen. Das Gefühl der Enge, als ob ein tonnenschwerer Elefant auf deinem Brustkorb sitzt, wirst du allerhöchstens kennenlernen, wenn du Asthmatiker bist und sich deine Notfallmedikation nicht in deiner Nähe befindet. Oder dann, wenn du – Gott bewahre – einen Herzinfarkt bekommst.

Diese flüchtigen Momente der Angst und Ungewissheit, der Verzweiflung und des inneren und äußeren Hilfeschreis, sind bei Panikpatienten Alltag. Das Gehirn und die Amygdala darin unterscheiden nicht, ob eine Situation bedrohlich ist oder ob es sich um einen harmlosen Erregungszustand handelt, der aber von deinem vegetativen Nervensystem als Kampf um Leben und Tod gewertet wird. Eine Zugfahrt, genauso wie das Stehen am Gleis im Bahnhof, wird zur Bewährungsprobe für Nerven und Mut. Eine Reise im Flugzeug ist für viele Menschen mit einer Angststörung nahezu unvorstellbar. Überhaupt: Es ist nicht einfach, nachzuvollziehen, warum bei einigen Angst und Panik einen derart breiten Platz in deren Leben einnimmt und bei anderen diese Gefühle wiederum eliminiert zu sein scheinen.

Und derjenige, der diese Zeilen in die Tastatur hämmert, ist ebenfalls ein Betroffener. Überraschung? Vermutlich eher weniger, sonst hättet ihr, verehrte Leserinnen und Leser, kaum zu diesem Buch gegriffen, den Klappentext studiert, es zur Kasse gebracht und gekauft.

Wir zwei, du und ich, sind einen Deal eingegangen.

Von dem Offensichtlichen, dass du mein Buch erworben und jetzt eine gewisse Erwartungshaltung diesem und mir gegenüber hast, abgesehen: Der eigentliche Deal ist, dass wir miteinander tanzen werden. Der Tanz wird kein Walzer oder Salsa sein. Es ist der Angstfandango. Legen wir eine schick-schockende Sohle aufs Parkett. Zusammen.

Das Erwachen der Angst

Während ich diese Worte schreibe, ist es ein wunderschöner Aprilnachmittag im Frühling 2020. Zwanzig Grad, ein wolkenloser, strahlend blauer Himmel. Ich sitze auf der Terrasse meiner Wohnung im beschaulichen Kamp-Lintfort, höre den Vögeln beim Zwitschern zu, sortiere Gedanken und trinke Wasser. Ursprünglich schrieb ich, dass ein Glas Rotwein darauf wartet, degustiert zu werden, aber mein Entschluss, die ganze weite Strecke des Buches über bei der Wahrheit zu bleiben, sollte nicht schon auf den ersten Seiten Risse bekommen. Das Leben ist gewissermaßen gut. Von Corona und der Angst vor dieser Krankheit abgesehen, könnte es mir nicht besser gehen. Sehr gut sogar. Ich bin 37 Jahre alt, hoffentlich, trotz ordentlich Übergewicht, gesund sowie in Lohn und Brot. Seit August 2017 außerdem stolzer Ehemann, der seiner Jugendliebe das Ja-Wort gab, die eine große Rolle in diesem Buch spielen wird. Aber dazu später mehr.

Ich möchte an dieser Stelle in meine Vergangenheit reisen. In den Sommer 2003, um einen kleinen Überblick darüber zu verschaffen, warum mein treuester und zuverlässigster Feind seit siebzehn langen Jahren die Furcht ist.

Angst war ab dem zwanzigsten Lebensjahr ein präsenter Dauergast in meinem Leben. Mal öfter, dann wieder seltener.

Ich spürte ihre kalte, unheilvolle Präsenz das erste Mal deutlich, als ich einen Joint mit angeblich gutem Dope rauchte, das für das bisschen Weed-Expertise, die ich bis dato auszuweisen hatte, ein wenig „zu gut" war. Mein Herz schlug schnell. Es raste förmlich. Aus einem normalen Ruhepuls von knapp achtzig Schlägen wurde von jetzt auf gleich die doppelte Frequenz. Einhundertsechzig Mal pro Minute hämmerte dieser lebenswichtige Muskel an die Brust, und ich spürte, wie sich meine Kehle zuzog und das Sichtfeld verschwamm, während die Gedanken durchs Dichtsein immer weiter auseinanderdrifteten, um kurz danach wieder ziellos miteinander zu kollidieren. In diesem Zustand ergab nichts mehr einen Sinn, außer die Angst.

Die entführte meinen Mut aus der bequemen Komfortzone meiner Wohnung, beamte mich auf ihr scharlachrotes Neurosen-Raumschiff und spuckte mich zitternd, kalkweiß und verwirrt vor dem Abgrund meiner Seele wieder aus. Hinter mir wurde die Landschaft meines Geistes immer schwärzer, und der letzte Schritt hin zu diesem dunklen Loch, das sich Depression nennt, schien nur noch eine Formsache.

Manuela, mit der ich 2003 schon vier Jahre zusammen war, schleppte mich ins Auto und wir fuhren zur Notaufnahme des Moerser St.-Josef-Krankenhauses. Die Ärztinnen und Ärzte dort warteten sicher auf alles – außer auf einen hoffnungslos überforderten, breiten Kiffer-Novizen, der an einer ausgewachsenen Panikattacke litt. Vor meinen weit aufgerissenen Augen fingen die weißen Klinikwände an zu verschwimmen und die Bodenfliesen bewegten sich in merkwürdigen Intervallen, sodass sich zur Panik zu allem Überfluss Schwindel und Übelkeit hinzugesellten.

„Passen sie auf, dass er nicht einschläft", sagte die Ärztin zu Manuela, bevor wir wieder auf dem Weg zurück in die Wohnung waren, in der diese Irrfahrt durch meine seelischen Abgründe ihren Anfang nahm. Manu zündete ein paar Räucherstäbchen an, legte beruhigende Musik auf, schenkte mir Orangensaft ein, während ich, zappelnd, die kaltschweißen Hände reibend, auf unserer Couch saß und darauf wartete, dass mich der Sensenmann abholte. Ich werde meinen 21. Geburtstag nicht mehr erleben, das wurde mir in diesen dunklen Momenten, in denen ich bei allem Schrecken dennoch dafür dankbar war, dass ich sie nicht allein durchleben musste, klar. Ich würde hier, in unserer kleinen Wohnung in Moers, in der wir erst seit wenigen Wochen lebten, an Kreislaufversagen sterben, bevor ich mein Abitur absolvierte oder eine Familie gründete.

Ich starb an jenem Abend nicht, wenn auch die Präsenz des Todes, so bildete ich mir ein, schon deutlich wahrzunehmen war. Möglicherweise spielte aber nur das Phantom der Angst, das sich als Tod verkleidete, mit mir und ängstigte mich nach Lust und Laune. Und obwohl mir dieses Erlebnis Mahnung hätte sein sollen, nie wieder psychoaktive Substanzen zu mir zu nehmen, kiffte ich zwei Wochen später erneut. Und es war fantastisch. Ich schlief den Schlaf meines Lebens. So tief und traumlos, dass ich mich bis heute mit Wonne an die Stunden erinnere, in denen alles ausgeknipst war. Mein Ich, mein Über-Ich, mein Es. Sogar die ganzen verdammten Zweifel in meiner Seele hielten die Fresse. Sie verstummten, und alles, was sie vielleicht zu sagen hatten, wurde von einer Wolke aus tiefster Gleichgültigkeit, die mollig warm und beruhigend war, verschluckt. Ich glitt in diese Wonne aus feinster Leckt-mich-alle-am-Arsch-Watte, während mein Geist nicht mal im Traum daran dachte, diesen Zustand zu beenden. Und so schlief ich Stunden im Dasein völliger Glückseligkeit, bevor ich durch die ersten Sonnenstrahlen am darauffolgenden Sommertag geweckt wurde.

Kurz vor diesem Erlebnis des tiefsten Tiefschlafes, den ich jemals kennenlernte, hatte ich mich für geraume Zeit über ein Fernsehtestbild totgelacht. Manuela, die das alles nicht verstand, musste den Eindruck haben, dass sich mein Verstand langsam in Wohlgefallen auflöste. Rückblickend betrachtet leuchtet mir auch nicht mehr ein, was ich am Testbild so witzig fand, aber die Wahrnehmung ist anders, wenn man dicht ist. Am von Spirituosen-Liebhabern gefürchteten „Morgen danach“ war alles wieder gut.

Kein dicker Kopf, der mich mit einer ungeheuren Gravitas ans Bett fesselte. Das Gefühl, als führten die Eingeweide in meinem Bauch einen Krieg gegen den Körper, den sie bewohnten, fehlte. Ebenso die Übelkeit, die mich nach Saufgelagen immer dazu zwang, den kläglichen Rest an Mageninhalt auszukotzen. Wenn das die Qualität des Kiffens war und ich beim ersten Versuch nur Pech und schlechtes Dope erwischt hatte, war das eine Kurve, die ich gerne zu nehmen bereit war, solange am Rand der dahinterliegenden Straße die Wiesen grün und saftig gediehen und meinen

Geist mit verborgenem Wissen, tiefer Entspannung und wahnwitzigen Lachanfällen anreicherten.

Eine Woche später wurde also erneut ein Joint gerollt. Wieder mit, so dachte ich, gutem Gras. Das versicherte man mir. Kein Dope, das auch bei erfahrenen Potheads hin und wieder für ein bisschen Unwohlsein sorgen konnte, sondern bestes Grünes. Ich vergriff mich erneut. Nach zwei tiefen Zügen, die meine Lungen mit Nikotin und mein Gehirn mit THC füllten, kroch die Angst auf meine Couch. Sie setzte sich neben mich und schaute mir mit ihren toten, weißen Augen ins leichenblasse Gesicht.

In meiner Fantasie hat der Tod etwas Wahrhaftiges, ja Majestätisches. Er ist für mich kein knochiger Typ mit schwarzem Umhang, Sense und dieser bedrückenden, ihn umgebenden Stille, die alles Frohe zerstört und alles Licht verschluckt, sondern ein notwendiges Übel. Ich möchte seine Gestalt, sein Schaffen und seine Aura eher wie Joe Black (in diesem unfassbar kitschigen Hollywood-Streifen mit einem jungenhaften Brad Pitt und einem eleganten Sir Anthony Hopkins) sehen. Gut gekleidet. Mit Stil. Jemand, der sich auszudrücken vermag. Der Tod, der dich holen kommt, weiß, wie scheiße es für alle ist, dass du mit ihm gehen musst. Und dass es schwer wird.

Das Wegnehmen ist des Todes Ding, es ist seine Spezialität. So, wie die Späne beim Tischlern schweigend Zeugnis von der Arbeit abgeben, durch die sie entstanden sind, sind die Erinnerung und das Entbehren das Destillat des Todes. Für die, die nicht sterben, sondern ein Leben lang vermissen werden. So anders als die Angst. Sie redet mit gespaltener Zunge und ist eine Meisterin darin, dich zu verführen. Ihr Atem stinkt nach Fäulnis und die Lügen, die sie dir ins Ohr flüstert, spricht sie in einem Singsang, der die härtesten Kerle wahnsinnig werden lässt.

Zu schreiben, dass mich das Kiffen zum Angstpatienten werden ließ, wäre zu verkürzt. Es sind hundert Faktoren, die uns in die eine oder andere Richtung entwickeln oder diese und jene Marotte und Neurose ausbilden lassen. Anders formuliert: Wer simple Antworten auf komplexe Fragestellungen sucht, wird hier nicht fündig. Das funktioniert überhaupt nicht. Die beiden furchtbaren Graserlebnisse ließen meine Ängste fühlbar werden – ausgebrochen wäre eine Panikattacke hingegen auch, wenn ich niemals gekifft hätte. Die Angst wartet nicht ungeduldig im Schatten deines Selbst darauf, zuzubeißen. Sie lauert und hat einen langen Atem. Ihr Geduldsfaden droht nie, zu zerreißen. Sie wiegt dich gerne in Gefahrlosigkeit, um dir dann, aus dem Nichts, den sicheren Boden unter den Füßen wegzureißen. Sie maskiert sich. Ihre Masken sind aus dunkelster Materie gewoben. Mal kleidet sie sich wie ein Schlaganfall, dann wie ein Herzinfarkt und mal schleicht sie sich als ein Kreislaufkollaps in dein Hirn.

Diese Königin der Düsternis lässt dich denken, dass du todkrank bist, obwohl alles an und in dir gesund ist. Ihre Maskerade der Hypochondrie ist eine ihrer besten Illusionen und ihre größte Kunst.

Meine schlimmste Angst war, dass ich verrückt würde. Ich meine das so, wie ich es schreibe: wahnsinnig, schizophren. Oder meinetwegen manisch-depressiv mit schizophrenen Schüben. Ich habe nie Stimmen gehört und mit eingebildeten Menschen gesprochen, aber die Angst, dass ich genau das täte, ließ mich, so paradox es klingt, beinahe wirklich wahnsinnig werden. In Tapetenmustern suchte ich bewusst nach Formen und Fratzen. Solange, bis sie auftraten und mich ängstigten. Pareidolie ist harmlos, aber wenn man in Fliesenmustern Totenköpfe sieht, ist die Ungefährlichkeit doch sehr relativ.

Ich glaube, die Psychologie nennt das Erwartungsangst. Die Furcht vor der Angst. Und in diesem Falle: die Angst vor der Angst vor dem Verrücktwerden. Und dieser Zaubertrick war erschreckend beeindruckend. Ich hatte bislang selten das Pech, anfällig für hypochondrische Episoden zu sein. Zwar stecke ich, während ich das hier schreibe, in einer solchen (vermutlich durch einen längeren

Krankenhausaufenthalt meines Vaters und Corona ausgelöst), aber normalerweise ließen mich Sorgen um ernstere Erkrankungen meines Körpers relativ kalt.

Die Furcht allerdings, dass ich in einem quälenden Prozess langsam den Verstand verlor, hatte mich in den Jahren 2010 bis 2014 ordentlich am Wickel. Und diese wurden die dunkelsten meines ganzen Lebens.

Die Angst war hellwach. Und sie starrte mich an, jeden Tag und mit großer Lust. Sie schlief nicht, ruhte sich nie aus. Meine seelischen Soldaten, die ich schnellstens aus der Reserve holte, waren altersmüde geworden und hatten keine Lust, sich an einem neuen Krieg zu beteiligen. Ich schickte einen Stoßtrupp nach dem anderen los, doch die Front hielt nicht lange. Sie zerbrach. Und mit ihr alles, was ich mir vom Leben erhoffte. Meine Beziehung zu Manuela. Mein Selbstwertgefühl, das ich mir über viele harte Jahre antrainiert hatte. Meine Träume und sehnlichsten Wünsche. So weit, dass Hochhäuser, an denen ich vorbeifuhr, anfingen, eine dunkle, hypnotische Anziehungskraft auf mich auszuüben. Die Frage, die sich erst langsam und leise in meinem Hirn festsetzte und mit der Zeit immer schneller und lauter widerhallte, war: Ist das Haus hoch genug für einen ersten und letzten Sprung vom Dach?

„Erfahrungen vererben sich nicht – jeder muss sie allein machen“

(Kurt Tucholsky)

Zeit spielt für die dunkle Regentin, für „Lady Angst", keine Rolle. Sie existiert außerhalb von allem. Bei Stephen King oder H. P. Lovecraft hat sie tausend Namen. *ES. Cthulhu.* Die Monstren in diesen Geschichten sind nur andere Masken, die von der Angst getragen werden. Und wenn sie erst einmal erwacht ist, legt sie sich nicht eher zur Ruhe, bis ihr Wirt den langen Schlaf des Todes schläft. So lange wird sie ihn begleiten.

Es mag sein, dass du sie eine ganze Weile in den unsichtbaren Rucksack auf den Schultern packst, in dem die unliebsamen Dinge verstaut werden, für die das Bewusstsein keine Zeit hat, aber irgendwann greifen zwei lange dürre Arme nach deinem Hals. Graue, faulige, knöcherne Gelenke, die man mit einem halbwegs kräftigen Schlag entzweibrechen könnte, wenn man sie denn kommen sehen würde. Sie umklammern deine Gurgel, schnüren dir die Luft ab, und du weißt genau: Es wird erneut Zeit, zu kämpfen. Und es ist der Angst egal, ob du bereit bist für ein bisschen Cortisol, Adrenalin und Noradrenalin. Hat sie Lust, überfällt sie dich und fragt keineswegs vorher um Erlaubnis. Sie übermannt. Sie umarmt einen mit ihren langen, dünnen Klauen. Hat sie dir erfolgreich die Luft gestohlen, greift sie beherzt nach diesem kummervollen Herzen und rammt dir ihre langen, dreckigen Nägel hinein. Und dann wird es nur auf *dich* ankommen, und darauf, ob du ihr etwas entgegenzusetzen hast.

Der Kampf gegen die Angst ist ein ewig währender. Er ist nicht schnell beendet, sondern dauert viele anstrengende und zermürbende Runden. Es ist lohnenswert, ihn aufzunehmen, anstatt seinen Trainer nach dem ersten harten Treffer das Handtuch werfen zu lassen. Wer aufgibt, gewinnt nicht. Logisch, oder? Aufzugeben hat etwas zutiefst Falsches an sich. Ich kenne Menschen, die das getan haben. Die nicht die Kraft aufbrachten, gegen ihre Ängste in die Schlacht zu ziehen, und deshalb schon vor dem ersten Kampf, meistens sogar vor dem Säbelrasseln, mit weißer Fahne von dannen gezogen sind.

Eine dieser Personen ist meine geliebte Mutter. Das Verhältnis zu ihr war, genauso wie zu meinem Vater, ein extrem schwieriges. Ich liebe beide. Das, so beschleicht mich das Gefühl, sollte vorangeschickt werden, um Missverständnissen vorzubeugen.

Aber meine Kindheit war eine anstrengende und auch, wenn es sich wie ein Klischee liest, bisweilen eine schlechte. Es ist die Wahrheit. Ich habe lange Jahre gebraucht, um für beide Elternteile eine Art Grundverständnis aufzubauen und das, was geschehen ist, zu verzeihen und besser einzuordnen.

Ich weiß, dass es mit jedem Lebensjahr, das einem von der unerbittlichen Uhr des Seins abgezogen wird, härter wird, Fehler und falsche Handlungen zu erinnern und dann zuzugeben. Wir sind alle Meister im Vergessen und Verdrängen, und vermutlich ist das gut so. Nichts wäre schlimmer, als ein ganzes Leben lang immer wieder im Konflikt mit sich selbst zu hadern. Überlegend, ob dieser oder jener Fehler nicht korrigierbar ist, ob man nicht mal an der einen oder anderen Stellschraube drehen dürfte, um so den Lauf der Dinge nachträglich zu den eigenen Gunsten zu beeinflussen. Die einzige richtige Antwort ist: Nein. Es macht keinen Sinn, der Vergangenheit hinterherzutrauern, solange Zeitreisen nur in Science-Fiction-Geschichten möglich sind.

Bei meinen Eltern verhält es sich mit dem Erinnern an nicht so angenehme Dinge ähnlich. Auch wenn eine Aussprache über die groben Fehler, die vor vielen Jahren passiert sind (und die mich vermutlich wie keine anderen Erlebnisse in meiner Kindheit und Jugend prägten), wichtig wäre, so verstehe ich, warum das schlechterdings nicht möglich sein wird. Ich werde später erläutern, was damit gemeint ist, dass unsere Beziehung so schwierig war.

Ich grüble seit Tagen darüber, welchen Einstieg ich für das Kapitel wählen soll, das in meiner Kindheit spielt. Ich glaube, dass dieses ein essentielles wird. Nicht nur, aber auch, weil Prägung ein Grundbaustein des Seins ist. So wie das Genom. Ein Orden sei all jenen um den Hals gehängt, die es geschafft haben, sich ihrer schlechten Erbanlagen zu entledigen, als wären sie Unkraut, das aus dem Boden gerissen werden muss. Ich arbeite daran. An manchen Tagen gelingt mir das besser, an anderen überhaupt nicht. Ein Beispiel meines eher suboptimalen Genpools?

Da wären zum einen die nervigen und manchmal hart an der Grenze der Folter operierenden „Restless Legs". Wer nichts mit dem Begriff anfangen kann, dem biete ich gerne einen nicht-medizinischen Crash-Kurs an: Das Syndrom der ruhelosen Beine kennzeichnet ein schwer zu widerstehender Bewegungsdrang. In Phasen der Entspannung, wenn der Körper ruhen will, brennt, zieht, schmerzt und zuckt es in den Beinen, dass es, je nach Ausprägung der Krankheit, nicht auszuhalten ist, sitzen oder liegenzubleiben.

Man ist gezwungen, aufzustehen, sich zu bewegen und die Waden anzuspannen, um kurzfristig Linderung zu erhalten. Zwischen 22:00 Uhr und 04:00 Uhr ist das Phänomen am stärksten, und es gibt Patienten (zu denen ich nicht gehöre), die so gut wie gar keinen Tiefschlaf mehr erreichen, weil sie durch ihre zuckenden Beine immer wieder wach werden. Abhilfe verschaffen mitunter nur schwere Medikamente, die den Botenstoff Dopamin ersetzen und die auch, allerdings in viel höherer Dosis, Parkinson-Patienten verabreicht bekommen.

Geerbt habe ich diese kleine Nervenkrankheit, die zum ersten Mal von keinem Neurologen, sondern von mir bemerkt wurde, als ich 27 Jahre alt war und einen Stephen-King-Roman las (*Die Arena*, wenn mich nicht alles täuscht), in dem ein Protagonist exakt dieselben Probleme hatte wie ich, vererbt von meiner Mutter. Und diese wiederum von ihrer. Es soll Menschen geben, die irgendwann im Laufe ihrer Leidensgeschichte, aufgrund des kaum erholsamen Schlafes, an Depressionen und Ängsten erkranken. Nun, das wäre mir auch ohne die rastlosen Beine zuteilgeworden.

Auf was ich ebenfalls gut verzichten konnte, ist die ausgeprägte Gynäkomastie, die sich schon in den ersten Realschuljahren unter meinen T-Shirts abzeichnete und wegen der ich mich häufiger, als es für ein Kind gut gewesen wäre, in den Schlaf weinte. Erspare dir das Googeln, werter Leser: Ich habe Männerbrüste.

So richtig schöne mit Haaren drauf, die manchem Mädchen in meinen jungen Teenager-Jahren nicht gewachsen sind und die manch erwachsene Frau niemals bekommen hat. Die Brüste. Nicht die Haare. Ich habe keine Ahnung, welche Körbchengröße das ist, vermutlich aber ein praller B-Korb. Und ich kann euch eines mit voller Überzeugung mitteilen: Es ist für einen Jungen in der Pubertät ein verdammter Scheißdreck, mit Schwabbelbrüsten großzuwerden. Allein das Potpourri an Beleidigungen aufzuzählen, die ich ab dem Tag ertragen musste, an dem mir dieser Männerbusen gewachsen ist, würde vermutlich ein paar Seiten füllen.

Ich will später darauf zurückkommen, weil ich es mir von der Seele schreiben muss. Weil ich die, die ihr ganzes Leben nie auf der Seite derer standen, die gemobbt und geschlagen wurden, nachfühlen lassen möchte, wie das ist.

Auch deshalb, damit ihr ein wachsames Auge auf eure eigenen Kinder werft. Entweder, wenn sie selbst Opfer von seelischen Grausamkeiten sind (denn nichts anderes ist Mobbing), oder falls sie, was nicht unmöglich wäre, zu den Tätern gehören. Es ist wichtig, das Innenleben derer zu fühlen, die immer wieder von ihren Mitschülern an die Wand des Klassenzimmers genagelt werden.

Ich komme mittlerweile gut mit mir aus. Und auch, dass ich schon seit der Grundschule zu viel Gewicht mit mir herumschleppe, ist okay. Ich finde, mein Gesicht kann mit vielen anderen gutaussehenden Männern konkurrieren, meine Tattoos, die ich mir ab dem neunzehnten Lebensjahr habe stechen lassen, runden das Bild des harten Mannes ab, aber diese Brust ... Nein, beim besten Willen: An dieses Fettgewebe, wo Muskeln sichtbar sein sollten, kann und werde ich mich niemals gewöhnen.

Mittlerweile verdiene ich gut. Vielleicht lege ich mich doch unters Messer. Davor habe ich aber noch ein klein wenig zu viel ... Bingo! Angst.

Mein Versuch wird sein, während all der folgenden Seiten nicht zu zynisch zu klingen. Ich bin kein Zyniker und ich mag Menschen nicht sonderlich, die ihr eigenes Schicksal, oder das anderer Leute, nur mit diesem gewissen Maß an Zynismus ertragen können. Ich glaube, dass es für die Entwicklung der Persönlichkeit Gift ist, wenn man damit beginnt, alles mit der bequemen Brille des Zynismus zu betrachten. Und ich möchte versuchen, diesen Drahtseilakt zu wagen, den man immer dann beginnt, sobald man sich dazu entschließt, höchst private und negative Erlebnisse und Erinnerungen mit anderen Menschen zu teilen. Man läuft stets Gefahr, in den Abgrund des Selbstmitleids zu stürzen. Ich bin mir sicher, dass jeder Mensch zu jeder Zeit seines Lebens in der Lage ist, einen Neuanfang zu wagen. Nur verhält es sich mit dem wie mit anderen Dingen, die einem etwas abverlangen: Man muss ihn wollen.

Ein Kampf ist nur so leicht wie die Mitstreiter, die man an seiner Seite wähnt. Die, die dich auf das Schlachtfeld der Abgründe begleiten. Es ist verdammt wichtig, Menschen um sich zu versammeln, die es gut mit einem meinen. Die dir sagen, dass du dich auf dem Weg in eine Sackgasse befindest, wenn es darauf ankommt. Freunde sind die Luft zum Atmen. Sie sind der Planet, auf dem wir landen, wenn wir uns schlecht fühlen. Solange es geht, ersetzen sie die Therapeuten und helfen.

In guten Freundschaften gibt es keine Tabus, kein peinliches Schweigen und keine Angst davor, sich irgendeine Blöße zu geben. Sie sind die Familie, die wir uns aussuchen, nicht die, in die wir hineingeboren werden. Wer halbwegs gescheit ist, sucht sich also seine zweite Sippe nicht nach einfältigen Gesichtspunkten aus, sondern wählt mit Bedacht. Es gibt, so sagt der Volksmund, im Leben oftmals zwar eine große Anzahl an Bekannten, aber nur weniger als eine Handvoll echter Freunde. Ich habe das große Glück, solche

Freunde zu haben, die mich seit vielen Jahren kennen und die mir genauso wichtig sind wie meine ursprüngliche Familie.

Erfahrungen, die wir machten, ließen uns dicht zusammenwachsen. Weggefährten kamen und gingen. Sie begleiteten mich ein Stück weit und marschierten einen Teil des Weges mit. Irgendwann verschwanden sie und hinterließen entweder verbrannte Erde oder gute, weil bleibende Erinnerungen an gemeinsame Zeiten.

Bei uns war es anders. Wir waren ein bisschen so, wie der Kamp-Lintforter „Loser's Club". Zu dick (ich), zu groß, zu ostdeutsch (Daniel und Martin, Brüder aus Leipzig), zu spleenig (Matthias) und zu polnisch (Darius). Stephen King hätte seine helle Freude an uns gehabt, sind doch aus dem Geflecht an Freundschaften, die er in seinen Büchern beschrieb, immer die besten Geschichten entstanden. *Stand by me*. *Der dunkle Turm*. Und eben *Es*. Außenseiter finden sich immer, heißt es. Wir fünf fanden uns schnell. Da unsere Leben durch des Schicksals Willen miteinander verbunden wurden, will ich glauben, dass dieses Band niemals aus niederen Gründen zerschnitten werden, sondern nur durch eine höhere Macht beendet werden darf. Der unverbesserliche King-Fan spricht aus mir. Wer das jetzt hier liest und sich unweigerlich an das Ka-Tet um Roland Deschain erinnert fühlt, möge bitte wissend mit dem Kopf nicken. Danke.

Daniel und Martin, Matthias sowie Darius werden eine große Rolle in diesem Buch spielen. Da die Jungs seit 1989 an meiner Seite weilen und wir uns seitdem nie aus den Augen verloren haben, wird schon bald der erste große Auftritt des „Klubs der Verlierer" folgen.

Ich war ein eher scheues und ängstliches Kind, und Angst ist im Kindesalter ein echter Hemmschuh für die eigenen Erlebnisse und Erfahrungen. Zwei Erinnerungen sind immer präsent und werden vermutlich niemals verblassen. Das erste Bild, das sich wieder vor meinem inneren Auge aufbaut, ist das, wie ich 1992 mit meinen Eltern im *Disneyland* in Paris bin. Ein magischer Ort, fürwahr.

Einer, der mich verzauberte und dessen Strahlkraft jeden anderen Freizeitpark, den ich besuchte, überstrahlte.

1992, ich war keine zehn und wilde Achterbahnfahrten gehörten nicht zu meiner Freizeitgestaltung, nahm mich mein Vater mit in den *Star-Tours*-Flugsimulator, der einen direkt in das Gefecht um die Zerstörung des Todessterns in *Star Wars* versetzte. Ich schrie mir die Seele aus dem Leib, weinte, plärrte und verspürte das erste Mal in meinem Leben eine ausgewachsene Panik in mir aufsteigen. Mein Vater nahm mich in den Arm, drückte mich an sich, und ich erinnere noch gut die Blicke der Menschen um uns herum, die uns mitleidig anschauten, weil sie offenbar nachfühlten, wie groß die Angst war. Und auch, wenn mir schon damals klar gewesen sein musste, dass von dem Simulator keine echte Gefahr ausging (schließlich bewegte sich das Teil nur auf, ab, vor und zurück), war die Illusion der Bedrohung so real, als würde ich mich wirklich am alles entscheidenden Kampf um die Zukunft der Galaxie beteiligen.

Diese Analogie auf die großen Zaubertricks der Angst gefällt mir. Sie zeigt anschaulich auf, dass Gesetze der Logik (selbst, wenn diese unstet auf Kindesbeinen herumwackeln) durch die schwarze Magie der Furcht ausgeknipst werden wie ein Lichtschalter.

Der erste Aufenthalt im Mickey-Maus-Zauberland verging recht unspektakulär – wenn man die geringe Anzahl besuchter Fahrgeschäfte als Maßstab zur Bewertung des Parkspaßes nimmt. Dass diese erste Reise ins „Magic Kingdom" dennoch mehr war als die drei Minuten Todesangst in *Star Tours,* ist sicher meinem Vater zu verdanken, dem es überhaupt nichts ausmachte, mit mir die langweiligsten Rides zu fahren, die man als Erwachsener in diesem Park mitnehmen konnte.

Wir schliefen im Themenpark-Hotel *Sequia Lodge*, das nur einen Steinwurf weit von der Promenade entfernt ist, die direkt vor den Toren des Parks liegt. Meine Eltern und ich tranken fantastische Milchshakes, aßen die leckersten Burger und schlenderten jeden

Tag aufs Neue durch diese Straßen des Eskapismus, auf denen alle Kinder einmal entlanggehen sollten.

Mit zehn faszinierte mich schon allerlei Grusel-Quatsch. Und während ich das hier schreibe, fällt mir etwas auf, über das ich mir bislang nie Gedanken gemacht habe. Horror-Comics, Geisterbahnen, Skelette und Totenschädel gehörten zu den Dingen, die meine Fantasie am stärksten beflügelten. Und vor denen ich, hallo Paradoxon, keine Angst hatte.

Meine Mutter erzählt heute noch gerne die Geschichte, wie sie mich nachts um drei und mit acht Jahren vor dem Fernseher im Wohnzimmer wegholte und ins Bett brachte. Meine Eltern waren auf der Couch eingeschlafen, ließen die Flimmerkiste laufen und ich zog mir in aller Ruhe die nächtliche Wiederholung von *Poltergeist* rein, während alle um mich herum schnarchten. Witzig ist, dass ich mir bis heute einbilde, sogar einzelne Szenen dieser Mitternachts-Horror-Session zu erinnern. In meinem Gedächtnis gab es in *Poltergeist* ein großes, hell leuchtendes, skelettiertes Pferd. Die Szene existiert nicht. Ich habe es nachgeprüft.

Irgendwann, während dieser frühen Jahre der Prägung, muss mein Faible für das Phantastische geboren sein, das mich bis heute begleitet und niemals verschwinden wird. Und diese Lust aufs Erschrecken, auf Geister-Kitsch und Grusel trieb meinen Vater und mich dann in die *Phantom Manor*, die Geisterbahn des *Disneyland* in Paris, obwohl Harald keinen Horror mochte. Im Gegenteil: Er verabscheute einen Großteil seines Lebens diese Filme, Bücher und Comics. Mir zuliebe ertrug er dennoch alle Geisterbahnen, in die ich hineinwollte. Und so ebenfalls jene im *Euro-Disney*. Eine schöne, wenn nicht gar die schönste Erinnerung an diese Tage im Sommer 1992.

1994 wiederholten wir den Ausflug. Als ich von der Schule heimkam und Oma mir das Mittagessen auftischte, fragte mich Ma, ob ich Lust hätte, wieder nach Paris zu fahren. Ich sah meine Mama selten lachen. Die häufigsten Erinnerungen verbinde ich mit Erlebnissen, während derer sie aus den unterschiedlichsten Gründen bittere Tränen vergoss. Der Moment aber, als sie diesen unausgesprochenen Wunsch von mir, noch mal dorthin zurückzukehren, erfüllte, ließ sie vor Freude über das ganze Gesicht strahlen. An dieses Lächeln erinnere ich mich mit einem wohltuenden, mollig warmen Gefühl zurück.

Der zweite Aufenthalt im *Disneyland* war sodann der, bei dem ich schon die ersten pubertären Veränderungen durchlebte, kurz vor meinem zwölften Geburtstag. Und ich traute mich erneut, dieses Mal in dem Wissen, was mich dort erwartete, *Star Tours* zu betreten. Ich hatte Spaß. Keine Tränen, allerhöchstens solche der Erleichterung und Freude, als mein Vater und ich aus dem Fahrgeschäft zurück ins Tageslicht traten.

Auch wenn ich mich an diesem Wochenende *noch* nicht auf die großen Achterbahnen des Parks traute, so lernte ich trotzdem eine wichtige Lektion: Man konnte die Angst besiegen. Und nicht nur das. Mit ein bisschen mehr Mut als nötig war, um den Drachen zu besteigen, würde der Ritt auf seinem Rücken sogar Spaß machen. So viel, dass man es kaum erwarten konnte, es zu wiederholen. Meine zweite große Leidenschaft, die viel mit der Ermächtigung über die Furcht zu tun hatte, wurde dort, 1994, im *Disneyland*, geboren. Der Spaß am Thrill, an Achterbahnen und an allem, das Geschwindigkeit und Kontrollverlust versprach.

Die zweite Erinnerung, die mich nachhaltig veränderte, ist leider eine weitaus weniger schöne. Eine von der Sorte, die kein Kind besitzen sollte. Eine, die belastet und manchmal vom Unterbewusstsein beim Träumen wieder an die Oberfläche gespült wird. Ich habe vor geraumer Zeit einmal versucht, die Schilderung dessen, was ich profan meine erste echte Erinnerung nennen würde, im Rahmen einer fiktiven Geschichte zu beschreiben.

In dieser sitzt der Protagonist (der irgendwann im Laufe der Erzählung eine Zeitreise durchleben sollte, mit deren Hilfe er versuchen würde, die traumatisierenden Kindheitserlebnisse seiner Vergangenheit zu verändern) zu Beginn bei einer Psychotherapeutin auf der Couch. Das klassische Bild der Seelenklempnerin und ihres Patienten.

„Versetzen Sie sich tief zurück in Ihre Kindheit. Ganz weit zurück. Denken Sie an die erste Erinnerung, die Ihnen einfällt. Was sehen Sie?“, fragte die Therapeutin.

Dennis schloss die Augen. Er mochte seine Ärztin. Bislang verliefen die Stunden überaus produktiv, obwohl seine Skepsis zu Beginn der Therapie groß war. Er kannte zwar bislang keine Psychiater persönlich, war aber aufgrund der Erfahrungen seiner Mutter, die allesamt schlecht waren, voreingenommen. Dennoch: So, wie Frau Doktor Bers gerade im Begriff war, in sein Innerstes zu gucken, ließ er bislang niemanden an sich heran.

Bevor Dennis die Augen schloss, um sein Unterbewusstsein zu öffnen und darin nach den ersten lebendigen Erinnerungen, die ihm einfielen, zu suchen, atmete er tief durch. Die Anspannung fiel langsam, aber stetig von ihm ab.

„Ich stehe im Wohnzimmerdurchgang zum Hausflur“, sagte er. „In meiner Hand befindet sich eine Hülle.“

„Welche Art von Hülle?“, fragte Frau Bers.

„Eine Videokassettenhülle. Das Tape steckt noch im Rekorder. *He-Man* ist es. Ich hatte vorher *He-Man* geschaut. Ich glaube, der Abspann läuft noch. In meiner Hand ist diese große Hülle, die ich angehoben habe, weil direkt vor mir, aus dem winzig kleinen Badezimmer unserer Wohnung, Schreie zu hören sind. Ich sehe, wer geschrien hat. Es ist mein Urgroßvater. Opa Hein steht im Badezimmer und bedroht meinen Vater. Ich will helfen. Deshalb die Hülle. Ich habe sie über meinen Kopf gehoben, bereit zuzuschlagen, sollte es darauf ankommen. ‚Wo ist mein Geld?‘, will Uropa von meinem Vater wissen. An die Antwort kann ich mich nicht mehr erinnern. Nur daran, dass Heinrich sauer ist. Er hat eine Waffe in der Hand. Ich weiß nicht, ob sie geladen ist, aber ich sehe den Gesichtsausdruck meines Vaters, der mit der Pistole bedroht wird. Die nackte Angst steht ihm ins Gesicht geschrieben. Er sieht mich, natürlich tut er das, er steht ja nicht wie mein Uropa mit dem Rücken zu mir. ‚Denni, geh. Renn runter und hol Opa', sagt er."

„Und an was erinnern Sie sich als Nächstes?"

„An nichts mehr. Nur noch an die Schilderungen, die danach folgten. Dass meine Mutter noch viele Jahre später erzählen wird, dass mein Großvater die Situation aufgelöst hatte, indem er Uropa Hein am Hemdkragen gepackt, ihm die Waffe entrissen und mit einem Tritt die Treppe hinuntergetreten hat. Danach sah ich meinen Uropa nie wieder bei uns. Viele Jahre erzählte man mir, es sei eine Gaspistole gewesen, mit der mein Vater bedroht wurde, aber das stimmte nicht. Und ich weiß bis heute nicht, um welche Geldsumme es ging, warum sich mein Vater Geld von meinem Urgroßvater geliehen und es offensichtlich nicht zurückgezahlt hat."

Das war sie, meine erste präsente Kindheitserinnerung. Kein Ausflug, kein Urlaub, kein Streit mit einem Geschwisterteil, sondern eine – aus Kinderaugen – extrem gefährliche Situation für den eigenen Vater. Ein Vater, der über diesen Zwischenfall (genauso wie über jeden weiteren, der folgen sollte) den Mantel des ewigen Schweigens hüllte. Wenn ich versuche zu ermitteln, wie alt ich war, als das passierte, komme ich zu keinem akkuraten Ergebnis – bestenfalls zu einer Annäherung. Ich ging noch nicht zur Schule, war aber nicht mehr weit davon entfernt. War es 1986, 1987? Und war ich gerade einmal vier oder fünf Jahre alt, als mein Vater um Haaresbreite von meinem Urgroßvater im winzig kleinen Badezimmer des Zweifamilienhauses, indem wir zu fünft lebten (meine Großeltern unten, wir oben), erschossen wurde? Ja, so war es.

„Der Friede beginnt im eigenen Haus“

(Karl Jaspers)

Ich wurde am 5. Oktober 1982 in Moers geboren. Eine, wie meine Mutter gerne erzählt, etwas schwere Geburt, da mein Kopf schon im Mutterleib zu groß war und ich mich deshalb schwertat, ohne größere Probleme für meine Mama zur Welt zu kommen.

Das erste Zuhause, das meine Eltern mit mir bewohnten, war eine geräumige Fünf-Zimmer-Wohnung in der Rundstraße in Kamp-Lintfort. Vater war Systemingenieur, was ein heute eher anachronistisch wirkender Begriff für IT-Spezialist und Software-Programmierer ist, und Mutter arbeitete bis zu meiner Geburt beim Jugendamt.

Nichts deutete die Dramen an, die nur wenige Jahre später, ab 1985, passieren sollten. Das Jahr, in dem sich meine Eltern dazu entschieden, die schöne Wohnung aufzugeben und achthundert Meter weiterzuziehen. Sie folgten dem Ruf von Elisabeth, der Mutter meiner Mutter, die schon im Vorfeld, viele Monate vor dem Umzug, meinen Eltern den Floh ins Ohr gesetzt hatte, doch alsbald aus der Rundstraße aus und in die Lessingstraße einzuziehen, in das Haus, das mein Großvater Karl mit den eigenen Händen zu Beginn der Sechzigerjahre gebaut hatte, im Schweiße seines Angesichts, Stein auf Stein. Er mauerte, verputzte, entkernte wieder und spachtelte wie ein Besessener.

Das Baumaterial wurde vom Pütt mitgenommen – quasi umsonst. Die Zeche Friedrich-Heinrich, die in Kamp-Lintfort über viele Dekaden das Wahrzeichen (ein sechzig Meter hoher Förderturm) und den größten Arbeitgeber der Stadt stellte, bis sie 2012 als eine der letzten Zechen der Region ihre Gruben schloss, war sein Brötchengeber.

„Kaller" arbeitete jahrzehntelang als Maurer über Tage, und mit den Resten, mit dem, was an anderen Baustellen übrigblieb, wurde so der Traum des Eigenheims realisiert. Und so entstanden in mühevoller, oft ermüdend langer Eigenarbeit der Keller, das Erdgeschoss, die erste Etage und ein (zunächst noch nicht ausgebauter) Dachboden. Umgeben von einem großen Grundstück und einem gut eingezäunten Garten, in dem die Kinder und Enkelkinder viel Platz zum Spielen gehabt hätten, wäre Opa nicht so ein ungeheurer Pedant gewesen, der den englischen Rasen geliebt, bewässert und mit Argusaugen vor allen Narren beschützt hat, die einen Fuß auf selbigen setzen wollten.

Das Haus in der Lessingstraße 2d mit dem geräumigen Stellplatz davor und der Tiefgarage, das Anwesen mit dem immergrünen und perfekt gemähten Rasen im Vorgarten wurde zu einem Musterexemplar des deutschen Grundbesitzerglücks. Dessen Erbauer entwickelte sich konträr zum immer prächtiger werdenden Bauwerk über die Jahre hin zu einem gefährlichen Choleriker, vor dem außer seinem Enkel und seinen Dackeln niemand sicher war.

Die Hunde waren sein Ein und Alles. Er liebte Pucki und Ayda so sehr, dass das bisschen an Liebe, das dieser Mensch zu geben hatte, für drei Lebewesen reserviert war: seine beiden Teckel und mich. Elisabeth hingegen bekam von den Zuneigungen, die ihr Ehemann seinen Hunden zuteilwerden ließ, wenig ab. Nicht nur das, oft teilte er aus, wenn ihm etwas gegen den Strich ging. Das Essen hatte nicht geschmeckt: Er schrie herum und mokierte sich lautstark. Gab Elisabeth, die meist kurz Ilse genannt wurde, Widerworte und erhob die Stimme, dann brüllte Karl noch lauter. Sollte es meine Großmutter gewagt haben, Geld aus der Haushaltskasse für andere Zwecke auszugeben, brach die pure Hölle los. Dann wurden mit Hilfe der großen, starken Fäuste meines Großvaters die Brüste blau geschlagen, bis meine Oma vor lauter Schmerz nur noch weinen und wimmern konnte.

Dieser Mann, nicht großgewachsen, aber mit einem Kreuz, den Pranken und der Kraft eines Bären ausgestattet, war ein waschechter Familientyrann. Ein Mensch, der die Schrecken des Krieges, die er am eigenen Leib und als Täter im Dienste der Werwolf-Einheiten im Nazi-Deutschland erfahren und begangen hatte, nie verarbeiten konnte, sondern despotisch an die eigene Familie weitergab. Es gab keine Juden mehr, keine Bolschewiken und keine Amis, die es zu vernichten oder zu bekämpfen galt, also wurde alles an unverbrauchtem Zorn, den Karl in sich trug und der sich nicht an der Front entladen konnte, ins Unterbewusstsein verlagert und brach sich dort seine Bahn an die Oberfläche.

Dass auch Schuld auf seinen Schultern lastete, wies er stets von sich. Ich erinnere mich gut an eines der täglichen Mittagessen (Oma kochte seit meiner Einschulung jeden Tag für meinen Opa und mich) und an eine Unterhaltung mit ihm, die sich tief in mein Gedächtnis eingebrannt hat. Wir unterhielten uns, ich war schon älter, vermutlich ein Teenager, über die Zeit des Dritten Reiches. Durch die Lektüre zahlreicher Guido-Knopp-Wälzer rund um den Zweiten Weltkrieg war ich bestens auf alles vorbereitet – nur nicht auf das, was mein Großvater zu sagen hatte.

Thema war seine Rolle beim Werwolf, der Hitlers verzweifelten Versuch darstellte, dem sich im Todeskampf befindlichen Dritten Reich doch zum Endsieg zu verhelfen. Als Partisanen hatten die Werwolf-Einheiten hinter den feindlichen Linien die Aufgabe, die auf Reichsgebiet vorrückenden Alliierten zu terrorisieren, durch Anschläge, Sabotageakte und Attentate. Himmler, Oberbefehlshaber des Ersatzheeres, orientierte sich bei seiner Idee an den Jagdkommandos der Wehrmacht, für die die Vorschrift galt: „Die Jagdkommandos vernichten jeden in die Falle gelaufenen Gegner. Mit stark überlegenem Gegner wird der Kampf nicht aufgenommen."

Die vielen Schrecken, die mein Großvater während der Zeit bei diesem Terrorkommando erlebt und begangen hat, nahm er alle mit ins Grab. Und die waren nicht Teil der Unterhaltung an jenem Nachmittag. Ich weiß noch, wie irgendwann der Fokus auf der SS lag und darauf, dass ich nicht verstehen wollte, wie Menschen zu derart grausamen Taten imstande sein konnten.

„Die SS war eine super Truppe!", erwiderte Karl, und ich konnte kaum glauben, was ich mir da eben anhören musste.

„Wie kannst du so was sagen? Die haben tausende Menschen auf dem Gewissen", sagte ich.

„Was willst du denn machen, wenn du den Befehl bekommst, den Juden umzubringen? Du schießt. Und auch du, Dennis, hättest geschossen."

„Ganz sicher nicht. Ich wäre desertiert oder hätte mich erhängen lassen, anstatt Frauen oder Kinder zu töten."

„Das lässt sich heute schnell sagen, wenn man nicht dabei war. Wenn man die Zeit nicht erlebt hat. Wenn es nicht dein Leben oder das deiner Familie war, das dann dran gewesen wäre."

Karl war von der SS genauso angetan wie von den Verbrechern der Werwolf-Partisanen, denen er mit siebzehn Jahren selbst angehörte. Die Ideologie mochte sich über die vielen Jahrzehnte nach Kriegsende abgeschwächt haben, sie verblasste wie Fotos oder Erinnerungen, der Kern meines Opas aber blieb zu einem Anteil blutrot und zu einem Teil dunkelbraun.

„Hitler? Das war ein Mann von Ehre und Anstand. Der hat niemals den Befehl gegeben, die Juden zu ermorden. Vielleicht der Hess, vielleicht der Himmler; das waren ja echte Schweine, aber Hitler ganz sicher nicht. Wenn der überhaupt was von der Ermordung wusste. Und hat er etwa nur Schlechtes über Deutschland gebracht? Nein, eben nicht! Was ist mit den Arbeitsplätzen, den Autobahnen? Das will heute natürlich keiner mehr wissen oder hören."

Solche Reden, die er gerne hielt (genau wie seine Schimpftiraden auf die Bundesregierung, die seiner Meinung nach immer alles falsch machte), waren oft der zündende Funke für große Familienstreitereien. Mein Vater, ein zwar konservativer Mensch, der viele Jahre CDU wählte, ist bis heute ein überzeugter Anti-Rassist und Anti-Faschist.

Harald wurde rot vor Zorn, wenn Karl beim Samstagabendessen anfing, von der großen sozialen Ungerechtigkeit, die dem armen Arbeiter alles wegzunehmen drohte, zu schwadronieren oder davon, wie viel besser alles im Dritten Reich war. Spätestens wenn er davon loslegte, dass man damals ja noch sein Fahrrad unabgeschlossen vor der eigenen Haustür stehen lassen konnte, ohne dass es geklaut wird, eskalierte der Abend. Es wurde gebrüllt und geschrien. Niemand war mehr in der Lage, den anderen zu verstehen, und irgendwann verließ meine Mutter weinend die Szenerie. Dann ging sie nach oben in unsere Wohnung, um bei einer Schachtel *Fair Play* und in Selbstgespräche am Esstisch vertieft zu weinen.

Situationen wie diese geschahen häufiger. Meistens waren politische Diskussionen der Grund für ausgewachsene Mannesgefechte, mal aber auch profane Anlässe. Wie der schon erwähnte englische Rasen, der von meinem Opa gehegt, gepflegt, geschnitten, geliebt und gewässert wurde, wann immer es der Tag erforderte. Es war ein offenes Geheimnis, dass dieser alte Mann nichts von meinem Vater hielt. Dass er ihn nicht mochte, wäre euphemistisch ausgedrückt, ich glaube, Großvater hasste Harald, weil der seine Tochter geheiratet und seiner Meinung nach nichts als Unglück und Schulden über die Familie gebracht hatte. Und geriet Opa in Streitlaune (was häufig der Fall war, wenn er ein bisschen Schnaps trank), ging es rund.

Fuhr mein Vater (aus Versehen oder der unverhohlenen Provokationslust wegen) mit seinem Auto über den Rasen des Vorgartens, schnaubte, tobte und wütete der Alte, als hätte man die Wiese nicht nur ein kleines bisschen gestreift, sondern mutwillig plattgewalzt und umgegraben. Oft wartete er schon darauf, dass dergleichen passierte, und wenn es geschah, kam er wie ein Wikinger aus der nächstbesten Hecke gesprungen, packte meinen Vater am Kragen und schrie ihn an. Der wiederum ließ sich das nicht gefallen, und oft standen sich beide nicht nur Nase an Nase gegenüber, sondern ballten auch die Fäuste.

Dass es dennoch selten zu wirklichen Handgreiflichkeiten kam, war ausschließlich der Vernunft meiner Großmutter zu verdanken, die nicht zu den Nachbarn flüchtete oder sich heulend ihrem Schicksal überließ, sondern ebenfalls wie eine Furie auf beide Männer losging, die auf offener Straße und vor den Augen der überaus interessierten Anwohnerschaft drauf und dran waren, sich die Schädel einzuschlagen.

Ich kann mich nicht an die Stimme meines Großvaters erinnern. Und das liegt nicht daran, dass er schon so lange tot ist, sondern dass es ihm im Alter von 57 Jahren die Stimme verschlagen hatte. Im wahrsten Sinne des Wortes.

Neben den Stimmbändern fehlte ihm der Kehlkopf, der den Ausgangspunkt der fatalistischen Krebserkrankung markierte, die Karl 1986 befiel und der er dreizehn Jahre später erliegen würde. Die vielen Auseinandersetzungen innerhalb der eigenen Familie waren fortan geprägt von dem tonlosen Geschreie dieses Mannes, der sich weigerte, eine mechanische Sprechhilfe zu benutzen. Er lehnte diese Dinger ab, weil dadurch die Stimme roboterhaft klang und so verfremdet war, dass mein Opa daran kein Gefallen finden wollte. Dass sein Keuchen hingegen den Menschen, die ihn nicht kannten, Angst einjagte, war auch ein Fakt. Wenn er sich aufregte, klang alles so, als atmete er angestrengt aus oder als würde er die Worte in einem Flüsterton schreien.

Über die Jahre hinweg gewöhnte ich mich an diese Art des Sprechens. Ich kannte ihn nicht anders. Mein Ohr konnte mit Hilfe eines rudimentären Lippenlesens die Worte, die er auszudrücken versuchte, identifizieren. Selten musste er in meiner Gegenwart und an mich andressierte Sätze wiederholen, und dem Rest der Familie erging es nicht anders. Seine Freunde hingegen, die vor dieser Erkrankung gerne mit meinem Großvater soffen, sich trafen oder spazieren gingen, wandten sich ab und wollten mit dem Alten nichts mehr zu tun haben. Familie Strauß aus der Nachbarschaft, zum Beispiel.

Als Karl seine Stimme verlor und das Krankenhaus in Kamp-Lintfort verlassen durfte, benahmen sie sich wie Fremde. Auf Geburtstagen ließen sie sich nicht mehr sehen, Anrufe wurden nicht entgegengenommen und gegrüßt wurde nur im Ausnahmefall. Dann, wenn davon ausgegangen werden durfte, dass auf den kurzen Gruß kein persönliches Gespräch folgte. In der Konsequenz freundeten sich meine Eltern mit Hildegard und Dieter Strauß an, was meinem Großvater sicher nicht gefiel und ihn vermutlich sogar kränkte. Dieter war schon 1985 über fünfzig und Hildegard unwesentlich jünger.

„Aber was soll ich machen? Ich verstehe ihn halt nicht", antwortete der alte Strauß immer, wenn er von meiner Mutter auf den Schlussstrich unter der Freundschaft zwischen ihm und Karl angesprochen wurde.

Anders war es um die Sozialkontakte meiner Großeltern aus dem Dackelclub bestellt, die sich jeden Sonntag zum Frühschoppen und öfter im Monat zur Treibjagd trafen. Was nach einem fürchterlichen altdeutschen Männerklischee klingt, war genau das: ein Sammel- und Auffangbecken der gutbürgerlichen, erzkonservativen, stocksteifen Alt-Nazi- und Altherrengemeinschaft, die mit Horn und bei Korn jedes Wochenende einen neuen Grund fand, um sich zu betrinken. Eine alte Hütte inmitten der Leucht, einem großen Waldgebiet am Niederrhein, war das Domizil des Teckelclubs. Rauhaardackel reihte sich an Rauhaardackel, Bierbauch an Bierbauch, und spätestens nach dem dritten Alt und zweiten Schnaps wurde über die Vorzüge eines neuen Führers fabuliert.

„Glaub mir, Heinz: Ein kleines bisschen mehr wie Adolf, und wir wären wieder wer in der Welt."

Oder: „Wo soll das denn auch noch alles hinführen mit den ganzen Polen, Türken und Russen? Die trauen sich doch alles hier nur deshalb, weil sie genau wissen, dass der deutsche Staat vor denen kuscht. Das wäre früher anders gewesen, da kannst du Gift drauf nehmen."

Stammtischparolen wurden durch das Vereinsheim gedroschen, und nicht selten schämte ich mich schon in jungen Jahren für all diese Männer dort, Erwachsene, denen die Bigotterie, die sie lebten, oft in die zerklüfteten Gesichter geschrieben stand.

Sonntags ging für viele alte Ehepaare der erste Gang in Richtung Kirche. Ein bisschen hoffen, ein bisschen beten. Für ein bisschen Frieden und ein bisschen Freude. Und dafür, dass endlich diese verfluchten Polacken verschwanden. Nach der Messe wurde dann der Wald angesteuert, und wenn man sich dort ordentlich hatte volllaufen lassen, fuhr man heimwärts. Ein bisschen aufgegeilt, der alte Schwanz hart von den Gerüchen der vielen Frauen, wurde das Weib genommen. So, wie sie es verdiente. Gab sie Widerworte, musste überredet werden oder – „was bildet diese Sumpfkuh sich eigentlich ein" – wollte sie gar nicht erst, halfen ein paar einschüchternde Schimpftiraden und auflockernde Schläge zum Vorspiel. Der Rock wurde hochgeschoben, der Schlüpfer heruntergerissen, und dann wurden das Recht des Mannes und die Verpflichtung der Ehefrau eingelöst. Meistens so, dass für sie kein Fünkchen Lust beim Akt entstehen konnte.

> *„Brüder gibt's am Stammtisch – Schnaps im Kopf, den*
> *Geist im Glas.*
> *In Sorge um ihr Vaterland gedeiht ihr Fremdenhass.*
> *Dass Deutsche bessere Menschen sind: Wer's nicht weiß,*
> *kann's dort erfahren.*
> *Und dass das alles nicht so schlimm war bei Adolf –*
> *in den Nazi-Jahren."*

Pur: „Neue Brücken"

Kinder waren im Vereinsheim selten. Es gab vermutlich wenig Plätze in Deutschland, die kinderfeindlicher waren als diese Räumlichkeiten. Einmal im Jahr, an oder kurz vor Nikolaus, wurde das für einen einzigen Tag lang anders. Die Weihnachtsfeier des Klubs stand an, und jetzt brachten die Großeltern ihre Enkel mit und diese wiederum ihre Eltern. Die Hütte wurde feierlich geschmückt. Zwischen Rehgeweih und Jagdhorn hingen jetzt Tannenzweige, die mit Weihnachtskugeln behangen waren. Und hinten, in der letzten Ecke und direkt neben der langen Theke, stand auf einem Wildschweinfell der Weihnachtsbaum. Ein männliches Vereinsmitglied verkleidete sich als Weihnachtsmann und verteilte ein paar Geschenke an die anwesenden Kinder, dann war der ganze Spuk schon vorbei.

An allen restlichen Tagen des Jahres fiel der Altersdurchschnitt selten unter fünfundfünfzig. Die Frauen der harten Dackelhalter waren nicht mehr als Staffage in diesem Vereinsheim. Und Ilse, ob sie wollte oder nicht, passte perfekt in die Reihe der Inges, Hildegards, Marthas und Marias. Frauen, die allesamt darum besorgt waren, dass ihre Männer an irgendeinem Sonntag kein Maß mehr kennen würden und samt Ehegattin und schwerstens angeschwipst vor einen der zahlreichen Bäume fuhren. Das, da stimmten alle unausgesprochen überein, wäre deutlich schlimmer, als in der Ehe vergewaltigt zu werden.

Allein das Begrüßungsritual der Altherren war irritierend und für einen jungen Bengel, der keinerlei Interesse an Pfadfindern hatte und bis heute keine Faszination an der Jagd zu finden vermag, verstörend. Zum großen Hallo wurde ein kleines Lied geblasen. *Rumtalada-Rumtalada-Rumta-Rumta-Rumtalada.* Es folgten pathetische Schwüre und Karl, Dieter, Heinz und Heinrich waren bereit, für was auch immer. Auf jeden Fall waren sie durstig. Und weil Kaffee, Tee oder Wasser langweilig schmeckten, begann man sonntags um elf, pünktlich wie der deutsche Maurer, damit, das erste Fass Bier leerzusaufen. Mich widerten diese Männer an.

Ich war ob der zur Schau gestellten Autorität, Ordnung und Obrigkeitsliebe, die sich die Alten dort unsichtbar ans Revers hefteten, als seien es Orden, angeekelt. Alles an und in diesem Vereinsheim stank nach billigem Tabak, zersetzendem Fusel, Möbelpolitur, alten Gedanken, überholten Gepflogenheiten und Traditionen, die, ohne jegliche Hoffnung auf eine Überprüfung ihrer Werte, weitergelebt wurden. Wohlwissend, dass sich dieser Verein, diese Menschen und die Treibjagden, die Jagdhörner, die Trachten, die

Geweihe und Gesinnungen eines Tages selbst überholt hätten, denn an Nachwuchs mangelte es schon damals. Mit ein bisschen Glück würden diese Orte des Kleingeistes, die deutschen Dackelklubs, die von Tom Gerhardt exzellent als Hausmeister Krause karikiert wurden, in der Zukunft nur verblasste Erinnerungen an das Spießbürgertum sein. Schlechte Träume an Vereine, deren Mitglieder das Ende und die Niederlage des Zweiten Weltkrieges nie verkrafteten und sich in ihrer grenzenlosen Hybris einen heimeligen Ort schufen, der ihren Herrenmenschenfantasien entsprach. Dort im Wald, zwischen Kiefern, Eichen und Fichten, wo die Welt und der Sieg heil waren, stand die Zeit still und roch gefährlich nach neunzehnhundertdreiunddreißig.

Miefiger konnten nur NPD-Kameradschaftsabende sein.

Der Ort, an dem sich alles veränderte, war nicht dieser Klub, sondern mein Elternhaus. Es waren die Steine, die Wände, der Keller, das Dach, das Geld, die Hypotheken. Alles, was unser Heim repräsentierte, vor allem aber die Person meines Opas, lösten bei Mutter diese schweren Ängste und ihren Wahnsinn aus. Die Lessingstraße 2d, der große, geräumige Bau am Ende der Sackgasse, wurde zu unserem Overlook-Hotel.

Dort, in diesem Haus, veränderte sich die Persönlichkeit meine Ma. Es begann sie aufzuzehren. Paradoxerweise wollte der Klotz in der Lessingstraße nach außen hin so viel sein, und war in seinem Herzen doch nur ein einsamer, eiskalter Horror, der sich als gutbürgerliches Zweifamilienhaus tarnte. Der Schrecken, der mit dem Einzug in diese Wohnräume einzog, fing schon auf der Rundstraße an. Kurz bevor die Mietwohnung gekündigt und das ortsansässige Umzugsunternehmen damit beauftragt wurde, die Habseligkeiten meiner Eltern ein paar Straßen weiter zu transportieren, war im alten Heim wortwörtlich der Teufel los. Was heute ein wenig aus der Mode gekommen ist, galt vor vierzig Jahren als gern gesehener Freizeitspaß: Gläserrücken, Ouija-Bretter oder, wie in diesem Fall, das schreibende Tischchen. Meine Faszination für das Phantastische mag demnach auch von den Erzählungen meiner Eltern herrühren, die sich an den Abend der folgenschweren Beschwörung gut erinnern können, vor allem aber daran, was in den darauffolgenden Wochen, Monaten und Jahren passierte. Auch wenn mein Vater nie ein Faible für wohligen Grusel hatte, bis heute die Geschehnisse vom 13. Februar 1985 als Blödsinn abtut und am liebsten gar nicht darüber sprechen will, merkt man ihm an, dass er nicht wegen seines Unglaubens, sondern aufgrund seiner Angst vor dem, was dort vielleicht entwichen ist, schweigt.

Den Beschreibungen meiner Mutter folgend war es gegen 19.00 Uhr, als sich die gesellige und leicht angeschwipste Runde der Rundstraße dazu entschied, ein bisschen Frage-und-Antwort mit dem schreibenden Tischchen zu spielen. Teilnehmer der Séance: Iris, Harald, Oma Elisabeth, Gabriele und Karl-Heinz Droschke. Die Droschkes wohnten eine Etage über uns und waren typische Nachbarsfreunde. Gern dabei, wenn Geburtstage oder Hochzeiten gefeiert wurden, trinkfest und mit Sitzfleisch gesegnet, das dann müde wurde, sobald Bier und Wein leergetankt waren. Und an jenem Winterabend wurde ordentlich getrunken. Im Nebenzimmer schliefen Tanja, die vier Jahre junge Tochter der Droschkes, und ich, während in der Küche der Tisch ausgepackt wurde. Der war klein, vielleicht zwei Handteller groß. In seiner Mitte war ein Bleistift eingelassen und die vier schmalen Füße wurden auf ein DIN-A3-Blatt gestellt, welches auf dem Küchentisch meiner Eltern lag. Jeder berührte das kleine Holzding mit einem Finger und stellte Fragen in den Raum. Nach einer Eingewöhnungsrunde, in der man seinen eigenen Ernst, mit dem man der Beschwörung gegenüberstand, überprüfen konnte (und in der blödsinnige Fragen gestellt wurden), ging es ans Eingemachte.

Die kleine Küche wurde ausschließlich von zwei Kerzen beleuchtet, die unruhig flackerten, obwohl es windstill war. Nach dem Vorgeplänkel fragte die versammelte Runde das Tischchen, ob der anwesende Geist, der bislang eher durch das Skizzieren entfernt humanoider Fratzen als durch das sinnvolle Beantworten von Fragen aufgefallen war, sich in guter Absicht einfand. Der Tisch (oder Geist, wenn's beliebt) schrieb: Ja.

Es gab einen Ritus, der sich bei derartigen Freizeitaktivitäten als nützlich herausgestellt hatte, um herauszufinden, ob jemand bei der Séance schummelte und das gewählte Instrument der Geistkommunikation in Wahrheit durch seine Muskelkraft auf die jeweiligen Buchstaben steuerte. Man stellte eine Frage, deren Antwort nur der gerufene Geist und man selbst wissen konnte. Im Falle meiner Mutter war das ihre Großmutter väterlicherseits, Oma Gertrud, die vor ein paar Jahren das Zeitliche gesegnet hatte und die jetzt aus ihrer Totenruhe gerissen und in die Küche der Rundstraße beschworen wurde. Jeder aus meiner Familie wollte mal kurz mit ihr „chatten". Mutter wurde von ihr als kleines Kind immer Muckelchen genannt. Und auch, wenn man davon ausgehen durfte, dass das ein offenes Geheimnis war, welches alle kannten, wurde die Frage von Iris gestellt. Der Tisch antwortete in Krakelschrift, schwer lesbar, aber durchaus zu dechiffrieren: „Muckelchen".

Irgendwann, so richtig vermag sich heute niemand mehr daran erinnern, wurde *die* Frage gestellt, vor der immer wieder im Zusammenhang mit solchen Aktivitäten eindringlich gewarnt wurde. Meine Großmutter wollte „auf Teufel komm raus" wissen, wann sie sterben würde.

„Wie alt werde ich", fragte Ilse das Tischchen.

Der Tisch kritzelte zwei Zahlen, die nur mit großer Mühe interpretierbar waren. Das, worauf sich nach der Séance alle einigten, war, dass der anwesende Geist der Runde erklärte, dass meine Großmutter ab 1985 zwanzig weitere Jahre zu leben hätte. Der Tisch wurde von meinem Vater, nachdem man das „Gesellschaftsspiel" nach der unheilvollen Frage und der darauffolgenden Verkündung des Todesjahres abgebrochen hatte, in den Backofen gestellt, um dieses Teufelsding zu vernichten. Als sich die Droschkes samt Tochter längst wieder auf den Weg in ihre Wohnung machten, und sich meine Eltern vor dem Fernseher bei einem Krimi von den verstörenden Szenen des Abends zu erholen versuchten, vernahm zuerst Ma Geräusche, die aus der Küche zu kommen schienen. Mein Vater stellte die Sendung leiser und hörte es jetzt ebenfalls.

„Das ist das Holz“, sagte er.

Bei genauerem Hinhören klangen diese Laute aber für meine Mutter nicht wie Gehölz, das unter großer Hitze anfing, zu knirschen. Die Töne hatten eher etwas Menschliches. Sie erinnerten Iris an Babyschreie.

Der Tisch, der eben als Medium zur Kommunikation mit dem Jenseits diente, schrie, so hatte es den Anschein, vor Schmerzen und in Lagen, zu denen nur ein Kind fähig war.

„Harald, was ist das? Was zum Teufel ist das?“

„Ich weiß es nicht. Es kommt aus dem Backofen.“

Mein Vater öffnete den Ofen, Rauch stieß ihm entgegen. Mit einem Topfhandschuh fischte er das verformte Tischchen heraus, dessen helles Holz inzwischen verrußt war und den beißenden Geruch schlecht abgebrannter Briketts verströmte. Das Ding schwieg mit seiner Entnahme aus dem Ofen still, wurde für die Nacht (in der meine Eltern kein Auge zutaten) in die Vorratskammer neben meinem Kinderzimmer gestellt, und am nächsten Tag auf der Müllkippe entsorgt.

Wenige Monate später zogen wir aus der Rundstraße aus und in die Lessingstraße 2d ein. Die Nachmieter, ebenfalls ein junges Ehepaar und frischgebackene Eltern, wussten nichts von einem schreibenden Tisch, der vom geheimen Kosenamen meiner Mutter Kenntnis hatte und der Oma das Alter verriet, in dem sie sterben würde. Die neuen Bewohner ahnten ebenfalls nichts davon, dass der Backofen der Einbauküche, die sie mit ihrem Einzug übernommen hatten, weil meine Eltern sich eine neue, perfekt auf die Maße im Haus angefertigte Küche im Landhausstil kauften, als Ort der vorläufigen Vernichtung dieses Dings vorgesehen war. Eine Exekution, die nur deshalb nicht zu Ende gebracht wurde, weil das Tischchen sich mit ins Mark gehenden Kindesschreien gegen die Hitze zur Wehr setzte.

Nach ein paar Monaten, so erzählten die Droschkes später meinen neugierigen Eltern, verließ das junge Paar die schöne und großzügig geschnittene Wohnung wieder – praktisch „über Nacht". Die folgenden Mieter hielten es ebenfalls nicht lange aus. Das Geschehene hinterließ einen gewaltigen Eindruck bei allen Teilnehmern und das Geschriebene lag wie eine schwere dunkle Wolke über jedem Geburtstag, den meine Großmutter ab 1985 feierte. Mit siebzig Jahren starb Oma Ilse an den Folgen einer Brustkrebserkrankung und eines Herzinfarktes auf der Intensivstation des Bethanien-Krankenhauses in der Nachbarstadt Moers.

Im Juni 2005.

*„Zeig die Narben her,
nichts war verkehrt.
Nachts ist jeder See
ein schwarzes Meer“*

(Prinz Pi, „Brandenburg“)

Wir sind in der Pandemie zu unvorsichtig gewesen. Haben wir uns von guten Zahlen, niedrigen Reproduktionswerten, weniger werdenden Toten und einer sinkenden Anzahl von intensivmedizinisch zu betreuenden Patienten blenden lassen? Das Privatleben fuhr von Juni bis August wieder hoch, und weil viele vergessen wollten, was dieses Virus mit dem Organismus anrichten konnte, ignorierte eine kritische Masse an Menschen alle Warnungen. Sie flogen in den Urlaub, veranstalteten private Feiern mit hunderten (und teilweise tausenden) Teilnehmern und infizierten sich so.

Bei mir macht sich dennoch Gelassenheit breit. Mein neues Credo: Ich lasse geschehen, was ich nicht ändern kann, und akzeptiere, dass man alles aufhalten und überleben kann, nur nicht den Tod. Ich fühle mich okay, weil diese vermaledeite Pandemie ein Ende haben wird. Sie muss es einfach, schließlich ist rein gar nichts für die Ewigkeit. Auch keine Seuchen.

Ich erinnere mich nicht an viele Erlebnisse, die unmittelbar vor meiner Einschulung liegen. Die Zeit im Kindergarten fehlt mir komplett. Auch deswegen, weil ich so gut wie nie dort war. Urlaube mit Ma und Pa, die mir in den Sinn kommen, fangen praktisch erst mit dem Beginn meiner Teenager-Zeit an.

Was den Nebel des Vergessens und die Mauer der unterdrückten Gefühle aber überstanden hat, sind Momente wie jene: Damals, zum Ende der Achtzigerjahre, war der Dachboden der Lessingstraße 2d noch nicht ausgebaut. Da spielte sich alles Leben von meinen Eltern und mir in der ersten Etage ab, und angrenzend an das Ess- und Wohnzimmer war, nur durch ein paar lose Stoffvorhänge getrennt, das Elternschlafzimmer.

Mein Kinderzimmer, das selbst für einen Siebenjährigen klein und erdrückend eng war, lag am Ende des Flurs. Ich schlief nicht gerne im eigenen Bett. Das Zimmer ängstigte mich, genauso wie die Dunkelheit. Ich bildete mir schon als Kleinkind Schatten und Augen ein, die nach mir suchten, während ich einzuschlafen versuchte, nachdem ich mein Gute-Nacht-Gebet aufsagte und alle, die ich liebte, darin einschloss.

Lieber Gott,
mach mich fromm, dass ich in den Himmel komm.
Beschütze alle, die ich liebhabe, aber am allermeisten:
Mama, Papa, Oma, Opa, Uroma, Uropa, unsere Hunde
Pucki und Ayda und alle Menschen und Tiere auf der Welt.
Amen

Das Einschlafen klappte nur selten, und wenn, dann nie gut. Nicht mittels Gebete, gezählter Schafe oder unter Zuhilfenahme einer meiner über alles geliebten *Alf*-Hörspielkassetten. Meistens blieb ich wach, während mir meine Fantasie Streiche spielte, mir Bange machte und mich letztlich dazu brachte, wie am Spieß zu schreien und zu weinen. 1988 oder 89 kannte ich keine Horror-Filme, keinen Freddy Krueger, der zum Helden meiner Jugend wurde, keine Exorzisten und keine rothaarige, mordlüsterne Puppe namens Chucky. Dennoch gruselte mich die Finsternis.

Ich glaube, es ist ein Stück weit normal und völlig unbedenklich, wenn Kinder Nachtangst entwickeln. Und es mochte nicht unbedingt die cleverste Idee sein, seinen Sprösslingen jegliches Aushalten in einem ungemütlichen Setting abzunehmen, sondern sie beim kleinsten Mucks aus der vermeintlichen Gefahrensituation zu befreien. Für mich Dreikäsehoch war es dennoch befreiend, aus dem Bett des Grauens und dem Zimmer des Schreckens hin zu meiner „Safe-Zone", dem Schlafzimmer der Eltern, zu wechseln.

Nur logisch, dass mein Wille, im eigenen Zimmer zu schlafen, nicht unbedingt nach oben stieg, nachdem ich in einer nächtlichen Session *Poltergeist* in der Glotze schaute, während Harald und Iris seelenruhig auf der Couch schliefen. Die zwei wurden erst wach, als bereits der Abspann lief. Ich wollte dicht bei meinen Eltern liegen, neben ihnen einschlafen und Nestwärme spüren. Keine Angst vor Phantomen, Schattenwesen, Gespenstern oder Fratzen haben, die sich vor geschlossenen Augen ihren Weg in mein Hirn suchten, sondern friedlich träumen. Zumindest so lange, bis mich meine Mutter eines Nachts weckte, frühmorgens um fünf Uhr, um mir zu sagen, dass sie jetzt wegginge, um nicht mehr wiederzukommen.

„Schlaf weiter, mein Junge. Ich bin weg. Ich halte es nicht mehr aus. Mach dir keine Sorgen. Such nicht nach mir!“, lauteten ihre Worte.

Ich verstand nicht, was los war, und wusste nicht, ob mein Vater, der, einmal im Tiefschlaf versunken, kaum wachzubekommen war, überhaupt etwas mitbekam. Meine Erinnerungen an diese Szenen sind äußerst fragil und unvollständig, aber ich weiß, dass eben genau dieser Moment mindestens einmal exakt so passiert ist.

Ma nahm sich nicht das Leben. Und nachdem sie das im Laufe mehrerer Jahre öfter androhte, wich irgendwann meine Angst, dass sie es tatsächlich täte. Stattdessen empfand ich eine gefährliche Form der Gleichgültigkeit, die bis tief in meine Teenagerjahre hin bestand. Je öfter ich sie weinen sah, je mehr Schreckensgeschichten ich aus ihrem Mund hörte, die meistens davon handelten, wie schlecht sie Harald behandelte und wie gerne sie sich scheiden lassen würde, desto verständnisloser wurde ich mit fortschreitendem Alter.

Gab es als Kind viele Situationen, in denen ich Partei für meine Mutter ergriff und mich, egal wie klein ich war, gegen meinen Vater stellte, wenn der zum Beispiel sonntags etwas am Braten auszusetzen hatte („Den Schweinefraß kann doch keiner essen!“), wollte ich spätestens mit Beginn der Pubertät nicht mehr Teil der elterlichen Auseinandersetzungen sein. Zumal ich langsam zu hinterfragen begann, was mir über diesen Mann erzählt wurde.

Ich sollte, was seinen früheren Charakter betraf, einige Jahre später mit großer Bestürzung eines Besseren belehrt werden. Damals, in jenen Nächten, in denen sich Iris auf und davon machte, hinterließ sie mindestens einmal einen Abschiedsbrief. Mein Vater und ich fanden den Zettel auf dem Küchentisch liegend, nachdem wir wach wurden. Ich konnte ihn nicht lesen, geschweige denn verstehen, welches Drama sich in meinem Elternhaus abspielte, aber ich sah das sorgenvolle Gesicht meines Dads, und das verängstigte mich.

„Zieh dich an, Mücke“, sagte er. „Wir müssen Mutter suchen fahren. Sei leise. Schau, dass Oma und Opa nicht wach werden unten. Sie sollen sich nicht sorgen.“

Wir zogen uns schnell an, selbst für eine Katzenwäsche blieb keine Zeit. Wir verließen die Wohnungstür, stiegen die Stufen hinunter und schlichen zur Haustür hinaus. Elisabeth und Karl schliefen tief und fest.

Zu jener Zeit, zwischen 1988 und 1990, verdiente mein Vater gut. Ich glaube, er war Ende der Achtziger Mitarbeiter einer großen Firma, vielleicht *IBM* oder eine andere. Viele Jahre lang hing an der Wand unseres Esszimmers ein Brief des früheren Unternehmens, für das er gearbeitet hatte und das seinen Sitz in Frankfurt am Main hatte. Es war die McDonnell Douglas Automation Company, und der Name löste in meiner Kindheit immer den Glauben aus, mein Vater arbeite für McDonalds. „In Anerkennung Ihres außergewöhnlichen Einsatzes und Ihrer ausgezeichneten Leistungen“ stand auf dem Brief. Offensichtlich machte jenes Lob meinen Vater stolz. Andere Urkunden hingen nie in unseren Wohnräumen.

Jedenfalls blieb Harald unter der Woche selten zuhause – jene Nacht war eine der wenigen Ausnahmen. Wir fingen dort an zu suchen, wo Mutter schon einmal gefunden wurde: Im Gestfeld-Center, einer winzig kleinen, kompakten Einkaufsstraße mitten im Stadtteil Gestfeld, in dem eine Gaststätte gleichen Namens Kegelvereine, Trinker und andere Lintforter zu einem Besuch bei gutbürgerlichem Essen oder einem gut verträglichen Underberg (mit zwei, drei Pils) einlud.

Dort saß Iris auch an diesem Morgen rauchend und weinend an einem Tisch. Draußen ging langsam die Sonne auf und der Bäcker, ein Gebäude weiter, fing schon zu backen an. Die Gerüche von frisch aufgehendem Teig, von Brot, Brötchen und Stütchen zogen in meine Nase.

„Los, komm. Mach die Zigarette aus und lass uns nach Hause", sagte mein Vater. Dann verließen wir das Lokal.

Nach diesem Ereignis hörte Ma mit dem Davonlaufen auf, und wenn sie doch Reißaus nahm, ging es meist nur zwei Häuser weiter zu Familie Strauß. Dort wurde sich bei koffeinfreiem Kaffee, einer halben Schachtel *Fair Play* und Streuselkuchen mit Hildegard darüber ausgelassen, welch Tücken die Ehe bereithielt. Frau Strauß stieg mit ein und berichtete nach dem Genuss einer halben Flasche Rotwein ihrerseits davon, dass Dieter ja auch kein Engel sei. Eher ein heimlich Pornofilmchen konsumierender, onanierender Schmutzfink, von dem sie wusste, dass er gerne Achtzehnjährigen auf die Brüste oder den Hintern guckte. Gerne auf die von Praktikantinnen im Rathaus, in dem er etwas arbeitete, von dem keiner in der Nachbarschaft wusste, was das genau war. Hinlänglich bekannt war hingegen, dass er junges, weibliches, dralles Fleisch mindestens genauso mochte wie die Sozialdemokraten, für die er sich hin und wieder mal für irgendeinen Posten in Kamp-Lintfort aufstellen ließ. Etwas Vertrauensvolleres als Kassenwart im Parteiheim kam nicht dabei raus.

Da saßen sie also, Hildegard und Iris, und bemitleideten sich gegenseitig, während in der Lessingstraße 2d erneut der Haussegen schief hing. Ich weiß noch, dass diese Situationen immens belastend waren, mir Albträume bescherten und mich langsam meinen Vater hassen ließen, der – den Erzählungen von Mama folgend – an all dem schuld war. Das passte gut ins Bild, das ich von ihm hatte: selten zu Hause, nie richtig gut gelaunt, meistens zu abgelenkt (in aller Regel davon, Sport zu gucken und dabei fünf bis sieben Flaschen Diebels Alt zu trinken), um sich mit mir zu beschäftigen. Ich kann mich nicht daran erinnern, dass mein Vater nur ein einziges Mal „Ich liebe dich" oder „Ich bin stolz auf dich" zu mir sagte, dass er mich in den Arm nahm, um mich zu trösten, mir Mut zuzusprechen oder gut zuzureden. Manchmal nannte er mich „Mücke", und das war auch schon das Höchste der Gefühle.

Woran ich mich gut erinnere, sind Schimpftiraden gegen meine Mutter. Der „Schweinefraß", wenn dem Herrn der Sonntagsbraten nicht ausreichend mundete, war harmlos im Vergleich zu den Äußerungen, die Iris über sich ergehen lassen musste, wann immer sie sich in Zeiten psychischer Krisen meinem Vater anvertraute.

„Du hast doch 'ne Macke!", sagte er dann in einem Ton tiefster Verachtung und winkte mit einer Handbewegung alle Sorgen und Nöte meiner Mutter ab. So, als wäre es damit getan, und als könne man Ängste, Depressionen und Psychosen mit der flachen Hand wegwischen.

„Du spinnst doch, lass dich einweisen" oder: „Du hast nicht mehr alle Tassen im Schrank!" – „Du bist wohl verrückt geworden, du dumme Kuh!"

Iris zerbrach sukzessive an den Kränkungen, mit denen sie von ihrem Mann bespuckt wurde. Von ihrem Gatten, der sie einst, vor etwa zehn Jahren, als sie sich kennenlernten, mit einem Porsche beeindruckte und ihr das Blaue vom Himmel versprach. Jede Erniedrigung traf ihr Ziel mitten hinein in das kummervolle, weiche Herz meiner Mama, die irgendwann das eigene Schreien und Gegenanbrüllen aufgab und nur noch weinte und rauchte. Tagein, tagaus. Von frühmorgens bis spätabends.

„Was hast du Mama, warum weinst du?"

„Ach, nur wegen Papa. Er war wieder gemein zu mir."

„Warum macht er das?"

„Ich weiß es nicht, Dennis."

Blauer Zigarettendunst erfüllte alle Räume, und Nikotinrückstände sammelten sich in jeder Gardine und den Tapeten. Kippen und Tränen waren stille Zeugen der tiefen Traurigkeit, die in diesen Zimmern spazieren ging. Die Depression trieb mit beeindruckender Geschwindigkeit alles Heitere und Optimistische mit Mistgabel und Fackel aus dem Haus. Der kalte Qualm, dieser ekelhafte blaue Dunst des Kettenrauchens, der dort gefangen war, glich der Seele meiner Mutter. Sie war eingesperrt in einem Kerker aus Angst, Neurosen und Depressionen, dem sie nicht entfliehen konnte.

Ich war sieben oder acht Jahre alt, als sich das alles zutrug. Als meine Mutter nicht mehr konnte und ihre Depersonalisationserlebnisse („Hilfe, ich werde immer größer!“ – „Hilfe, ich werde immer kleiner!“ – „Hilfe, ich falle gleich in Ohnmacht!“) langsam, aber sicher die Kontrolle über ihren Geist erlangten, all ihre Lebensfreude, jeden Glauben an die Kraft des eigenen Willens abtöteten und das Gute und Schöne im Leben meiner Mama mit einer pechschwarzen Dunkelheit und ewigem Regen ersetzten.

Diese Finsternis, die Iris in ihr Innerstes ließ, färbte auch auf mich ab. Diese Schrecken, vor allem aber die immer wieder tränenden Augen meiner Mutter in Verbindung mit diesem tieftraurigen Gesicht, den hängenden Wangen und den nach unten gezogenen Mundwinkeln, trieben mich als Kindergartenkind dazu, mir mit einem Brotmesser das Leben nehmen zu wollen. Ein Leben, das noch gar nicht richtig begonnen hatte und von dem ich bislang nichts verstand und erfuhr. Ich wusste als Kind nicht, was „Leben“ bedeutet, wohl aber, dass Mutter kein Gefallen mehr daran empfand. Dass man in meiner Gegenwart völlig selbstverständlich einen Suizid androhte, machte Selbstmord in meinem kindlichen Kopf zu einem normalen Ding. Fast wie die Streitereien zwischen meinen Eltern oder meinem Großvater und Harald.

Ich stand in unserer Küche. In diesem winzig kleinen Raum mit dem Herd, dem Backofen, den braunen Schränken im Landhausstil, die, obwohl sie recht neu waren, schon fürchterlich altbacken aussahen, und hatte ein Schmiermesser in den kleinen Kinderhänden. Die Spitze auf die Mitte meines Körpers gerichtet. Mutter sah es. Sie nahm mir das Messer ab, schaute mir ins Gesicht und fragte, was ich damit beabsichtigt hatte.

„Mich umbringen. So wie du, nur in echt.“

Sie heulte. Oma Ilse schimpfte, nachdem sie davon erfuhr.

„Jetzt reiß dich zusammen, Iris. Tu es für dein Kind, wenn schon nicht für dich oder mich“, sagte sie.

Aber Iris riss sich nicht zusammen. Auch dieser Vorfall, so bedrückend er war, vermochte nicht dafür zu sorgen, dass Ma den Kampf gegen ihre Dämonen aufnahm.

Meine Einschulung stand kurz bevor, ebenso eine geplante Selbstständigkeit meines Vaters, der vielversprechende Kontakte aufgetan hatte und sich innerhalb der nächsten vier Jahre als Software-Entwickler mit eigenem Büro in Kamp-Lintfort niederlassen wollte. Für dieses Vorhaben brauchte er eine gesunde Ehefrau, die als Sekretärin dort eingesetzt werden sollte. Doch daran war nicht zu denken. Zu dunkel waren die Wolken, die permanent über dem Kopf von Mama hingen und die mein Vater konsequent ignorierte, während er weiter nur darauf drängte, endlich zu einem Psychiater zu gehen.

Mutters erstarkte Psychosen wurden bei ihrem Hausarzt thematisiert. Der verschrieb ihr ein paar hochpotente Neuroleptika, die aus Iris Diel, der vierunddreißig Jahre alten Frau und Mutter dieses blonden Jungen mit den stahlblauen Augen, ein in sich zusammengesacktes, in tiefer Trauer und Weltschmerz versunkenes Wrack machten.

Die Zeit des langen Weinens brach an, und sie dauerte fast drei Jahrzehnte.

„Am interessantesten ist die Innenseite der Außenseiter“

(Jean Genet)

Die Geschichte meines Lebens ist nicht nur ein bisschen, sondern praktisch untrennbar mit dem Dasein von vier Menschen verbunden, die mich seit unserer Einschulung im August 1989 begleiten. Ich erwähnte sie vorher, doch mit dem Auftritt von Daniel und Martin, Matthias und Darius gewinnen die guten Erinnerungen die Oberhand, wenn ich an meine Kindheit zurückdenke, die erst mit unserem Gestfelder „Loser's-Club" bunt und schön werden.

Während die ersten prägenden Eindrücke, die ich bewusst an mich heranlasse, die waren, dass mein Vater beinahe von meinem Urgroßvater abgeknallt wurde und meine Mutter mich spätnachts aufweckte, um mir zu sagen, dass sie fortgeht, um sich umzubringen, wird mir bei den Bildern von uns fünf, wie wir unseren Grundschulalltag sowie endlose Nachmittage, Abende und später Nächte miteinander verbringen, schnell warm ums Herz.

Im Sommer 1989 lebten wir schon vier Jahre in der Lessingstraße 2d und in jenem verfluchten Haus, das Opa Karl Jahrzehnte zuvor mit seinen eigenen, schwieligen Händen gebaut hatte. Da lagen der Spuk der Rundstraße und der gewaltgeladene Auftritt von Uropa Heinrich hinter uns, genauso die Europameisterschaft im eigenen Land, bei der die Deutsche Fußball-Nationalmannschaft im Halbfinale gegen die Niederlande verlor. Ebenso war das die Zeit, in der sich meine Eltern aufs Heftigste mit meiner Schwester Diana zerstritten, die ich zwischen 1988 und 1990 das letzte Mal in unserem Haus gesehen habe. Die Gründe für das Zerwürfnis waren, wenn ich meinem Vater Glauben schenke (und ich wüsste nicht, warum er mich in diesem Fall anlügen sollte), Streitereien um Unterhaltzahlungen und andere Dinge. Diana ist zehn Jahre älter als ich, entstammt der ersten Ehe Haralds, und mittlerweile sind die Wogen längst geglättet.

Meine Einschulung verlief unspektakulär. Ich war sieben und der Schulranzen ein dunkelgrüner von Scout. Die Schultüte, die mir bis heute bestens im Gedächtnis geblieben ist, war groß, gelb und mit *Alf* vorne drauf. Ich habe dieses knuddelige Wesen von Melmac geliebt und schaue heute immer noch gerne alte Folgen dieser liebenswerten Sitcom, die mir als Kind, Jugendlicher und Erwachsener Stunden voller Frohsinn und Leichtigkeit schenkte.

Ich weiß, dass es als Geschenk zum Anlass dieses besonderen Tages von meinen Eltern eine Spielzeugwaschstraße geschenkt gab. Waschstraßen übten seinerzeit eine Faszination auf mich aus, die nicht erklärbar war und so weit ging, dass ich, wenn man mich fragte, was ich denn später werden wolle, mit „Waschstraßenmann" antwortete. Oft musste mein Vater mit mir samstags, vor dem Wocheneinkauf bei *Allkauf* in Moers, eine Runde durch *California* drehen. Das war die damals größte vollautomatische Waschanlage in der näheren Umgebung, die es ermöglichte, während des Waschvorgangs im Auto zu bleiben und sich diese riesigen drehenden Bürsten genau anzugucken. Ich weiß nicht warum, aber ein Fünkchen Magie haben die Dinger für mich behalten. Noch heute bereitet es mir kindliche Freude, durch die Autowäsche zu fahren – auch wenn die Bürsten nicht mehr so hübsch aussehen wie einst, als ich Kind war. Das Geschenk, das ich zur Einschulung bekam, die kleine „große" Waschstraße, die Wasserdüsen besaß und Platz für drei, vier Matchbox-Autos hatte, stellte für mich das tollste Spielzeug der Welt dar.

Meine Klassenlehrerin hieß Frau Müller, und ich mochte sie vom allerersten Tag an. Freunde fanden sich schnell, deutlich zügiger als im Kindergarten, den ich nicht leiden konnte und an den ich so gut wie keine Erinnerungen mehr besitze. Nur diese eine, dass es dort einen Jungen gab, der einen *Knight-Rider*-Sweater mit David Hasselhoff und K.I.T.T. vorne drauf besaß, den ich toll fand und ihm ein klein wenig neidete. Im Kindergarten war ich noch nicht übergewichtig, sondern im Gegenteil eher zu dünn und, wie meine Mutter mir bis heute gerne erzählt, bedrohlich nah an der Grenze des Untergewichts stehend. Als ob das eine Extrem das andere wettmachte.

Die Astrid-Lindgren-Grundschule war im Gestfeld, umgeben von schönen Einfamilienhäusern und fußläufig bestens von meinem Elternhaus aus zu erreichen. Morgens wurde ich oft zu Fuß von Mama oder von Harald (vorausgesetzt, er nächtigte zu Hause) mit dem Auto gebracht, nach Hause lief ich schon früh selbstständig. Im langsamen Tempo, das ich bestens beherrschte, brauchte man vom Schulhof bis zu unserer Haustür maximal fünfzehn Minuten.

Daniel kam 1988, zusammen mit seinem zwei Jahre jüngeren Bruder Martin und deren Eltern aus Leipzig in das beschauliche Kamp-Lintfort am Niederrhein. Praktisch über Nacht und nach einer extrem aufreibenden Zugfahrt, während derer Martin beinahe sein Leben verloren hätte, als er von einem älteren Jungen aufgefordert wurde, „das da" runterzuschlucken.

„Mach deine Augen zu und's Maul auf!", hatte er gesagt, und Martin, fünf Jahre jung und gutgläubig, tat, was man von ihm wollte. Dieses „das da" stellte sich als Rohrreiniger heraus, den der verschreckte Junge glücklicherweise, einer Intuition folgend, rechtzeitig ausspucken konnte, bevor er seine Kehle herunterlief.

Als Daniel, der ursprünglich eine Klasse über mir eingeschult wurde, sich mit dem stärksten Leipziger Dialekt (der im noch nicht wiedervereinigten Deutschland im Westen eine Kuriosität darstellte) vor meinen Mitschülern vorstellte, erntete dieser Junge zur Begrüßung einen Schwall der Häme.

Hinzu kam, dass er schon als kleines Kind ein gutes Stück „zu groß" war und die Klamotten, die er von seinen Eltern angezogen bekam, der Herkunft der Familie entsprechend nicht das waren, was man gemeinläufig als trendy bezeichnete ... Das waren alles Gründe, warum Daniel sich nicht zurechtfand. Dieser Junge, frisch in einem neuen Teil der Welt angekommen, der eigentlich nur ein anderer, westlicher Teil desselben Landes war, wollte seine Ruhe. Doch die fand er in der 1c, so kurz nach seiner Einschulung, nicht. Und diese würde er auch in den darauffolgenden Wochen niemals finden, nicht in dieser Klasse, das wurde immer offensichtlicher. Als das Mobbing gegen den ältesten Sohn der Familie nicht weniger wurde, entschieden sich Ulrike und Detlef dazu, Daniel eine

Klasse nach „unten“ verlegen zu lassen, um ihm die Chance zu geben, in der neuen Heimat anzukommen, ohne sich gleichzeitig gegen Anfeindungen zur Wehr setzen zu müssen. So kreuzten sich im Sommer 1989 unsere Wege.

Auch in meiner Klasse, der 1a, folgte Gekicher, als sich der Achtjährige vorstellte. Mir hingegen war er sympathisch. Plötzlich war ich nicht mehr der einzige Außenseiter in meiner Klasse. Ich reichte ihm die Hand.

„Hi, ich bin Dennis. Lass uns doch Freunde sein“, sagte ich.

Matthias wohnte mit seiner Mutter Gerda, einer Grundschullehrerin, in dem Mehrfamilienhaus in der Rundstraße, in dem meine Eltern und ich lebten, bevor wir in die Lessingstraße 2d und zu meinen Großeltern zogen.

Matthias, sein Bruder Andreas und deren Ma lebten in der dritten Etage, und beide Söhne, die im Abstand von mehreren Jahren zur Welt kamen, waren waschechte Scheidungskinder. Matthias, den ich praktisch sofort mit unserer Einschulung in mein Herz schloss, litt als Kind extrem unter der Situation zu Hause. Der Vater, ein hoch intelligenter Chemiker, der für eine Chemiefirma arbeitete und dort einen hohen Posten innehatte, verließ seine Frau aus Gründen, die uns als Kindern verborgen blieben.

Unübersehbar waren hingegen die seelischen Narben, die das zerrüttete Elternhaus bei Matthias hinterlassen hatte, der schon 1989 in Klasse 1 ohne die Dauerpräsenz eines Vaters aufwuchs, den er nur jedes zweite Wochenende besuchen durfte. Scheidungskinder waren damals selten und genau wie ein schiefer Gang, ein dicker Bauch, ein fremdartiger Akzent oder eine Brille Grund genug, um vom Großteil der Klasse ausgelacht zu werden.

Matthias, dem immer die Nase lief und der sie nie richtig hochzog, sondern die Rotze einfach auf den Boden tropfen ließ, brauchte gar nicht erst bis zu diesem Punkt seines jungen Lebens zu erzählen, um ein Außenseiter zu werden. Sein Verhalten und sein Nerd-

Touch (den man damals nicht so nannte, aber trotzdem schon schräg fand) sorgten dafür von allein. Ich mochte ihn. Als er mir erzählte, dass er gerne Computergames spiele und ein Faible für *Hero Quest* und *Star Quest* habe, war es um mich geschehen.

Darius kam aus Kattowitz und wurde ebenfalls 1989 der Klasse 1a an der Astrid-Lindgren-Grundschule zugewiesen. Er sprach nicht nur kein Deutsch, er verstand auch kein einziges Wort meiner Muttersprache. Auch für diesen Neuzugang wurde nicht applaudiert, als er der Klassengemeinschaft unter Frau Müllers Leitung beitrat. Erschwerend kam hinzu, dass in der ersten Klasse damit begonnen wurde, auf die Coolness der anderen Kids zu achten. Weniger offensichtlich und nicht so toxisch wie heute, aber dennoch: Wer wie wir mit den uncoolsten Outfits, die man kaufen konnte, den Schulalltag bestritt, durfte nicht auf allzu viele Geburtstagseinladungen hoffen. Meine Mutter nahm sich Darius' an, nachdem wir uns mit Händen und Füßen kommunikativ einander angenähert hatten. Schritt für Schritt unterstützte Iris, wann immer der Junge bei uns zu Besuch war, das Kind im Erlernen der deutschen Sprache.

In den Grundschuljahren lernten wir fünf uns kindlich kennen und schätzen. Annähernd jeder Nachmittag wurde miteinander verbracht. Unser Interesse an Fußball wurde durch den Gewinn der Weltmeisterschaft 1990 entfacht, die Liebe für Videospiele mit dem *Gameboy* und dann, 1990, mit dem *Nintendo Entertainment System*, auf dem wir *Mario* spielten, bis uns die Finger wehtaten.

Oft schenkten mir meine Eltern zu Weihnachten die neuesten technischen Errungenschaften der westlichen oder fernöstlichen Welt. Dann wurde, schon kurz nach der Bescherung, bei meinen Freunden angerufen, um ihnen mitzuteilen, dass wir ab sofort mit einem *SEGA-Mastersystem* oder einem *Amiga* spielen konnten. Spielkonsolen waren schon damals teuer und bei deren Markteinführung selten etwas, dass sich Normalverdiener leisteten, speziell wenn die Eltern der Familien mehr als ein einziges Kind zu ernähren hatten. Dass ich praktisch immer meine Wünsche erfüllt bekam, lag hauptsächlich und zweifelsfrei daran, dass Harald enorm viel Geld verdiente. Software-Entwickler waren nicht einfach so zu bekommen, und schon gar nicht solche, die mehrere Programmiersprachen draufhatten oder nicht schon im Sattel eines Großkonzerns saßen. Auf meinen Vater traf all das zu, was ihn als freien Mitarbeiter praktisch unbezahlbar wertvoll werden ließ. Seine Expertise, seine unaufgeregte und zuverlässige Art, seine Menschlichkeit und seine Intelligenz ließen ihn zu einem extrem gefragten Mann auf dem Arbeitsmarkt werden, der zum Ende der Achtzigerjahre unentwegt damit beschäftigt war, Software-Ingenieure auszubilden, abzuwerben und einzustellen, wo immer sie gebraucht wurden. Fast alle Firmen begannen zu der Zeit damit, analoge Geräte gegen moderne PCs auszutauschen. Dementsprechend gab es überall Arbeit, und davon mehr als genug.

Der Bolzplatz, der gerade einmal vierhundert Meter von meinem Elternhaus entfernt lag, wurde der liebste Ort unserer kleinen Gemeinschaft. Ringsum mit mannshohen Gittern umzäunt und mit zwei Toren versehen (die keine Netze hatten, sondern ausschließlich aus Metall bestanden), spielten wir dort bei jeder Gelegenheit, jedem Wetter und oft gegen andere Kids des Viertels, „drei gegen drei", „hochhalten" oder „Elfmeterschießen". Manchmal, je nach Schusskraft, flog die Pille über den Zaun und in den Garten der Familie, die ihr Eigenheim direkt am Bolzplatz angrenzend bewohnte. Und nicht selten wurde ihrerseits gemosert, gespuckt und getobt, wann immer sich ein Ball in ihr Reich verirrt hatte. Mit einer Feindlichkeit, die meinem Großvater in nichts nachstand, wurden wir dann zurechtgestutzt und mit der größtmöglichen Zurschaustellung unverhohlenen Kinderhasses darauf hingewiesen, dass es bald, sollten wir nicht besser aufpassen, gehörig auf den Hintern gebe.

Martin, schon als Kind ein guter Provokateur und schlechter Schütze, genoss es immer wieder, seine Schüsse über den Metallzaun zu schießen. Die Garten-Nazis trieben die angeflogenen Bälle, die jetzt in ihren Rabatten oder Blumen lagen, zur Weißglut. Wenn der Junge seine Schusskraft nicht in den Griff bekommen konnte (die er ebenso wenig zu kontrollieren vermochte wie seine häufigen Wutausbrüche), musste nicht mehr ausgelost werden, wer der unglückselige Trottel würde, der bei den verhassten Alten anklingeln und mit Engelszungen darum bitten musste, das runde Leder wiederzubekommen. Martin hatte spätestens mit Einsatz der Pubertät diebische Freude daran, beides zu erledigen und dem Ehepaar, nachdem der Ball gerade so zurückerobert werden konnte und die Haustür wieder zugezogen war, ein paar deftige Beleidigungen hinterherzubrüllen.

Es waren unbeschwerte Tage, wann immer wir uns trafen. Die Sommer der Jahre 1991 und 1992 waren lang. An jene erinnere ich mich gerne. Es waren die letzten vor unserem weiteren schulischen Weg, der uns vier, die wir bis hierhin untrennbar miteinander verwoben waren, zumindest vormittags doch auseinanderriss. Fußball, im Spaßbad Pappelsee schwimmen, Fahrradfahren. Das alles taten wir wie Brüder, nicht nur wie Freunde. Als eine Gemeinschaft derer, die nicht dazugehörten, weil wir anders waren als jene, die immer zuerst in ein Team gewählt wurden. Darius: der Pole. Daniel und Martin: die Ossis. Matthias: der Freak und ich: der Fette, das Dickerchen, das ab der ersten Klasse mächtig an Gewicht zulegte, sodass man schon in Klasse 4 von einem ordentlichen Übergewicht sprechen konnte. Mit dem beinahe unterernährten Kindergartenkind hatte ich nichts mehr gemein, und mit Beginn der Adipositas begannen auch die Kränkungen, doch waren es zunächst keine Kinder, die mich seelisch oder körperlich traten.

Es war der Ehemann meiner Klassenlehrerin.

Inschrift auf dem Grabstein eines Hypochonders: Glaubt ihr mir jetzt?

(Unbekannt)

Jetzt ist Mitte Februar 2021 und ich habe einen sich öfter wiederholenden Traum. Ich sitze im Auto, hinten. Freunde sitzen vorne, Daniel und Martin, meine Frau neben mir. Wir fahren gemeinsam weg. Vielleicht in ein Restaurant, vielleicht zu einer Show, vielleicht ins Kino. Die Destination unserer Reise kenne ich nicht, sie ist auch nicht wichtig. Wir lachen, das ist wichtig. Niemand trägt eine Maske. Nicht im Auto und vermutlich nirgendwo sonst. Draußen sind es angenehme 25 Grad. Meine Frau guckt verträumt aus dem hinteren Fenster.

„Schau, wie schön der Juli ist", sagt sie.

Ich frage mich, was mit der Zeit geschah und ob ich meine Lieblingsmonate Mai und Juni verschlafen habe. Wie konnte das passieren? Eben war doch Februar, jetzt schon Juli? Wehmut überkommt mich bei dem Gedanken, dass in zwei Monaten der September an die Tür klopft und damit dem Sommer langsam ein Ende setzt. Dennoch überwiegt in diesem Traum die Freude, dass es warm ist und nicht bitterkalt. Dass man rausgehen, Freunde treffen und gemeinsam am kulturellen Leben teilnehmen darf, welches so lange stillstand. Die Euphorie dringt in jede Pore meines Körpers. Ich will vor lauter Hochgefühl weinen.

Dann wache ich auf.

Ich gucke aus dem Schlafzimmerfenster hinaus und auf die Dächer der umliegenden Häuser, die mit einer dicken Schneedecke bedeckt sind. Es ist klirrend kalt. Minus zwölf Grad. Ich bin so müde wie noch nie in meinem Leben, dabei schlafe ich verhältnismäßig viel. Die letzten Tage musste man die Menschen nicht auffordern, zu Hause zu bleiben – sie blieben es von allein, gezwungenermaßen. Niemand konnte weg, weil der Winter unbarmherzig zuschlug, und für uns Niederrheiner, die nur selten mit Schnee zu tun bekommen, der länger als eine Nacht liegen bleibt, war es ein ungewohnter Anblick. Aus dem Lockdown wurde der „Flockdown".

Während die Kanzlerin zu Beginn des „Lockdown light" vor einem Weihnachten mit fast neunzehntausend Neuinfektionen pro

Tag warnte, war diese Zahl schon Ende November erreicht und ein Höhepunkt noch nicht erreicht. Im Gegenteil. Anfang Dezember schloss der Einzelhandel, und praktisch mit dem Beginn der zweiten Welle schwappte der erste echte Angst-Tsunami in dieser Pandemie über mich. Einer, der sich in verschiedenen Dingen und Symptomen bemerkbar machte, aber vor allem eins war: hinterlistig.

Keine Panikattacken, keine echte, greifbare Angst davor, an Covid-19 zu erkranken, sondern das diffuse Gefühl, das mit meinem Körper etwas nicht stimmte. Ich hatte auch Sorge davor, krank zu werden. Natürlich. Vor allem der Gedanke einer Hospitalisierung verschaffte mir schwitzige Hände und manche unruhige Nacht, aber im Grunde war ich in dieser Hinsicht relativ ruhig. Dafür verlagerte sich meine Angst auf nahezu jedwede andere Stelle des Körpers.

Jedes noch so kleine Herzstolpern wurde genauestens auf einen drohenden Infarkt überprüft. Jedes Rumpeln in der Magengegend fehl- oder überinterpretiert. Mal machte ich mir Sorgen, an einem Bandwurm erkrankt zu sein, mal hatte ich Blut im Stuhl und ab da die Gewissheit, dass es sich um Magenkrebs handelte. Aktuell ist es so, dass ich für viele Tage das Gefühl hatte, Wasser im Bauch zu haben. Und was macht man bei der Ahnung eines Symptoms einer Krankheit? Bingo! Man googelt.

Die Ergebnisse waren beunruhigend. Von einer ausgewachsenen Leberzirrhose wurde geschrieben. Auch von Karzinomen, die sich im Magen oder umliegenden Organen ausbreiten und derentwegen man Wasseransammlungen im Bauchraum haben konnte, die man zwar (entweder durch entwässernde Medikation oder durchs Punktieren) wegbekam, aber die dem Erkrankten nahelegten, dass es so langsam an der Zeit war, zu entscheiden, ob man einen Mahagoni- oder Eichensarg bevorzugte.

Aber was ist, wenn das alles nur Blödsinn ist und ich – entgegen allen Vorzeichen – gar nicht wirklich krank bin? Jedenfalls nicht *sterbenskrank*? Wenn ich mich da nur in etwas hineinsteigere, weil mich die komplette Corona-Situation emotional überanstrengt?

Manuela, meine Frau (die ich über alles liebe, wie ihr später oft genug lesen werdet), ist genau davon überzeugt. Und ich hoffe, dass sie recht hat. Meistens hat sie. Das gibt mir Hoffnung.

Diese Stellen des Buches sind als eine Art anekdotisches Corona-Tagebuch gedacht. Sie kontrastieren gut die Erlebnisse aus der Vergangenheit, geben Einblick, Einschätzung und Einordnung. Und außerdem könnten sie für den ein oder anderen hochgezogenen Mundwinkel sorgen, wenn ich wieder mal an einem neuen Krebs erkrankt bin, meine Luftnot, die eigentlich von einem Asthma-Bronchiale herrührt, stattdessen von den Larven eines Fuchsbandwurms verursacht wird, oder wenn das Ding in meinem Bauchnabel eben kein Muttermal, sondern ein Teratom ist. Ein Geschwür. Ein absorbierter Zwilling.

Krebs.

Das ist so eine Geschichte, eine unschöne. Die, über das Ding in meinem Bauchnabel.

Klingt ein wenig John-Carpenter-mäßig, nicht wahr? Ist es vielleicht auch. Noch weiß ich es nicht zu einhundert Prozent, weil ich damals, im Sommer 2016 (als Manuela diese Wucherung das erste Mal feststellte), bei „lediglich" zwei Ärzten war, die mir jeweils eine andere Diagnose stellten. Nach dem Urteil von einem der beiden Hautärzte, der nach eigenen Aussagen so etwas bislang nie zu Gesicht bekam (und der erst mal für fünf Minuten aus dem Behandlungszimmer verschwand, um sich offenkundig zu belesen), handelte es sich dabei um ein sogenanntes Teratom. Ein Keimzellentumor, der bei Frauen häufig die Eierstöcke befiel, dabei aber glücklicherweise gutartig blieb, bei Männern hingegen in den Hoden oder in den Bauchraum wuchs und in über neunzig Prozent maligne war. Mit anderen Worten: *Herzliches Beileid, Sie haben Krebs.*

Ich kann nur raten, den Begriff des Teratoms nicht mit der Google-Bildersuche zu recherchieren.

Der junge Dermatologe schickte mich im Anschluss an diese Diagnose und eine Überweisung ins örtliche Sankt-Bernhard-Hospital wieder nach Hause. Daheim ging mir die Vorstellung, an Krebs erkrankt zu sein, nicht mehr aus dem Kopf. Sie nistete sich in mein Gehirn ein und verdrängte ihrerseits wie eine prächtige, frisch wildwuchernde Raumforderung alle lebensfrohen Gedanken.

Die mir deutlich sympathischere Hautärztin, von der ich mir eine zweite Meinung einholte, begutachtete die Geschwulst und kam zu einem weitaus ungefährlicheren Ergebnis. Dieser Stiel in meinem Nabel sei sehr wahrscheinlich ein Muttermal, das ein wenig entartet war. Und auf dem zufälligerweise Haare gewachsen sind.

„Sehr wahrscheinlich“ war alles, was ich hörte.

Ich war nicht gut in Mathematik. Ab Klasse 4 wurde klar, dass aus mir niemals ein Zahlen-Genie würde. Und damit einhergehend nie ein Software-Entwickler, der eines Tages die Firma seines Vaters beerben und ebenfalls sein Seelenwohl in Bits und Bytes finden wird. Aber dass „sehr wahrscheinlich“ eben nicht hieß, dass ein Teratom ausgeschlossen werden konnte, leuchtete selbst mir ein. Und so ließ ich es dabei bewenden. Ich lebe ja noch, auch fast fünf Jahre nach der Entdeckung dieses Fremdkörpers.

Es ist nicht so, dass ich in den letzten Jahren nicht ausgiebig immer mal wieder darüber nachgedacht hätte, ihn wegmachen zu lassen. Ich rief fünfmal im Krankenhaus an, ließ mich mit der Chirurgie verbinden, einen Termin zur Erstuntersuchung geben, um dann ... nicht hinzugehen. Die Angst, dass ich doch schwer krank bin, verbat mir gewissermaßen, in der Klinik vorstellig zu werden. Selbst an Tagen, an denen ich mir felsenfest vorgenommen hatte, diese Sache endlich durchzuziehen und mich operieren zu lassen.

Jetzt sitze ich hier und sage mir, dass ich es – nach der Pandemie, versteht sich – auf jeden Fall tun werde. Erstens, weil ich dieses Ding grotesk hässlich finde, und zweitens, um Gewissheit zu haben, dass alles in gesundheitlich bester Ordnung ist. Ich bin gespannt, wie weit mein Mut reicht, wenn die Scheiße ausgestanden ist. Ich ahne Böses, glaube aber an die Kraft meiner Seele, um dann endlich Nägel mit Köpfen zu machen.

Witzigerweise war eine der größten Ängste vor dem Krankenhaus immer die, dort trotz Besuchen und der Nähe zu unserer Wohnung allein zu sein. Ich bin kein Experte in diesen Dingen und habe in meiner Vita bislang nur einen einzigen Aufenthalt im Hospital aufzuweisen, im August 2006, kurz nach der Fußball-WM, als ich mir den linken Testikel verdrehte und nachts mit schmerzverzerrtem Gesicht in der Notaufnahme saß.

„Herr Diel, also wie sage ich Ihnen das jetzt am besten schonend? Wenn wir nicht binnen weniger Minuten operieren, müssen wir Ihren Hoden amputieren."

Das war nicht schonend. Nicht für meinen Kreislauf, der nach dieser Nachricht in die Knie ging und dafür sorgte, dass ich mich erst mal auf die Untersuchungsliege legen und an den Tropf gehangen werden musste.

Mir wurde schwarz vor Augen. Als ich nach ein paar Sekunden Schockstarre wieder zu Sinnen kam, wollte ich am liebsten direkt wieder ohnmächtig werden, weil nun ein Arzt und zwei Schwestern meine Kronjuwelen befummelten. Der Urologe hatte sogar die Eier (entschuldigt bitte diesen flachen Wortwitz), meinen geschrumpften Penis anzufassen und dessen Vorhaut ein wenig vor- und zurückzuziehen, die seinerzeit etwas verengt war.

„Sollen wir das direkt miterledigen, Herr Diel?"

Ich war außerstande zu antworten. Manuela, die mich mit sorgenvollem Gesicht in die Notaufnahme begleitete, war jetzt, nachdem man ihr versicherte, dass ich die Operation überstehen und wieder aufwachen würde, deutlich entspannter als vor wenigen Stunden.

„Ich glaube, darum kümmern wir uns besser, wenn das andere Problem beseitigt ist", antwortete sie.

Ich kann mich an alles haargenau erinnern. Vor allem an die Scham, die ich bei der sachkundigen und penibel genauen Inspektion meines Genitals empfand. Irgendwie wollte ich die Situation etwas auflockern und fühlte mich an meiner Mannesehre gepackt, also war das Einzige, was mir in dieser Situation zu sagen einfiel, ein trockenes:

„Normalerweise ist der größer."

Es verlief alles gut. Aber, das lernte ich im Krankenhaus in den Tagen nach der Notoperation: Die Angst hat mindestens genauso viel Lust, dich zu besuchen, wie deine Angehörigen. Von Sonntagnacht bis Mittwochmittag lag ich auf dem Zimmer im Klinikum Krefeld, etwas mehr als zwanzig Kilometer von meinem Elternhaus, in dem wir damals wohnten, entfernt. Und obwohl es eine Lappalie und ich zu jenem Zeitpunkt dreiundzwanzig Jahre jung war, umklammerte mich eines Abends die nackte Panik.

Ich betätigte den Notschalter, die Schwester kam. Ich sagte ihr, dass mir schlecht sei, mein Herz rase, und dass ich befürchte, sterben zu müssen. Sie maß den Blutdruck, fühlte meinen Puls und holte, als ich mich partout nicht beruhigen ließ, den Arzt. Der schaute mir tief in die Augen. Seine waren faszinierend, daran erinnere ich mich gut. Sonst sehe ich nicht mehr viel vom Aussehen dieses Mannes. Es mochte sein, dass er indische Wurzeln hatte. Seine Statur war schlank und sein Alter etwa Mitte vierzig, der Rest seiner Erscheinung verschwimmt und wurde über die Jahre immer undeutlicher. Diesen eindringlichen Blick des Arztes hingegen, den sehe ich vor mir, als ob es erst gestern war, dass ich sein Patient auf der urologischen Station der Helios-Klinik gewesen bin.

„Es gibt gute Medikamente dagegen", sagte er.

„Wogegen, was meinen Sie?"

„Gegen Ihre Panik. Das war es nämlich gerade: eine Panikattacke."

Anschließend gab er mir eine kleine weiße Tablette, die ich zur Beruhigung nehmen sollte. Ich schluckte sie mit großer Gier herunter, um endlich diesen tonnenschweren Elefanten vom Brustkorb zu bekommen, der mir die Luft abschnürte und mich umbringen wollte.

Sie wirkte. Ob durch einen vorhandenen Effekt oder mittels der Kraft der Suggestion kann ich nicht sagen. Auch nicht, ob es in der Tat gute Medikamente gegen Angst und Panik gibt. Diese weiße Tablette, die ich an jenem Abend von diesem Mann mit den mysteriösen Augen verabreicht bekam, blieb bis zum heutigen Tag die einzige Arznei gegen Furcht, die ich eingenommen habe. Und wenn es auch blödsinnig klingt, bin ich trotzdem ein bisschen stolz. Darauf, dass ich es geschafft habe, selbst aus den größten, tiefsten und dunkelsten Löchern herausgekrabbelt zu kommen, ohne mich unter die sedierende Kuscheldecke der Tranquilizer zu legen.

Der Herbst war so unendlich trostlos und der Winter dunkel und voller Schrecken. Entschuldigt bitte das verhunzte *Game-of-Thrones*-Zitat. Vor wenigen Tagen wurde uns mitgeteilt, dass unsere Vermieterin verstorben ist. Eine Frau, die mich, seitdem wir hier im März 2010 eingezogen sind, permanent an meine Oma erinnerte. Ihr Ableben ging, wie es für alte Menschen nicht unüblich ist, schnell. Nicht von einem Tag zum nächsten, aber es lag nicht mal ein ganzer Monat zwischen ihrer Krankenhauseinweisung und den letzten Atemzügen, die sie tätigen konnte. Viele Jahre litt diese kleine Frau, die in Momenten der Wut so groß werden konnte, an einer fortschreitenden chronisch obstruktiven Lungenerkrankung, die der Volksmund besser als die „gemeine Raucherlunge“ kannte. Eine Krankheit, die einem die eigene Sterblichkeit buchstäblich mit jedem Ringen nach Luft schmerzhaft vor Augen führte.

Ich mochte Hermine. Wir lebten elf Jahre gemeinsam in diesem Dreifamilienhaus. Unsere Vermieterin bewohnte die großzügig geschnittene Wohnung im Erdgeschoss, wir die erste Etage, und der „Hausmeister“ Egon (der die gute Seele des Hauses ist und mit Hermines ältester Tochter zusammen war, bis sie 2018 an multiplen bösartigen Karzinomen verstarb) lebt in der Wohnung unter dem Dach.

Mir wird wieder klar, wie sehr Hermines Familie mit Krankheiten und Abschiednehmen bestraft war. Gebrechen, meist körperlicher Natur, zogen sich wie ein blutroter Faden durch die

Reihen dieser Menschen. Und der Tod war ein ständiger Besucher. Beinahe schon ein treuer Freund. Enger als jeder Nachbar. Nerviger auch, das ist sicher.

Manuela und ich haben hier in diesem Haus mehr über grauenvolle Krebskrankheiten und das lange, elendige Dahinsiechen gehört als manche Krankenpflegerin. Schon während der Hochzeit Hermines und ihres Mannes Reinhardt schlich sich der Sensenmann auf die Feier. Ich kann mir beim besten Willen nicht vorstellen, dass die Skelettfresse eingeladen war, aber sei's drum – er war nun mal da, bediente sich am Büfett, lachte, tanzte mit dem Brautpaar, hörte sich Witze und Ansprachen an. Und als keiner hinsah, schlich er sich hinter Hermines älteren Bruder, holte mit der Sense aus und ließ ihn vor Ort an einem Hirnschlag sterben.

In den Folgejahren holte er Hermines Ehemann, dann die Erstgeborene und jetzt Hermine selbst zu sich.

Ich schreibe das hier, mache es zum Teil dieses Gegenwartsabschnitts meiner Geschichte, weil das Dahinscheiden unserer Vermieterin wieder Ängste in mir triggerte, gegen die ich ankämpfe.

Am Tag, als all das passierte, und der eine Woche her ist, riefen uns Hermines Tochter und ihr Mann runter in Hermines Wohnung. Wir ahnten nicht, dass diese Räume nicht mehr durch diese alte Dame bewohnt würden, die seit vielen Jahren um ihren Ehemann getrauert hatte. Und die nun ihm und der ältesten Tochter ins Jenseits gefolgt war.

Man erklärte uns im ruhigen, sachlichen Ton, dass Hermine nicht mehr wiederkommen werde – „Der Darmverschluss. Die COPD. Der Allgemeinzustand."

Wir trösteten, umarmten beide und hörten dann, kurz nach Beginn des Gespräches, dass man bei Mutti im Krankenhaus zu allem Überfluss auch noch das Coronavirus entdeckt hatte.

„Wir haben die ja noch heute besucht", sagte Judith.

„Aber macht euch keine Sorgen. Wir sind rein wie die Aliens. Mit so Ganzkörperschutzanzügen und allem Pipapo."

Trotz FFP2-Masken, die Manuela und ich aufhatten, stockte mir das Blut in den Adern. Ich hatte das Gefühl, dass das Virus, das garantiert im Krankenhaus auf die beiden übergesprungen war, schon durch die kurze Berührung und die Unterhaltung in uns wütete. Dass es bereits Zellen infiltrierte und sich replizierte. Wieder und immer wieder. Und wieder.

Ich malte mir Schreckensszenarien aus und war sicher, dass jetzt geschah, wovor wir uns fast ein Jahr lang zu schützen versuchten, weshalb wir vermieden, Freunde zu treffen. Die Angst, mich mit diesem Scheiß infiziert zu haben, beherrschte meinen Alltag und machte es nahezu unmöglich, an diesem Buch weiterzuarbeiten. Nicht ein Gedanke, der nicht um Corona kreiste wie die verfluchten Motten um das Licht. Ich ließ mich testen.

Ich bin negativ. Doch wer weiß, wie lange noch ...

„Wenn Sie gerne ein Teenager wären, stimmt etwas mit Ihnen nicht"

(Stephen King)

Der Ausflug nach Norderney wurde einer, den ich niemals vergaß. Vielleicht erinnern sich auch andere meiner damaligen Grundschulklassenkameraden an die Nordsee. An eine Wattwanderung. An die Herberge, in der wir für fünf Tage untergebracht waren. Möglich.

Manch andere werden sich vermutlich an gar nichts mehr erinnern, weil seit dem Sommer 1993 fast dreißig Jahre vergangen sind und es Wichtigeres abzuspeichern gab. Noch bevor der Reisebus die Astrid-Lindgren-Grundschule Richtung Nordsee verließ, verspürte ich großes Unbehagen. Ich fühlte mich unwohl. Ich wollte nicht weg, nicht so weit.

Meine Erinnerungen an alles, was mit dem finalen Ausflug meiner Klasse zu tun hat, sind verschwommen. Ich kann nicht schreiben, ob es gutes Wetter gab. Vermutlich schon, vielleicht auch nicht. Ferner kann ich nicht beantworten, was wir dort alles taten. Wahrscheinlich das, was man halt so macht, wenn man auf Norderney ist. Die Insel ist ja nicht unbedingt dafür bekannt, viele Partytouristen anzuziehen, sondern galt schon zu meiner Kindheit als Ort und Hort für Schulausflüge.

Ich glaube, mich daran erinnern zu können, dass ich mit ein paar Jungs und meinen besten Freunden *Gameboy* spielte. Und dass es für mich ein Graus war, meine Getränkeauswahl zwischen Eistee (den ich hasste), Früchtetee (den ich noch mehr hasste) und stillem Mineralwasser (dessen Nutzen mir nicht einleuchtete, schließlich gab es ja Wasserkräne) treffen zu müssen. Was hätte ich an manchen Tagen dort, vor allem nach anstrengenden Betätigungen, für ein Glas Sprudel gegeben ... Die Bilder vor meinem inneren Auge sind nicht mehr lebendig, sobald ich versuche, diese Tage in jenem Sommer 93 abzurufen. Ich habe fast alles vergessen, was dort geschah.

Außer diesen Mann.

Jene Person, die meinem zehnjährigen Wesen die paar Tage dort zur Hölle machte. Es war der Ehegatte meiner Klassenlehrerin Frau Müller. Vermutlich um als weitere Aufsichtsperson zu dienen, trat er den Ausflug mit an. In meinem Kopf, heute mit knapp vierzig

Jahren auf dem Buckel, sieht er aus wie eine Horrorfilmfigur. Mein Bewusstsein – oder besser: mein Unterbewusstsein – lässt mich ihn und sein Aussehen nicht klar erkennen. Ich erinnere ihn nur als großen, hageren Mann mittleren Alters. Aber das konnte seinerzeit alles zwischen Mitte vierzig und Anfang sechzig sein. Zehnjährige sind nicht unbedingt die genauesten (und charmantesten) Taxierer.

Immer hatte er dunkle oder schwarze Sachen an und einen Hut auf. Für mich existiert diese Person ohne ein Gesicht. Dort, wo Nase, Mund, Augen und Ohren sind, ist bei ihm nur ein heller Fleck ohne Ebenen.

Ich hasste ihn.

Ich weiß, dass er mich beobachtete. Auf Schritt und Tritt. Holte ich mir etwas zu trinken, nahm er mich zur Seite.

„Denk daran, mehr Wasser zu trinken, Dennis“, sagte er.

„Keinen Tee. Und auch keine Limonaden von deinen Freunden. Du bist wirklich schon dick genug.“

Beim Fußballspielen witzelte Herr Müller über meine Anstrengungen, einen halbwegs präzisen Schuss abzusetzen. Mit jedem seiner johlenden Lacher, die laut waren und wehtaten, wurde ich nervöser. Und dann wurden alle Bälle verschossen, bis ich nicht mehr konnte und nicht mehr wollte. Er aber lachte weiter. Solange, bis meine Klassenkameraden ins Gelächter einstiegen.

Wenn es so etwas wie *die* Wechselpunkte in meinem Leben gab, an denen sich das Blatt wendete und die unbeschwerte kurze Phase der Kindheit ein abruptes Ende nahm, dann waren es diese Momente. War mein Gesicht durch den Sport schon gerötet, wurde es durch die Scham, die ich empfand, noch röter. Wollte ich mir einen Schluck Wasser nehmen, nahm er mir die Flasche weg.

„Junge, du musst jetzt noch nichts trinken. Trinken kannst du später.“

Dann schickte er mich wieder aufs Feld.

Manchmal durfte ich Ehrenrunden drehen. Schoss ich kein Tor oder war meine Laufleistung schlecht, rannte ich nach dem Abpfiff noch, während meine Freunde bereits beim Abendbrot saßen. Erst wenn es Müller für richtig hielt, durfte ich trinken. Und nach seinem Gutdünken war auch erst Schluss mit den Extrameilen, wenn ich kurz davorstand, mich übergeben zu müssen.

Wenig schöner war es bei den Mittagessen.

Ich aß gerne und als Kind schon nicht besonders wenig. Die gute Küche meiner Großmutter Ilse ließ mich ab der vierten Klasse auseinandergehen und ein gutes Portiönchen Übergewicht herumtragen, das ich bis heute nicht losgeworden bin. Damals hätte ich mir gerne mit einem scharfen heißen Messer das Fett von den Muskeln geschält, so habe ich mich für mein Anderssein geschämt. Für mein Fettsein.

Um zwölf Uhr traf sich die hungrige Klasse im Gemeinschaftsraum der Herberge. Mal gab es Stampfkartoffeln mit Spinat und Spiegelei und an einem anderen Tag wiederum Bratwurst mit Reis. Ich habe vergessen, ob man sich das Essen dort wie in einer Kantine abholte oder ob es einem gebracht wurde. Was ich jedoch noch sehr gut weiß, ist, dass Herr Müller genau beobachtete, wie viel und vor allem, *wie* ich aß.

An dem Tag unseres Ausfluges, an dem es Spaghetti Bolognese gab, setzte er sich neben mich. Ohne etwas zu sagen. Er saß einfach an unserem runden Tisch, zusammen mit mir, Daniel, Matthias und Darius. Als ich fertiggegessen hatte und aufstehen wollte, hielt er mich am Arm fest und zog mich zu sich runter.

„Das gibt heute drei Extrarunden, Dickerchen."

Es war die Angewohnheit von Frau Müller, allen Kindern noch eine gute Nacht zu wünschen, bevor das Licht in den Zimmern ausgeknipst wurde. An einem Abend, es muss zur Halbzeit unseres Aufenthalts auf der Nordseeinsel gewesen sein, entließ nicht sie uns in den Schlaf, sondern ihr Mann. Und der nahm sich für mein Zimmer, das ich mir natürlich mit Daniel, Matthias und Darius teilte, besonders viel Zeit.

Als ich schon im Bett lag, die Decke bis unter mein Kinn gezogen, beugte er sich über mich. Ich sehe sein Gesicht nicht vor mir. Es ist unsichtbar. Bis heute. Aber ich kann noch immer seinen Atem riechen, wenn ich mich auf ihn konzentriere. Der stank widerlich muffig und säuerlich.

„Verrätst du mir ein Geheimnis, Dennis? Warum mag meine Frau dich eigentlich so? Du bist ein fetter, hässlicher Nichtsnutz. Du kannst nichts. Nicht mal Fußballspielen. Außer Fressen, das kannst du ja allem Anschein nach besonders gut. Gibt's bei euch daheim eigentlich nur Pommes mit Mayo, dass du so dick bist? Schlaf gut."

Dann drückte er mir einen Kuss auf die Wange und streichelte über meinen Kopf.

Die restlichen Tage unserer „Abschlussfahrt" der Grundschule verbrachte ich damit, in mich zusammengesunken den Tag zu verträumen und, wenn keiner hinsah, bitterlich zu weinen. Ab jener Nacht wollte ich nur nach Hause. Lieber würde ich meine Ma in Tränen zerflossen sehen und ihre leeren Selbstmorddrohungen ertragen. Ja, sogar lieber würde ich mir das Gezeter meiner Eltern anhören und mich anschließend in meinem Kinderzimmer einschließen, als nur eine weitere Sekunde an diesem gottlosen Ort mit diesem Teufel zu bleiben.

Irgendwie verstrichen die restlichen Tage. Ich weiß nichts mehr über sie. Auch nicht, wie wir nach Hause gelangten. Klar, mit dem Reisebus, aber ob die Stimmung darin gut war, ob viel gelacht wurde und ob wir Kinder die aufregenden Tage auf Norderney bei Fruchtgummi, Limo und Schokolade rekapitulierten, weiß ich nicht.

Wieder in diesem großen, unheilvollen Haus angekommen fiel allen auf, dass ich mich introvertiert verhielt. Es waren Ferien und Sommer, eigentlich sollte ich mich freuen und mit meinen vier besten Freunden BMX fahren oder auf dem Bolzplatz kicken. Selbst die von mir so geliebten Mittagessen verbrachte ich fast ausnahmslos schweigend, sodass sogar mein Opa fragte, was denn mit mir los sei.

„Nichts, alles gut."

Ich denke, trotz aller eigenen Probleme (und mochten sie noch so groß sein), merkte Ma mir an, wenn etwas nicht stimmte. Wann immer sie oder Oma fragten, blockte ich ab. Ich wollte nicht darüber reden. Ich *konnte* nicht darüber reden. Die Scham über das, was Müller mir angetan hatte, und die quälende Frage nach dem Warum machten es mir unmöglich, mich ihr mitzuteilen. Ich verstand es nicht.

„Warum mag meine Frau dich eigentlich so?"

Frau Müller mochte mich bis zum Schulwechsel und vermutlich von Klasse 1 an. Sie freute sich, wenn ich in Rechnen eine Arbeit mit „gut" zurückbekam, weil sie wusste, dass Rechnen meine Achillesferse war. Ihre Deutschstunden und Diktate waren angenehm, und ich hatte sie ebenfalls ins Herz geschlossen. Vor dem Norderneyausflug sah es ganz danach aus, als sollte ich die Grundschulzeit in guter Erinnerung behalten.

Frau Müllers Empfehlung an meine Eltern war, mich auf die Realschule zu schicken. „Sehen sie, der Junge ist exzellent in Deutsch und Sachkunde. Er hat eine gute Auffassungsgabe, aber seine Rechenleistungen machen mir schon etwas Sorgen. In dieser Hinsicht könnte er auf dem Gymnasium schnell überfordert sein. Die Realschule hingegen ist ein guter Mittelweg und bietet nach Klasse 10 noch alle Optionen an, das Abitur an einer gymnasialen Oberstufe zu machen."

Mit der Anmeldung für die Sekundarstufe I im Gepäck schickten mich meine Eltern dann auf Klassenfahrt und in den Norden. Auf diese gottverdammte Insel, mit diesem gottverdammten Lehreringatten.

Nachdem ich wiederholt die Spieletreffen mit meinen besten Freunden abgesagt hatte und mich die ersten drei Wochen der Sommerferien praktisch ununterbrochen in meinem Zimmer vergrub und dort weinte, platzte ein Knoten. Ich vertraute mich meiner Mutter an.

Es folgten Telefonate mit Frau Müller und Besuche in der Astrid-Lindgren-Grundschule. Niemand konnte sich erklären, warum dieser Mann, der doch nur seiner Aufsichtspflicht nachkommen sollte, derartige Züge offenbarte. Für mich, der ohnehin diese Schule nicht mehr besuchen würde, spielten die Versuche der Aufklärung keine Rolle. Eine Entschuldigung, die nie erfolgte, hätte an den zutiefst aufwühlenden Tagen auf Norderney nichts geändert. Manche Menschen sollten keine Kinder hüten, nicht als Väter, nicht als Lehrer, nicht als verbitterte Ehemänner warmherziger Lehrerinnen, die nie über das eigene kinderlose Unglück hinweggekommen sind.

Lange vor dem finalen Ausflug ans Meer wurde klar, dass sich die schulischen Wege des „Klubs der Verlierer“ nach den Sommerferien trennen würden. Daniel, Martin und Matthias sollten auf die Gesamtschule, die es 1993 gerade ein paar Jahre in Kamp-Lintfort gab und deren Ruf nicht der beste war. Meine Eltern entschieden sich gegen sie, nachdem sie einem der jährlichen Tage der Offenen Tür beiwohnten, um sich von der Bildungseinrichtung, dem Lehrpersonal und vor allem den Schülern ein Bild zu machen. Das, was sie dort schon während der kurzen Stippvisite sahen, schreckte Iris und Harald offenbar so ab, dass beide am selben Tag eine Entscheidung trafen.

„Hör zu, Dennis. Wir haben uns das dort angesehen und sind der Meinung, dass die Gesamtschule nicht der richtige Ort für dich ist.“

Mich traf der Entschluss, nicht mit Daniel, Martin und Matthias zusammen sein zu können, war aber froh darüber, dass sich Darius’ Mutter ebenfalls für die Realschule als neue Lehranstalt ihres Sohnes entschied.

Bei Darius’ Familie hing ebenfalls seit geraumer Zeit der Haussegen schief. Der Vater war nur zum Schlafen zu Hause und interessierte sich, mit Ausnahme der neuesten BMW-Modelle, für nicht sonderlich viel. Schon gleich gar nicht für seine beiden Söhne, die bereits schulpflichtig waren, als die Familie aus Kattowitz nach Kamp-Lintfort zog.

Die Erziehung der Jungs blieb ganztägig und an allen Tagen an der Mutter hängen. Die Ehe war im Eimer. Geredet wurde nur das Nötigste. Das Elternhaus war katholisch geprägt, und der sonntägliche Kirchgang gehörte genauso zum Aufwachsen der Söhne wie das Verbot von Flüchen am Mittagstisch, Ablehnung von Abtreibung und Scheidung sowie die Scheu vor sexueller Emanzipation.

Diese Bigotterie und die Machtkämpfe zweier Erwachsener, die dort exemplarisch vor den Augen der Kinder ausgelebt wurden, sollten später und in Erwachsenenjahren dazu führen, dass sich Darius nicht mehr an die Dogmen und patriarchischen Regeln des Hauses halten würde. Dass er all dem entfliehen und sich und seinen Gedanken keine Grenzen setzen sollte. Eines Tages würde er selbst Vater sein, und dann ein anderer als seiner, der doch nicht mehr als ein Fremder im eigenen Haus war. Als Kind und Jugendlicher setzte ihm die Situation zu. Schon in jungen Jahren war er lieber überall anders, am liebsten bei mir, aber nie gerne daheim. Dort war die meiste Zeit die Luft zum Schneiden dick und wurde nur dann besser, wenn der Alte kurzfristig das Haus verließ, sich auf sein Fahrrad schwang und wegradelte.

Bei Daniel und Martin war es nicht anders.

Daniel, der 1981 zwei Jahre vor Martin zur Welt kam, war das, was man ein Papakind nannte, Martin hingegen eher mutterbezogen. Der Vater Detlef fuhr für die Spedition *KARL* Schwertransporte von A nach B. Und B lag meistens ganz weit weg, was dazu führte, dass Ulrike unter der Woche mit ihren Söhnen allein war. Die Familie bewohnte eine geräumige Wohnung in einem großen, hässlichen Klotz mitten im Gestfeld. Ein Plattenbau, umgeben von grünen Wiesen, einem Spielplatz, Seniorenwohnungen und neuen Eigenheimen. Alt neben jung, arm neben reich und hier und da der sich langsam abschaffende Mittelstand, dem auch Ulrike und Detlef angehörten.

Detlef verdiente gutes Geld, wenngleich mit fast schon übermenschlicher Kraftanstrengung. Viele Kilometer pro Tag, ein immer wieder aufzehrender Kampf gegen Müdigkeit, Verkehrsbehinderungen und zornige Spediteure, denen es scheißegal war, wie es ihre Fahrer schafften, rechtzeitig abzuladen. Wichtig war nur, dass sie es taten.

Die Rundstraße, in der die Familien samt Söhnen wohnten, war unweit von mir und meinem Elternhaus entfernt. Zu Fuß benötigte man zehn Minuten bis zur Trinkhalle, die unser Treffpunkt wurde. Das Büdchen, das nur eines von vielen war, die in den Jahren zuvor wie Pilze aus dem Boden schossen, wurde seinerzeit von einer lieben alten Frau geführt. Eine, die mich, wenn ich jetzt an sie denke, an Frau Müller erinnert. Eine ähnlich warmherzige Ausstrahlung, kinderlieb und fröhlich. Hoffentlich hatte sie einen besseren Menschen zum Mann als meine Grundschullehrerin.

Dort, an der Trinkhalle, versammelte sich Tag für Tag der „Lintforter Hochadel", wie die Penner von Ulrike abfällig genannt wurden. Meistens wurde hier, bevor die *Gestfeld Schänke* ihre Pforten öffnete, schon auf nüchternen Magen frühmorgens um acht dermaßen abgepumpt, dass hin und wieder die zwei stählernen Mülleimer ringsherum das Erbrochene der Männer auffangen mussten. Zwei, drei Flaschen Alt, ein bis vier kleine Jägermeister. Falls danach gar nichts mehr half und die gewünschte Betäubung nicht so recht einsetzen wollte, gab es achtzigprozentigen Stroh Rum obendrauf. Zwischen Leber und Milz passte rein gar nichts mehr. Kaputte Seelen, die sich dort versammelten und die – außer ihrer Gesundheit und ihrem Verstand – nichts mehr zu verlieren hatten.

In den ausgehenden Grundschuljahren, vor fast jedem neuen Realschultag und an unendlich vielen Nachmittagen wurde dieser Kiosk unsere Zuflucht. Dort kaufte ich als kleiner Junge die ersten *Gespenster Geschichten*, die dann, sobald ich lesen konnte, in die etwas drastischeren *Horror*-Comics übergingen, genauso wie *Panini*-Bilder. Bei der herzlichen Frau kaufte ich die *Bravo*, die *Pop Rocky* und die *Popcorn*, Jugendzeitschriften, die uns mehr über Sexualität erklärten als es jeder Sexualkundeunterricht jemals konnte. Bis wir unseren ersten Porno sahen und plötzlich das Gefühl hatten, in die ultimativ „sexte Dimension" eingedrungen zu sein.

In jenen Sommermonaten, kurz vor der Realschule, die mir in der Erinnerung heute unendlich lang und warm vorkommen, kühlten uns Unmengen großes Wassereis von *Bussy* von innen. Zitrone, Cola, Kirsche, Waldmeister. Die pure Chemie, die uns Kindern an den Lippen hing, und sie schmeckte fantastisch. Eine gemischte Tüte Süßigkeiten kostete fünfzig Pfennig und reichte einen Nachmittag lang.

Vom Büdchen aus lief ich zu meinen Urgroßeltern, sobald meine Eltern nach dem kleinen Harald-Erschießungs-Zwischenfall wieder den Kontakt zwischen uns erlaubten, und aß bei ihnen so manches Mal zu Mittag.

Die Bude wurde aber auch unser sicherer Hafen, wann immer wir mit Beginn der Pubertät (und Daniel pubertierte schon mit 12 heftig) von Migrantenkids durch das Gestfeld gejagt wurden. Und die Jagdzeit wurde allzu oft ausgerufen, während derer man uns zum Freiwild erklärte.

Zu Beginn, als die Brüder Daniel und Martin in Westdeutschland ankamen, waren es zwei Skinheads, deutlich älter und offensichtlich ohne jeglichen moralischen Kompass, die den beiden Leipzigern das Leben schwer machten. Jetzt waren es türkisch-, deutsch- und russischstämmige Jugendliche, die uns allen zeigten, wo der Gang-Hammer hing und wessen Viertel das war, in dem wir uns hier bewegten. Unzählige Erlebnisse, die nicht selten erst von kindlicher, dann jugendlicher und später erwachsener Gewalt geschwängert waren, begleiteten uns ab jenen Tagen. Drohgebärden, Tritte gegen den Kopf, Faustschläge auf die Nase. Hetzjagden von einem gefährlichen Dutzend, das uns einmal quer durch das Gestfeld trieb. Fünfzehn gegen drei, und da waren wir keine vierzehn Jahre alt. Die anderen vermutlich sechzehn oder siebzehn.

Daniel, der auch in der Pubertät immer ein bisschen länger als andere war, bekam oft die heftigsten Wutausbrüche ab. Mal zog er sich vor dem Eingang unseres Freibads einen Kickboxtritt in bester

Chuck-Norris-Manier zu, der ihn direkt zu Boden fallen ließ, und mal drückte man den Stummel einer brennenden Kippe in seinem Eis aus. Es vergingen ein paar Jahre, bis wir uns wehrten.

Ein Bully-Duo machte sich ab Sommer 1993 in unserer Gegend breit. Die zwei Typen, nur unbedeutend älter als wir, waren oft dort, wo ich mich aufhielt, und ich hatte große Angst vor beiden. Gustav und Jamil irgendwer. Ab dem Tag, an dem ich auf deren Prügel-Radar auftauchte, glich der Weg vom Schulgelände nach Hause einem Spießrutenlauf, und das gemütliche Laufen war passé. Ich erinnere zwei Momente, die prägend waren, auch für mein späteres, eher gewaltbereites Auftreten, doch 1993 war noch nicht 1998, und mit zehn oder elf ist das eigene Stärkeempfinden deutlich rudimentärer als mit sechzehn.

In jenem Sommer fingen mich Gustav und Jamil ab. Vielleicht ging ich von der Schule los, vielleicht von Daniel, Matthias oder Darius. Es gab eine Route, die wir gerne nahmen, die für Fußgänger oder Radfahrer leider nicht besonders gut einzusehen war. Abseits der normalen Hauptstraße, die schnurstracks die Lessingstraße mit meiner Grund- und Realschule verband, konnte man sich prima durch die hinteren Grundstücke einiger anliegender Mehrfamilienhäuser bewegen und dabei heimlich rauchen oder kiffen, vorbei an Wäscheleinen und großen Rasenflächen und an Balkonen, auf denen niemals Bewohner saßen, außer es wurde richtig heiß. Die Leute, die in diesen Wohnungen wohnten, lebten zwar noch, waren aber selten jünger als fünfundsiebzig. Und wenn ich den Weg hinter mich gebracht hatte, konnte ich schon fast auf unseren Rasen spucken.

Es geschah beide Male kurz vor Erreichen der Lessingstraße 2d, dem zweiten rettenden Ufer neben dem Kiosk im Gestfeld. Gustav und Jamil standen vor mir, ich war allein. Bei der ersten Begegnung verlangte man Wegegeld.

„Ab jetzt jeden Tag fünf Mark, sonst frisst du das hier, verstanden, Fettarsch?"

Das „das hier“ war ein schönes schwarzes Butterfly-Messer, das Jamil mit großem Talent aufklappte, damit herumfuchtelte, und dessen Klinge er mir unter mein Kinn hielt. Dann schubsten sie mich. Ich fiel auf die Wiese, Gustav spuckte mir ins Gesicht. Einen „Gilli“ bekommen, so nannten das die Asi-Kinder. Die Rotze, die man einem anderen entgegenschleuderte, durfte nicht weiß und dünnfädig, sondern musste grünlich und dickflüssig sein. So, dass derjenige, der die Spucke abbekam, in jedem Fall wusste, dass er sich mit dem Falschen angelegt hatte.

Ich stand auf, meine Jacke hatte grüne Flecken, genauso meine Hose. Den an meiner Backe klebenden Speichel wischte ich mit dem Ärmel ab. Dann lief ich mit gesenkten Schultern und wie ein geprügelter Hund nach Hause, beantwortete die Frage von Mutter, wie die Schule war, mit dem alltäglichen „wie immer“, aß bei Oma und Opa zu Mittag, schlurfte nach oben in unsere Wohnung und dort in mein Zimmer. Ich weinte den halben Nachmittag lang.

Das zweite Aufeinandertreffen war ein paar Tage später. Natürlich änderte ich meinen Nachhauseweg nach dieser ersten Konfrontation zitternd vor Angst, dass die beiden Scheißblagen mich woanders abpassen würden. Fünf Mark hatte ich ohnehin nicht immer einstecken, sodass der von mir geforderte Straßenzoll sowieso nicht abgegeben werden konnte, was meine Ausgangslage selbstredend nur verschlimmerte.

Es ging so lange gut, bis ich mich in Begleitung eines Schulfreundes wieder durch die abgelegene grüne Grundstückspassage traute. Am anderen Ende des Ganges warteten Gustav und Jamil auf mich. Mein „Freund“ nahm Reißaus, und wieder war ich ihnen allein ausgeliefert.

„Wo ist die Kohle?“, wollte Gustav wissen, der 1993 dreizehn war.

Ich durchwühlte meine Hosentaschen und gab ihnen zehn Mark, die ich dabeihatte, weil ich mir anschließend in der Stadt die neue CD von *Pur* kaufen wollte, auf deren Musik ich zu jener Zeit total abfuhr.

„Das reicht nicht“, sagte er. „Jeden Tag fünf Mark und wir haben dich jetzt schon ein paar Tage nicht gesehen.“

„Ich hab aber nicht mehr dabei.“

Ich konnte aussprechen und sah noch, wie sich Jamil den Zehner in die Jackentasche steckte, als mich der Faustschlag auf die Nase traf. Jedem Kind, und sei es noch so tough, trieb ein Treffer auf das Nasenbein unweigerlich die Tränen in die Augen. Mit einiger Verwunderung, für die mir keine Zeit blieb, stellte ich fest, dass ich trotz des Schlages nicht zu Boden gegangen war. Blutend, weinend, schwer geängstigt, aber standhaft. Augenscheinlich hatte mein Gewicht etwas Gutes.

„Was los, Fettarsch? Tust du heulen, Hurensohn?“

Gustavs feinstes Vulgarismen-Vokabular klang nur wie fernes Meeresrauschen in meinen Ohren, die klingelten und schmerzten. Für eine Antwort reichte es nicht.

Der Tritt traf den Kopf und mein Gesicht den Boden.

Für einen Moment wurde die Welt um mich herum schwarz. Als ich wieder zu Sinnen kam, roch ich die nasse Wiese unter mir. Jemand drehte meinen Körper, zog mich an sich und schlug erneut zu. Und wieder.

Drei, vier Fausthiebe trafen meine Nase, den Kopf, die Ohren. Neben mir verbreitete etwas anderes als der frischgemähte Rasen einen Geruch. Etwas Braunes, das stank. Hundescheiße.

Gustav zog mich an den Haaren hinauf. Ich konnte mich nicht wehren. Meine einzigen Gedanken galten meinem Kumpel, der mich im Stich gelassen hatte, und ich verwünschte ihn, noch während ich verdroschen wurde. Daniel, Darius, Matthias oder Martin wären nicht geflüchtet. Wir hätten uns gestellt und die Tracht Prügel unter uns fünfen aufgeteilt. Wie Brüder eben. Aus irgendeinem Grund schoss mir das Gebet durch den Kopf, das ich abends noch immer aufsagte, bevor ich versuchte, einzuschlafen.

Lieber Gott, mach mich fromm,
dass ich in den Himmel komm.
Beschütze alle, die ich liebe, aber ...

„Fängst du jetzt an zu beten, du Hurensohn“, schrie Gustav.

Jamil redete nicht, er sah aber nicht nur teilnahmslos zu, sondern ließ stattdessen lieber die Fäuste für sich sprechen. Seine taten besonders weh, das weiß ich noch. Er musste Übung im Fressepolieren haben.

„Das wird dir auch nicht mehr weiterhelfen. Los, runter, du Hundesohn!“

Und dann drückten mich diese zwei Typen mit ihrem ganzen Gewicht nach unten und mit meinem Gesicht in den stinkenden Haufen Kacke, deren Geschmack mir manchmal in den Sinn kommt.

Solange, bis mir speiübel wird.

„Ich hab die Schule mit jeder Faser gehasst“

(*Broilers*: „Die Beste aller Zeiten“)

Wie sich im Nachhinein herausstellte, wurde ich das zweite Mal von den beiden Jungs abgefangen, weil meine Mutter die Ma von Gustav nach dem Messer-an-die-Kehle-Halten zur Rede stellte. Die Standpauke, die es danach für die Brut gab, war offenkundig nicht für das gemeinsame Rauchen einer Friedenspfeife förderlich. Petzen kam nicht gut an, das gab meistens eine Extraportion Senge.

Tatsächlich weiß ich nicht mehr, ob es mit denen danach noch Stress gab. Ich konnte mir gut vorstellen, dass Gustav und Jamil mir noch öfter das Leben schwer machten, aber nur diese beiden Begegnungen sind mir in Erinnerung geblieben. Der Rest – sollte es einen geben – liegt verschwommen und tief in den Gräben meines Unterbewusstseins vergraben.

Möge er dort verfaulen.

Zu jener Zeit, kurz vor und nach meiner Einschulung an der städtischen Realschule Kamp-Lintfort, versanken Martin und ich fast täglich in Videospielen. Wäre es mir nur damals vergönnt gewesen, so gut kämpfen zu können wie Lui Kang oder Johnny Cage in *Mortal Kombat* ... So mancher Ärger wäre uns (und speziell mir) nicht nur erspart geblieben, ich hätte allen Gustavs und jedem Jamil „from the block“ sogar zu gerne mittels Uppercut die Köpfe vom Körper abgetrennt oder sie per Van-Damme-Gedächtniskick ins Koma befördert.

Fast jeden Nachmittag trafen wir uns, Martin und ich, seitdem wir diese Prügelreihe auf dem *Super Nintendo Entertainment System* für uns entdeckten, um Teil zwei oder drei dieses berüchtigten Franchises zu zocken.

Natürlich war das ein Affront gegen das biedere deutsche Jugendschutzgesetz, das es Jugendlichen (oder Kindern wie uns) verbat, jenes „beat ’em up“ überhaupt nur erwerben zu dürfen, aber wir hatten ja unsere Mütter, die es seit jeher nicht ganz so genau mit Altersfreigaben nahmen. Bekanntlich auch nicht damit, ob zu später Stunde Filme liefen, die für Sechsjährige nur bedingt geeignet waren, was aber egal war, schließlich schliefen die Eltern bereits.

Darius' Mutter sah das anders und er durfte zu Hause nicht dasselbe spielen wie wir. Überhaupt war dort alles strenger reglementiert, oder sagen wir, *überhaupt* reglementiert. Die Jungs hatten zwar Konsolen, aber nicht jeder eine eigene und schon gar keine modernen. Das Geld war knapp, und Andreas gab seines gerne für Dinge aus, die *ihm* Spaß machten. Als ich mit dem *SNES* spielte, flimmerten bei Darius uralte 16-Farben-Games aus der *C64*-Zeit oder 6-Bit-Spiele aus der vergangenen *AMIGA-500*-Ära über die Mattscheibe.

Nicht dass die schlecht waren, im Gegenteil, *Giana Sisters* liebte ich vom ersten Moment, in dem ich es sah. Matthias spielte es am *AMIGA* seines Bruders, an den er uns zwei hin und wieder, wenn er mal gute Laune hatte, gemeinsam ranließ. Und spätestens da, als ich selbst Hand an den Joystick legen durfte, musste ich ebenfalls so ein Teil haben. Bei Darius gab es feste Zeiten, zu denen gespielt werden durfte. Nicht länger als eine Stunde pro Tag und erst dann, „wenn deine Hausaufgaben fertig sind, Darius!"

Bei uns juckte das niemanden, dennoch war mein Vater nicht begeistert. Virtuelle Gewalt widert ihn an, bis heute. Er versteht nicht, was diese Pixelblutbäder sollen, und vertritt die Meinung, dass aus Menschen, die derlei Games gerne spielen, Meuchelmörder werden. „Findest du den Scheiß etwa gut, Dennis?", war eine seiner häufigsten Fragen, wann immer ich in *Mortal Kombat*, *Doom*, *Hexen*, *Wolfenstein* oder anderen Videospielen versank und einen Haufen grobpixelige Monster und menschliche Gegner in Scheiben trat, schnitt oder schoss. Allein die Muße fehlte ihm, sich der Diskussion, warum ich diesen Schund spielen wollte, zu stellen.

Es war die Zeit, in der die Spielekonsolen die Actionfiguren aus unseren Kinderzimmern vertrieben. *Mattel*s *He-Man* war nicht mehr angesagt. Genauso wenig dessen Schergen und Feinde wie *Skelletor*. Auf dem jährlichen Stadtfest in Kamp-Lintfort, das schon damals zu einer Hälfte aus Trödel und zur anderen Hälfte aus Fressbuden und billigstem Neuwarenplunder bestand, verkauften meine Eltern und ich meine ganze Actionfiguren-Sammlung, inklusive des vermutlich sündhaft teuren Kinderzimmernachbaus von *Castle Greyskull*, für lachhaft wenig Kohle. Eine von mehreren falschen Entscheidungen, die meine Sammlung diverser Spielzeuge und deren Veräußerung betrafen.

Fußball-Clubs waren natürlich auch bei uns angesagt. Mein Herz schlug in Kindertagen für den MSV Duisburg und ab Teenageralter für den BVB. Daniel liebte, warum auch immer, den 1. FC Köln, Darius den VFL Bochum, Matthias zuerst Werder Bremen, danach so wie ich die Dortmunder Borussia, und Martin gab einen Scheiß auf Fußball. Der Sport war ihm zu langweilig, zu kleinteilig. Und, so glaube ich, zu wenig brutal.

Der Anfang der Neunziger markierte dann auch den Beginn einer anderen sportlichen Leidenschaft, die wir alle fünf teilten, und die Martin ganz besonders mochte: Wrestling. Die große Wiese, die ich dank Gustav und Jamil zweimal mit der Nase zuerst begrüßte, wurde ganz oft zu unserem Ring. Dort ahmten wir unsere großen *WWF*-Helden nach, die uns mit allem, was Wrestling auszeichnete, verzauberten.

Daniel war ein großer Fan von Bret „The Hitman" Hart. Braungebrannte Haut, die sich über die halbwegs ausdefinierten Muskeln spannte. Schwarze strähnige Haare, die ihm wie Spaghetti ins Gesicht hingen. Ein pinkfarbenes Oberteil, das – von der Farbe, die bestens zum Showgeschäft passte, mal abgesehen – klassischer Ringernatur war und eine – damals betont lässige, heute betont peinliche – verspiegelte Sonnenbrille.

Ich liebte The Undertaker. Ein Riese. Weiße Haut, fast bleich. Ein schwarzer Hut, unter dem lange schwarze Haare ihren Weg über extrem breite Schultern fanden. Ein schwarzes Hemd, eine schwarze Krawatte, eine schwarze Hose und schwarze Schuhe. Das

Gesicht und der Körper eines olympischen Gottes. Sein Manager trug eine Urne in den Ring, und der Finishing-Move des Undertaker war der sogenannte Tombstone, der Grabstein.

Ich weiß nicht mehr genau, auf welche Wrestler Martin, Darius und Matthias standen, wohl aber, dass eben jene Wiese Schauplatz diverser Spaßkämpfe wurde. Und dass Martin, ab einem gewissen Punkt und einmal in Laune, nicht mehr zwischen Freund und Feind zu unterscheiden vermochte. Besonders Daniel tat sich als exzellenter Provokateur hervor, der es genoss, seinem jüngeren Bruder statt angedeuteter Schläge (wie wir es vereinbart hatten) ein paar deftige Treffer auf die Beine oder die Arme zu verpassen. Wissend, dass er damit den Hulk weckte. War es so weit gekommen und Martin durch einen schmerzhaften Treffer in Rage und in den Berserkermodus geraten, schrie er wie von Sinnen drauflos. Sein Gesicht lief hochrot an, am Hals trat die Schlagader hervor und dann trat und schlug der Junge auf seinen Bruder ein, als gäbe es kein Morgen. Je länger und intensiver, desto größer wurde auch Daniels Wut. Irgendwann, so war es immer, musste ich dazwischengehen und mein ganzes Gewicht einsetzen, um die zwei voneinander zu trennen. Darius und Matthias sondierten die Lage, die oft ein bisschen den Eindruck eines Hunde- oder Hahnenkampfes machte und nichts mehr mit Wrestling zu tun hatte.

Manchmal hatten wir Zuschauer. Ich erwähnte, dass die Wohnungen dort, zu denen die große Rasenfläche gehörte, zumeist von sehr alten Menschen bewohnt waren. Und im Frühling und Sommer saßen dann einige von ihnen, meistens die Frauen, auf den Balkonen, rauchten, tranken Kaffee, aßen Kuchen, schauten hin und wieder der Wäsche auf den Leinen beim Trocknen und uns beim Kämpfen zu.

„Hört damit auf, das ist ja furchtbar!“ – „Wir haben Mittagszeit, verdorrichtnocheins, und wenn hier nicht sofort Ruhe ist, setzt's was mit dem Kochlöffel!“ – oder: „Gleich ruf ich die Polizei, wenn nicht bei drei mit dem Lärm Schluss ist, verfluchte Scheißblagen“, hörte man dann und wann von oben herunterschallen.

Natürlich hatten unsere anfänglichen Versuche, den alten Drachen zu erklären, dass wir nur Spaß machten und unseren großen *WWF*-Idolen nacheiferten, nichts an deren Missmut geändert. Die wollten Feuer speien und Kinder hassen, weil ihre Männer nichts mehr zustande brachten. Der Gedanke, wie diese launischen Weiber ihren älteren, vermutlich schon am Gehstock laufenden Männern die Hölle heiß machten, erfüllte uns mit noch mehr Lust, sie zur Weißglut zu bringen. Als immer offenkundiger wurde, wie sehr sich die Frauen dort durch unsere Anwesenheit gestört fühlten, schrien, tobten und kämpften Martin, Daniel, Darius, Matthias und ich umso lauter.

In diesen Momenten, wenn das Adrenalin trotz der Gefahrlosigkeit – wir waren ja Freunde – durch meine Adern schoss, wünschte ich mir manchmal, dass Gustav und sein asozialer Kumpel Jamil noch mal aufkreuzen würden. Mit elf, zwölf und dreizehn fühlte ich mich zwar schwach und wenig schlagkräftig, aber sobald wir fünf zusammen waren, und speziell dort, beim Wrestling auf jener Wiese, wähnte ich mich bärenstark.

Natürlich war ich das nicht, und es dauerte ab jenen Tagen noch lange, bis ich mich wehrte, bis ich meine Kraft einsetzte und zurückschlug.

Viel zu lange.

In meinem Gehirn laufen ab 1993 zwei Handlungsfäden zusammen, die davor getrennt ihr Dasein fristeten. Der Bereich in der Schule und der daheim. Meine Erinnerungen lassen sich ab jenem Sommer zu einem großen Ganzen ergänzen, und ich wünschte, ich könnte sie komplett vergessen, denn ab der Sekundarstufe I wurde alles nur noch schlimmer. Und trister. Und trostloser.

Meine neue Klassenlehrerin Frau Fries war aus Kinderaugen betrachtet schon zu Beginn der Neunziger steinalt. Vermutlich wird sie damals fünfzig Jahre auf dem Buckel gehabt haben, und sie unterrichtete mich und vierundzwanzig andere Schüler in Mathematik und Physik.

Nach wenigen Wochen wurde klar, dass sie ihre Lieblinge hatte (besonders jene, die blitzgescheit und hungrig nach Naturwissenschaften waren) und solche Schüler, die sie wiederum überhaupt nicht mochte. Ich gehörte zur letzten Kategorie. Vielleicht, weil sie den Eindruck bekam, dass ich schon in Klasse 5 nicht fleißig war (warum sie damit falschlag, will ich an anderer Stelle ausführen), vielleicht auch, weil ich Mathe hasste. Frau Fries passte selbst kaum in ihre Hosen und war übergewichtig, was sie aber nicht davon abhielt, mich hin und wieder mit „Dickerchen" anzusprechen, wenn ich wieder mal nicht aufpasste oder etwas nicht verstand.

Schon im zweiten Halbjahr schrieb ich mein erstes „mangelhaft" in einer Mathearbeit. Damals waren vier Klassenarbeiten pro Halbjahr üblich, und die allerwenigsten davon fielen bei mir besser als ausreichend aus. Meine Versetzungen waren ab sofort gefährdet, und mit meiner ersten Fünf in diesem Fach, das mir wie kein anderes jeglichen Spaß am Unterricht verhagelte, begann mein Kampf gegen das Sitzenbleiben. Eine Schlacht, die ich in Klasse 9 mit Pauken und Trompeten verlieren sollte. Ab da wurde es besser. Die 9d war weit weniger schlimm als die Klassen 5 bis 9a. Und 1997, mit fünfzehn, wusste ich meine Fäuste einzusetzen. Doch der Weg dorthin war lang und beschwerlich.

Ich schrieb, dass Darius mich in die Realschule begleitete. Unsere Klasse war bunt gemischt, und dennoch fanden sich keine anderen Außenseiter, die so waren wie wir, was dazu führte, dass wir keine neuen Bande knüpfen konnten und uns nicht mit Jungs anfreundeten, die unseren „Klub der Verlierer" vergrößerten.

Daniel, Matthias und Martin erging es im Stadtzentrum, ein paar Kilometer weiter, ähnlich. Die Gesamtschulklassen waren größer, bunter und deutlich heterogener, was die mitgebrachten Fähigkeiten der Schüler anbelangte. Das Konzept, dass man dort zunächst drei Klassen lang nicht sitzenbleiben konnte, sondern immer weiter nach oben versetzt wurde, neidete ich meinen Freunden praktisch mit der ersten Stunde in Mathematik.

Es gab schon ab Klasse 5 die coolen Jungs, die braven, die, mit denen niemand sprechen wollte, die aber in Ruhe gelassen wurden – und mich. Darius gehörte mit Fortschreiten des Schuljahres in die zweite und dritte Reihe. Für dicke Außenseiter, die in jeder Sportart kläglich versagten, musste die passende Kategorie hingegen erst erfunden werden.

Überhaupt, Sport. Himmel, ich hasste ihn.

Und dazu Sportlehrer, die auf der Realschule alles Männer fortgeschrittenen Alters waren. Vorbei waren die Zeiten, in denen die gutmütige Frau Müller uns ein bisschen über tiefe Holzbänke springen ließ. Die uns nur einen Kusselkopf abverlangte. Ab jetzt wurde richtig trainiert! Lehrer, die ansonsten kaum Fächer unterrichteten, waren nunmehr unsere Einheizer. Kerle mit Bürstenhaarschnitten, die so aussahen und wirkten, als hätten sie schon immer gerne bei der Bundeswehr ausbilden wollen; doch da das nicht klappte, drillten sie jetzt halt kleine Mädchen und Jungs in engen Leibchen. Sie vergaben Noten für das korrekte Ausführen der Rolle vorwärts und Rolle rückwärts (Vorhölle) sowie für die Kombination aus Rolle vor- und rückwärts, Handstand und Drehung (Hölle). Bodenturnen oder, wie ich es nenne, pädagogisch fragwürdige, aber vom Staat legitimierte Kindesfolter, war meine Nemesis.

Und mit dem Anstieg der Schwierigkeit verlor ich jedweden Mut, die Übungen zu turnen. Ein dicker Junge, mit großem Abstand der moppeligste in der ganzen Klasse, lief zur feinen Vorwärtsrolle an, drei Schritte auf die blaue Matte, Kopf und Rumpf herunter, und fiel kolossal auf die Fresse.

Die Klasse lachte, nur Darius nicht.

Schlimmer wurde es mit jeder neuen Herausforderung, die der Winterturnlehrplan für uns vorsah. Als mir klar wurde, dass ich in diesem Leben keine einzige Rolle und nicht einen Handstand würde turnen können, tat ich zuerst immer so, als wolle ich es wirklich schaffen. Wieder und wieder, ein ums andere Mal nahm ich Anlauf, setzte meine Füße auf die Matte und rollte. Mal zur Seite, mal mit einem fürchterlich lauten Angstfurz, wegen dem ich mich mehr schämte als für jede falsch geturnte Rolle, nach hinten weg – aber nie korrekt vor- oder rückwärts.

Meine Versuche, einen Handstand zu absolvieren, mochten nicht weniger kläglich ausgesehen haben. Zwei, drei Schritte vor, die Arme in einer Schwungbewegung Richtung Turnmatte und dann ein dumpfes Geräusch, als meine Masse mit dem Gesicht zuerst auf dem Kunststoff landete.

Die Klasse lachte, Darius nicht.

Ab Klasse 6 wurden die Folterinstrumente langsam ausgefeilter. Bockspringen (sieben Höllen) wurde der heiße Lötkolben, der tief in meiner Seele herumstocherte.

Wikipedia schreibt dazu: „Bockspringen ist ein weltweit verbreitetes Kinderspiel, das auch als körperliche Übung Eingang in den Sport gefunden hat."

Fußball war ein Spiel. Handball, den ich selbst mit dreizehn recht erfolglos spielte, ebenfalls. Meinetwegen auch Brennball oder, wenn es etwas ohne rundes Leder sein darf, Tischtennis. Bockspringen hingegen hatte so viel mit Spiel und Spaß zu tun wie Playstation spielen mit echtem Sport. Das war nichts anderes als eine nur mittelprächtig herausfordernde Ertüchtigung für fitte, dünne Schüler und ein perfektes Instrumentarium der Zurschaustellung dicker, unbeweglicher Außenseiter.

Ich beneidete jeden Jungen aus der 6a, der es schaffte, mittels Schwung und Sprungbrett über das hölzerne Pferd zu springen. Ich gehörte nicht zu dieser illustren Gruppe Glücklicher. Als Einziger. Bis zum Brett ging alles gut, doch statt das Hindernis zu überspringen, lief ich drumherum.

Die Klasse lachte nicht. Sie johlte. Darius schaute verschämt zur Seite.

Das machte ich jedes Mal so, wenn diese vermaledeite Scheiße auf dem Stundenplan stand. Anlaufnehmen, zwei Schritte aufs Brett und dann eine kleine Rechtskurve und an dem Drecksding vorbei, vor dem ich lange Zeit mindestens so große Angst hatte wie vor der Flachzange Gustav und dessen Schlägerbuddy Jamil.

Ab da hatte die 6a die perfekt auf mich abgestimmte Kategorie: Der Fette, der sich nicht bewegen kann und der als Letzter ins Team gewählt wird.

*„Fühl mich dort fremd,
wo mein Zuhause ist.
Ob's wieder besser
wird, glaub ich nicht“*

(Wincent Weiss, „Frische Luft“)

Daheim lief alles so ab, wie ich es gewohnt war. Kam ich nach Hause, meist gegen kurz nach halb zwei, aß ich bei Oma Ilse und Opa Karl zu Mittag.

„Wie war die Schule?", fragte Großmutter, und ich antwortete meistens mit einem „wie immer", das direkt klarmachen sollte, dass ich auf schulische Themen keine Lust hatte. Zumal ich mich für die Dinge, die in meinem Klassenraum und in der Turnhalle geschahen, oft schmerzlich genierte. Das Essen wurde (neben dem Treffen der Freunde) zum schönsten Teil des Tages, weil Oma eine begnadete Köchin war. Jetzt eben wieder, während ich das hier schreibe, rieche und schmecke ich Ilses Bandnudeln Bolognese, ihre Frikadellen, ihren Gurkensalat (den sie so, wie es sich gehörte, mit viel Sahne anreicherte) oder ihren famosen Kartoffelstampf mit Chinakohl und grober Bratwurst.

Ach, überhaupt diese Frau. Was habe ich sie gerngehabt. Elisabeth wurde in diesen Jahren zur wichtigsten innerfamiliären Person, die ich hatte. Und das, obwohl sie nicht unschuldig an den Dramen war, die sich ereignen sollten. Vielleicht war sie deshalb immer darauf bedacht, mich schützen zu wollen. Wo es doch schon keinen Schutz von und vor meiner eigenen Mutter gab und ich einen Vater hatte, der für so profane Dinge wie dem Schutz des eigenen Kindes und dessen seelisches Wohlergehen überhaupt keine Zeit hatte.

Ilse war stämmig. Nicht mehr so dick wie in den Siebzigern und Achtzigern, aber noch immer ganz schön wuchtig. Schwarze lockige Haare, ein kugelrundes Gesicht und ein Lachen voller Liebe, das, einmal in Gang gesetzt, alles an und in ihr in Wallung brachte. Gütiger Gott, was lachte diese Frau gerne und oft.

Vieles verblasst, wenn Menschen, die man liebte, schon lange fortgegangen sind. Manchmal nur Kleinigkeiten wie die Gangart oder wie sie gesessen und gegessen haben. Die Stimmfarbe oder deren Klang. Details ihrer Gesichter und ob die Haare lang waren und wie sie getragen wurden. Kleidungsstile und Vorlieben geraten hin und wieder ebenfalls in Vergessenheit, je mehr Balsam die Zeit auf die geschundenen Seelen der Verlassenen rieb. Anderes hingegen bleibt für immer im Gedächtnis. Das, was sie an echter Liebe hinterließen, so mächtig und rein, dass es keine Zeit jemals aufzehren und in die ewigen Schluchten des Vergessens werfen kann.

So wie das Lachen dieser Frau.

Heute, wo meine Ma fast so alt ist wie Oma, als sie starb, erinnert sie mich immer öfter an diese gutmütige alte Dame, die tagein, tagaus für mich und Karl kochte. Und das tut weh, weil ich Ilse so schmerzlich vermisse wie kaum einen anderen Menschen auf dem Planeten.

Nach dem Essen lief ich hoch, sagte meiner Mutter hallo, die in jenen Jahren fast pausenlos weinte, und verschwand in meinem Zimmer. Vater eröffnete 1992 sein Büro in der Kamp-Lintforter Innenstadt und die für Iris dort vorgesehenen Aufgaben konnte sie nicht mehr erledigen. Depressionen und Angstzustände ließen einen normalen Alltag zur unüberwindbaren Hürde werden.

Harald klammerte sich im Laufe der Jahre 1993 und 1994 an die falschen Geschäftspartner. Allerlei schlecht aufgesetzte Verträge sorgten dafür, dass der Traum der Selbstständigkeit zu einem Albtraum wurde. Großkonzerne, die er als lukrative Kunden an Land zog, stellten sich als zahlungsunwillige Betrüger heraus. Und mein Vater, dessen Arbeitsethos seit jeher vom unerschütterlichen Glauben an das Gute in seinen Partnern geprägt war, fiel wieder und wieder durch seine eigene Naivität auf die Schnauze.

Ich las irgendwo, dass die Wege zur Autarkie mit der Aufgabe des Anstandes und der Moral gepflastert seien, und es fällt mir schwer, das nicht zu glauben. Harald war nicht abgebrüht. Nicht nur nicht genug, sondern überhaupt nicht. Er verstand nicht, warum man derart dreckige, falsche Spiele mit ihm abzog. Und noch weniger, warum Menschen, die sich in vielen Vorgesprächen als vertrauenswürdige Unternehmer inszenierten, plötzlich und scheinbar aus heiterem Himmel jegliche freundschaftliche Bande über Bord warfen und nur auf den eigenen Vorteil aus waren. Kurzum: Das Unternehmen scheiterte, und die Schulden, die man für dieses Vorhaben auf das eigene Haus aufgenommen hatte, explodierten und vermehrten sich exponentiell.

Ich weiß noch, wie diese Gesamtsituation für extrem schwere Krisen in unseren vier Wänden sorgte. Harald, der nach der Geschäftsaufgabe praktisch noch beim Ausräumen des Büros einen gut bezahlten Job als Softwareentwickler bei der Kassenärztlichen Vereinigung Nordrhein angeboten bekam, ertrank seinen Kummer und sein verletztes Ehrgefühl Abend für Abend in Altbier. Eine Kanne, zwei Kannen. Drei Kannen, vier Kannen und fünf. Und sechs. Und sieben.

Das viele Bier, das ungesunde Essen, der Mangel an Bewegung, eine Schachtel *Marlboro* pro Tag und der permanente Stress zu Hause ließen ihn wie einen Hefeteig auseinandergehen. Zu jener Zeit, so sagten die Leute, hatte er viel Ähnlichkeit mit Jürgen von der Lippe. Sogar so sehr, dass man ihn im Urlaub auf Rügen mehrfach nach einem Autogramm fragte, das er des Spaßes wegen tatsächlich gab und mit Harry Hirsch unterschrieb, was für ein paar Lacher am Strand sorgte.

Ich fand die Gemeinsamkeiten zwischen beiden nicht besonders frappierend, was aber vor allem daran lag, dass Jürgen von der Lippe, zumindest vor der Kamera und für seine Zuschauer, ein lustiger Mensch mit einem fröhlichen, gut gelaunten Gesicht war. Schwer vorstellbar, dass Jürgen irgendjemanden *nicht* leiden und nicht in sein großes Herz schließen konnte. Harald hingegen war zwar manchmal auch lustig und hatte eine herzhafte Lache, die wiederum viel mit den Lachsalven Ernies aus der *Sesamstraße* gemein hatte, aber im Grunde war er ein durch und durch misanthropisch und misogyn denkender Mensch. Schwule waren für ihn „krank", „ekelhaft" und „gehörten an die Wand", Frauen „an den Herd". Und einer seiner Sprüche, die er wiederholte wie eine kaputte Schallplatte, war, was denn das im Fernsehen oder auf der Straße wieder für eine „bekloppte Alte" sei. „Bescheuerte Kuh" mochte er ebenfalls. „Wie die aussieht, wie die redet. Fette Alte, hässliche Alte, dumme Alte.“

Kein Wunder, dass er dann auch meine Mutter so bezeichnete, wenn ihm etwas nicht passte. An dem Idiom „bekloppte Alte“ hatte er einen Narren gefressen. Das nutzte er als den Gemeinheiten-Joker, den er immer zog, wenn es zwischen beiden hoch herging. Oder, was nicht seltener war, wenn er die psychischen Stresszustände Mas mit einem „Ach, du bist doch bescheuert, du dumme Kuh, du bekloppte Alte“ wegwischen wollte.

Von der Lippe erinnerte mich demnach kein Stückchen an Harald. Es sei denn, der komische Onkel aus dem Fernsehen ist in Wirklichkeit ein von Schulden, Feierabendalkoholismus und Apathie gezeichneter Mensch. Abend für Abend und ohne Unterlass trank mein Vater mehr, als ihm gutgetan hätte.

„Na, noch 'ne Kanne?“, fragte meine Mutter dann immer provokant, sobald er sich aus dem Sessel hievte und Richtung Kühlschrank schritt. Obwohl sie wusste, dass ihr offen zur Schau gestellter Ekel keinerlei Wirkung hatte, außer der, dass Harald dann erst recht weiter vom Schlummertrunk der Issumer Brauerei kostete. So viel, bis er nur noch rülpsend und furzend im Sessel saß. Und irgendwann, nachdem die Zeiger ein, vielleicht zwei Uhr nachts anzeigten, schlich er sich ins Ehebett, das schon damals nur noch zum Schlafen benutzt wurde.

Asozial waren mitunter auch seine Handgreiflichkeiten. Schläge, das nahm er von zu Hause als probates Erziehungsmittel mit, waren geeignet, um die Machtposition gegenüber Schwächeren klarzustellen. Ob er sich, wie von ihr behauptet, tatsächlich je an meiner Mutter vergriff, kann ich nicht mit der nötigen Eindeutigkeit beantworten. Ich meine, mich an eine Szene erinnern zu können, die das nahelegt, aber ich könnte auch irren und will ihn nicht fälschlicherweise beschuldigen.

Die Schläge, die ich abbekommen habe, sind mir gut in Erinnerung. Mit der flachen Hand in das Genick. So stark, dass es laut klatschte und wehtat, und so „zart“, dass keine Hämatome oder anderen Verletzungen entstanden.

Bis ich vierzehn war, gab es ihn häufiger, den „Schlag in den Nacken“, vor dem mich Harald dankenswerterweise warnte. „Noch ein Wort, und es setzt was in den Nacken“, sagte er im Vorfeld, und natürlich gab ich schon als junger Teenager Widerworte, und selbstverständlich setzte es darauf tatsächlich was „in den Nacken“.

Nachdem das vierzehnte Lebensjahr begann, hörten die Schläge auf. Aber nicht, weil er einsah, dass er einen nicht wiedergutzumachenden Fehler beging, wann immer ihm die Hand ausrutschte, sondern weil ich ihm riet, es besser sein zu lassen, da es ansonsten passieren konnte, dass ich mal zurückschlug. Und ob er danach in der Lage sei, wiederaufzustehen, wollte ich nicht garantieren.

Ja, es dauerte, bis ich mich wehrte. Auch gegen meinen Dad. Bewegt man sich noch heute hinter meinen Rücken und fuchtelt dort mit der Hand herum, ziehe ich automatisch den Kopf ein. Er war eben *kein* Jürgen von der Lippe und in der Ehe mit ihm gab es nur anfangs Geld und selten Liebe.

Mein Pa sprach ebenfalls nie über seine Gefühle. Das tut er bis heute nicht, mit ein, zwei emotionalen Ausnahmen im höheren Alter. Vielleicht war das einer der Gründe, warum ich ihn seit jeher immer nur beim Vornamen und nie Papa nenne. Kinder mögen keine komplizierten Sachverhalte verstehen, aber sie begreifen intuitiv, dass elterliche Liebe, die sich nicht in Worten und Gesten äußert, verhärtet. Wenngleich ich mir gewünscht hätte, dass er es zeigt, habe ich dennoch gespürt, dass er mich liebt. Besonders dann, wenn wir im Urlaub waren und im *Disneyland* oder *Phantasialand* unbedingt zum vierten Mal am selben Tag das 3D-Kino und die Geisterbahn besuchen mussten ...

2008, kurz vor der Versteigerung meines Elternhauses, die ein viel zu lang andauerndes Drama um ein paar Wände und ein Dach beendete, verstarb unsere Bulldoggendame Gina. Meine Eltern nahmen das Tier, das ursprünglich bei meiner Frau und mir lebte, bei sich auf, nachdem es bei uns große Gefechte mit der zweiten Hündin gab und dringend eine Notlösung gefunden werden musste. Über einen Zeitraum von zwei Jahren wurde Gina zu Haralds, wie er selbst sagt, „bester Freundin". Was hat er dieses Tier geliebt. So sehr, dass es mir ebenfalls das Herz brach, als sie im Februar 2008 das letzte Mal bellte und anschließend für immer einschlief. An jenen Tagen, kurz nach Ginas Tod, weinte Vater. Es war kein bitteres Plärren, kein Selbstmitleid oder Egozentrik, weder Melodramatik noch Psychosomatik, sondern pure Trauer. Und was ist Trauer denn sonst als Liebe, die überdauert?

Die riesengroße Mauer, die ich als Teeny und junger Erwachsener um mich herumzog, und vor der viele Jahre meine Eltern standen, darum bittend, ich möge sie doch endlich einreißen, bekam ernsthafte Risse.

Seit der Geschäftsaufgabe und dem damit verbundenen erneuten Eintritt Haralds ins Arbeitnehmerleben, war meine Mutter abermals oft lange allein, aber nicht mehrere Tage am Stück. Die Angst lauerte dennoch stets im Hintergrund und fraß sie von da an auf. Die Zeit des langen Weinens hatte erst jüngst tränenreich begonnen und kein Ende, kein Land und kein Silberstreif waren in Sichtweite.

Vieles von dem, was damals bei uns geschehen ist, verstehe ich nicht, bis heute. Mir scheint dieses Paradoxon des Geldüberflusses bei gleichzeitiger chronischer Geldsorge unlösbar und nicht durch Gespräche erklärbar zu sein. Fakt ist, dass es zur Mitte der Neunziger teure Geschenke genauso wie teure Urlaube gab. Rügen, 1991 und 1995. Schottland 1996. *Disneyland* Paris 1992 und 1994.

Natürlich weinte Mutter selbst dann, wenn es in den Urlaub ging. Meistens fuhren wir früh morgens los, weil mein Vater gerne die leeren Autobahnen nutzen wollte, und noch ehe wir Nordrhein-Westfalen verlassen hatten, liefen Iris die Tränen über ihre Wangen.

Warum wusste sie zu diesen Zeitpunkten selbst nicht genau. Weinen hatte sich in ihren Habitus eingezeckt. Es gehörte zu ihr, verschaffte Aufmerksamkeit und Mitleid und war Teil dieser verdammten seelischen Krankheiten, von denen sie besessen war. Ich sah in viel zu jungen Jahren *Der Exorzist* im Fernsehen. Natürlich die gekürzte TV-Fassung, in der das Beste fehlte, aber dennoch: Für ein paar Anstößigkeiten und seltsame Verrenkungen, die die junge Linda Blair als vom Teufel Besessene mit ihrem Körper anstellte, reichte die Version. Und meine Mutter erinnerte mich häufig an sie. Ihre Persönlichkeit wurde mir zunehmend unheimlicher.

An manchen Tagen vor den Urlauben ging die Heulerei schon lange vor der eigentlichen Abfahrt los und hörte erst auf, als wir an unserem Ziel angekommen waren. Fragte ich sie, was los sei und warum sie wieder weinte, antwortete meine Mutter meistens mit einem „nur so“. Oder sie gab an, ihre Mama zu vermissen, die jetzt für zwei, drei Wochen diesem schrecklichen Familientyrann allein ausgeliefert war. Ich glaube, damit sagte sie zumindest die halbe Wahrheit. Sie bedauerte, dass jemand ausgeliefert war.

Sie selbst.

Spielekonsolen, wann immer neue auf den Markt geworfen wurden, lagen genauso oft unter dem Weihnachtsbaum wie Heimcomputer (die seinerzeit sündhaft teuer waren), Spielzeuge (die erwähnten *He-Man*-Figuren, die dann von den Superstars der *WWF* ersetzt wurden) und so weiter. Teuerste Taschen, die man bei *Harrods* in London kaufte (ein Trip, den wir an unseren Schottlandurlaub anhängten), die besten Hotels und regelmäßiges Essen in guten Restaurants. Filetsteak mit Pfeffersauce im *Mediterran* oder *Maredo*.

Und dann habe ich von der Obsession meiner Mutter, kostspielige Puppen zu kaufen, deren Detailtreue manche faszinierte und andere (mich zum Beispiel) gruselte, gar nicht angefangen. Praktisch das gesamte Wohn- und Esszimmer war gleichzeitig ein Puppenhaus. Der blonde Junge mit echtem Haar und Mittelscheitel auf einem kleinen Fahrrad (der, wen wunderte es, Dennis getauft wurde), ein schwarzes Mädchen mit krausen Locken im Schneidersitz, ein asiatisches, das auf einem Puppenstuhl saß. Diese Dinger glichen nicht im geringsten billigen Spielzeugpuppen. Das waren fein modellierte Meisterwerke, die täuschend echt wirkten. So sehr, dass ich mich spätabends vor dem Zubettgehen oder wenn ich zur Toilette ging, noch einmal umdrehte, weil ich mir sicher war, dass dieser fiese kleine Bastard, der nach mir benannt wurde, seinen finsteren Blick auf mich richtete.

Es wurde gutes, sauer verdientes Geld für allerlei Kokolores ausgegeben. Meine teuren Spielsachen, die ruhigstellen und fehlende andere Dinge kompensieren sollten, energisch eingeklammert. Und dennoch war immer die Rede davon, dass kein Geld vorhanden sei.

„Ich weiß wirklich nicht mehr weiter", sagte Ma oft. „Uns wachsen die Schulden über den Kopf, Dennis. Dein Vater hätte sich niemals mit der Breitfeld einlassen dürfen. Ich habe die ganze Zeit gewusst, dass die nichts Gutes im Schilde führt. Die hat selbst die Klorollen aus dem Büro mitgenommen. Kannst du dir das vorstellen, Dennis? Nicht mal das Scheißhauspapier hat sie dagelassen."

Und dann fiel Iris in das irre Gelächter der Verzweiflung. Ihr wisst, dass jemand wirklich und aus tiefstem Herzen hoffnungslos ist, wenn ihr ihn so losprusten hört wie ich meine Mutter. Damals, 1994, als das Geschäft zu Grabe getragen und in den Tagen, Wochen und Monaten darauf zu Hause reflektiert wurde, was alles schiefgelaufen ist.

Nachdem Harald bei der KV Nordrhein anheuerte, war er abends daheim. Und er musste somit jeden Abend das verweinte und in tiefe Falten eingefallene Gesicht seiner Frau ertragen, die sich die Ehe mit ihm auch etwas anders vorgestellt hatte.

Natürlich bekam Opa Karl auch mit, was bei uns vor sich ging. Der war zwar alt, aber nicht bescheuert. Und Karl, der ohnehin nie gut auf meinen Vater zu sprechen war, sah nach dessen Geschäftsinsolvenz vollends das finanzielle Wohl der Familie in Gefahr. Und das Haus.

Sein Haus. *Seinen* Garten. *Seine* Garage. *Sein* Erspartes.

Fortan kam es noch häufiger zu Auseinandersetzungen beider

Männer, die, das war neu, nun auch meine Freunde mitbekamen. Karl scherte sich nicht um Privatsphäre. Die Tür zu unserer Wohnung im Haus war nie abgeschlossen und mein Opa klopfte selten an. Wenn, dann nur des guten Scheins wegen, aber nicht, weil er auf ein „Herein!" wartete. Oft stand er schon keuchend vor Wut (und aufgrund seiner entfernten Stimmbänder) im Wohnzimmer. Oft samstagabends oder sonntagmorgens. Und während ich auf der Couch lag und mit meinem Vater zusammen fernsah, schrie der Alte drauflos. Er brüllte sich in Rage, obwohl kein wirklicher Laut seinen Mund verlassen konnte und niemand außer uns verstanden hätte, was er wieder wollte. Aber auch das war ihm egal. Frust und Wut ablassen waren wichtig.

Entweder, weil mein Vater sich dazu erdreistete, die Heizung hochzudrehen, oder weil er mit seinem Firmenwagen ein kleines Stückchen über den englischen Rasen fuhr. Wenn es keine guten Gründe gab, meinem Pa die Hölle heißzumachen, dann fanden sich eben ein paar schlechte. Und wenn es so weit war und Kaller herumpalaverte wie das HB-Männchen, flüchtete meine Mutter zu den Strauß'. Dann kam sie erst wieder zurück, wenn nicht mehr davon auszugehen war, dass ihr alter Herr weiterhin ihren Ehemann beschimpfte und ihm Prügel androhte.

„Was fällt dir ein, die Heizung hochzudrehen, was soll die Scheiße?"

„Was willst du? Spinnst du etwa? Sieh zu, dass du Land gewinnst und runtergehst! Es ist meine Sache, wann und wie oft ich die Heizung hochdrehe, und nicht dein Bier!"

„Ich zeig dir gleich, wer hier Land gewinnt, du Arschloch. Noch ein Wort und ich prügel dich windelweich!"

Ich saß mit zwölf, dreizehn Jahren oft nur kopfschüttelnd dabei und hörte mir das Gezeter an. Angst vor meinem Opa hatte ich keine, dafür war er immer zu nett zu mir, aber dass meine Mutter in solch panischer Furcht vor ihrem eigenen Vater lebte, machte mich wütend auf ihn, und mein Pa tat mir damals leid.

Das sollte sich ändern. Schneller als mir lieb war.

„Wahnsinn schafft kein Recht“

(Jean-Jacques Rousseau)

Ich hatte vor gar nicht langer Zeit einen Traum.

Ich saß in meinem neuen Kinderzimmer. Vermutlich war ich ein Teenager. Die Tür war geschlossen und ich wollte meine Ruhe. Von unten hörte ich meine Mutter rufen. Ihre Stimme klang normal und das, was sie sagte, war Gewohnheit:

„Dennis? Hörst du? Kannst du mir mal bitte den Staubsauger runterbringen?"

Ich bewegte mich auf die Tür zu und zog sie auf.

Ich blickte auf die Aussparung zwischen Treppengeländer und Schlafzimmer, die von meiner Ma immer als „die Höhle" bezeichnet wurde. Mit eingezogenem Kopf konnte man dort hineinkriechen und sich verstecken. Den größten Teil und die längste Seite bildete ein Hohlraum, in dem es immer so dunkel war, dass man bei Tageslicht größte Mühe hatte, die eigene Hand vor Augen zu sehen. Hier verstaute Iris über praktisch alle Jahre, in denen wir dort lebten, bergeweise Säcke mit Wäsche. Teilweise neu und ungetragen, teilweise benutzt, aber immer noch so gut, dass man sich in Secondhandläden um die Textilien gerissen hätte. Manchmal auch Kisten voller Post, die sie (oder ich) beim Briefträger abfing und vor Harald, Kaller (und sich selbst) versteckte, mit Briefen, Unterlagen, Rechnungen, Mahnungen, Kontoauszügen.

In meinem Traum sah ich sie dort kauern. In der Dunkelheit, zwischen irgendwelchem Krempel hockend. Ihre Augen guckten mich an und starrten doch ins Leere. Es waren die tieftraurigen Augen eines Menschen, der dem Dämon Depression verfallen und kaum in der Lage war, gegen ihn zu kämpfen. Sie weinte. Natürlich tat sie das.

In diesem Moment hörte ich wieder ihre Stimme von unten.

„Kannst du, Dennis? Kannst du mir bitte eben den Sauger runterbringen?"

Ich schaute meine Ma an. Ihr eben extrem seelenloser, in ein immer weiter expandierendes Nichts guckender Blick, wirkte panisch. Ihre Mundwinkel, nein, ihr ganzes Gesicht wurde von der Angst nach unten gezogen. Beinahe so, als hätte die Furcht eine Gravitas.

Von unten wieder ihre Stimme, die ungeduldiger klang, während mein Gegenüber, das auch meine Mutter zu sein schien, ruhig blieb und ihren Zeigefinger mahnend auf ihren seltsam nach unten gezogenen Mund legte, auf dass ich still bleiben möge.

„Dennis? Ich höre dich doch da oben rumstehen. Bring mir bitte eben den Staubsauger runter!“

Ich schwieg. So, wie es mir meine Mutter, die vor mir in der Höhle saß, riet.

Nach ein paar Augenblicken war unten, eine Etage tiefer, alles still.

Iris vor mir entspannte sich ein bisschen, weinte aber weiter. Sie sah mich an.

„Hast du sie eben auch gehört, mein Junge?“

Ich wachte auf.

Zu Beginn der Neunzigerjahre (als die Geschäfte in der *Harald Diel Softwareberatung und EDV GmbH* prima liefen und auf eine rosige Businesszukunft hoffen ließen) wurde umgebaut. Mein Großvater (der anpackte und fluchte), erweiterte zusammen mit Harald (der kaufte und zuguckte – er ist beileibe nicht handwerklich begabt) und einer Handvoll Arbeitern (die teuer waren) den Dachboden. In monatelanger Planung wurden so aus einem großen Raum das Elternschlafzimmer, mein neues, kleines Kinderzimmer und ein zweites Badezimmer. Bei Letzterem sah man das viele Geld, das diese Bauunternehmung gekostet hatte, in jedem der zehn Quadratmeter funkeln. *Villeroy-und-Boch*-Dusche, -Waschbecken und weiße Fliesen mit goldenen Details.

Da war es wieder, das Paradoxe: Sündhaft teures Geld wurde für etwas ausgegeben, das so viel nach außen darstellen wollte und in Wirklichkeit so fragil und minderwertig war. Und das nicht nur im übertragenen Sinn, denn schon nach wenigen Jahren der tagtäglichen Nutzung der Edeldusche schimmelte es in den Fugen der Fliesen so, wie es zwischen den Beziehungen aller in diesem Haus lebenden Menschen faulte.

Ich glaube, an dieser Stelle ist es unerlässlich, auf die vielen verschiedenen Seiten des Wahnsinns einzugehen, der meine Mutter befiel und gierig wie ein Vampir ihren Lebenswillen aufsog. Das Wesen, das, als es erst mal hereingebeten wurde, sich weigerte, wieder wegzugehen, hatte viele verschiedene Gesichter. Eines hässlicher als das andere.

Es gab Tage, da saß Mama am Küchentisch. Sie rauchte und weinte. Und wenn sie wieder von der blanken Panik heimgesucht wurde, rief sie nach mir.

„Dennis, komm mal bitte schnell runter!"

Das klang weniger nach einem Befehl, als es sich liest. Nicht nur Lachen konnte verzweifelt wirken und so sein, sondern auch eine Bitte. Vor allem, wenn man ihr vier, fünf, sechs „bitte, bitte, bitte, bitte" anhing. Und falls dann jedes davon ohnmächtiger klang als das Vorangegangene, möchte ich den zwölfjährigen Sohn oder die Tochter sehen, die entspannt in ihren Kinderzimmern sitzen blieben, darin vertieft, das nächste Level in *Wing Commander 3* zu erreichen.

Stürmte ich runter, saß sie meist auf der (ebenfalls unvorstellbar teuren) Ledercouch oder am Küchentisch und weinte sich die Augen aus dem Kopf.

„Was ist los?", fragte ich, nachdem ich hastig und zwei Stufen auf einmal nehmend die Treppe heruntergerannt war.

„Mir ist schon wieder so komisch, Dennis. Hier, fühl mal meine Hand. Die ist schweißnass. Ich bin schweißgebadet, Dennis. Mir ist ganz kalt. Ich fall bestimmt gleich in Ohnmacht oder bekomme einen Herzinfarkt."

„Nein, Ma. Du bekommst keinen Herzinfarkt und du fällst auch nicht in Ohnmacht. Außerdem sitzt du doch, wie willst du da umfallen?"

Die Neunzigerjahre waren wenig verständnisvoll im Umgang mit psychischen Krankheiten. Das wurde mir klar, als Iris mir in Vorbereitung auf das Buch erzählte, welche Ochsentouren sie auf sich nehmen musste, um damals Therapiemöglichkeiten zu bekommen. So konnte man von einem Jungen, der zu pubertieren anfing, nicht erwarten, dass er die Dimension der Krankheit begriff, von der seine Mutter befallen war. Entsprechend einfältig fielen meine Versuche aus, sie zu beruhigen oder zu verstehen. Oft hatte Iris große Angst, ohnmächtig zu werden, eine Herzattacke oder einen Schlaganfall zu erleiden. Das typische Bild einer elendigen Panikattacke, wie sie von ihr häufiger durchgemacht wurden, bis jene sich viele Jahre später schlafen legten und zuvor dennoch so viel Seele auffraßen, dass diese nie mehr ganz wurde.

Nachdem das Geschäft und die Selbstständigkeit meines Vaters aufgegeben waren, fing Mama an, zunächst in verschiedenen Modeboutiquen zu arbeiten, später in einer der zahlreichen Spielhallen, die sich damals wie Unkraut verbreiteten, und dann in einer der Trinkhallen in unmittelbarer Umgebung zu meinem Elternhaus.

Schlimmer als die Angriffe der Furcht auf ihre Seele waren die Derealisations- und Depersonalisationserlebnisse, von denen sie mit den Jahren heimgesucht und deren Zeuge ich ein ums andere Mal wurde. Oft ohne jegliche Vorwarnung schrie sie um Hilfe, egal, wo sich meine Mutter aufhielt. Durchlitt sie eine dieser furchtbaren Phasen und war auf der Arbeit, rief sie zuerst bei uns zu Hause und dann, wenn ich mich gegen ihre Bitte stellte, meine Oma an.

„Du musst mich abholen kommen, bitte."

„Aber ich bin gleich mit Daniel verabredet. Wir wollen ..."

„Bitte, Dennis. Komm her und hol mich ab. Ich werde immer kleiner, Dennis. Die Wände bewegen sich und kommen auf mich zu, bitte Dennis. Bitte!"

„Mama, das ist Einbildung. Ich komm jetzt nicht und hole dich nicht ab, du bleibst dort. Dir passiert nichts!"

„Danke, Dennis. Danke, dass du mich hier sitzen lässt. Ich dachte eigentlich, du bist mein Freund."

„Ich bin dein Freund, aber ich bin nicht für dich zuständig,

Mama. Ich möchte mich mit Daniel und Martin treffen und Fußballspielen gehen."

„Das ist dir wichtiger, als deiner eigenen Mutter zu helfen? Das merk ich mir, mein Junge. Darauf kannst du Gift nehmen! Ich werde Oma Ilse fragen, ob die mich abholen kommt, auch wenn Opa Karl das vielleicht mitbekommt; mir egal, soll er halt. Die hält zu mir, die lässt mich nicht im Stich so wie du."

„Du spinnst doch."

„Ja, vielleicht. Aber eines Tages, und das wünsche ich dir von ganzem Herzen, wirst du vielleicht auch mal *so* spinnen wie ich. Und du wirst froh sein, wenn dich jemand abholen kommt."

Dann legte sie auf.

Das Gefühl der totalen Leere. Es fühlt sich an, als wäre man überflüssig und ein Fremdkörper in einer fremden, hundsgemeinen Welt. Irgendwo zwischen Herz und Darm stechen tausend kleine Nadeln gleichzeitig zu und hinterlassen feine Narben auf diesem weichen Kissen, das wir Seele nennen. Und mit jeder Situation wie dieser werden es spitzere Nadeln. So lange, bis man innerlich derartig abgestumpft ist und die Seele nur aus narbigem Gewebe besteht, dass nicht mal mehr Gemeinheiten und Unfairness schmerzen. Soweit ließ ich es nicht kommen, zum Glück nicht. Aber jene Worte, die Ma aus purer Verzweiflung sprach, schmerzten ungeheuer.

Die Jahre 1994 bis in die Zweitausender hinein waren das Jahrzehnt des Regenschirms. Immer – und ich meine bei jeder denkbaren Gelegenheit – hatte Ma einen in der Hand. Auch dann, wenn die Sonne schien, wenn das Thermometer dreißig Grad im Schatten anzeigte oder anderweitig kein Regen in Sichtweite war. Sie musste sich an ihm festhalten, sobald ihr schwindelig wurde, und schwindelig war ihr oft.

Harald verstand es nicht:

„Nimmst du schon wieder das Ding mit? Guck mal raus, du blöde Kuh. Die Sonne scheint. Was willst du mit dem Schirm, hä?“

Oma Ilse hingegen hatte Verständnis. Ihr Empathievermögen war hoch, und es war ihre geliebte Tochter. Ihr einziges Kind. Natürlich verstand sie es. Ich auch, jedenfalls eine gewisse Zeit lang. Ma selbst war egal, was ihr Mann über diesen Spleen dachte. Oder ihre Freunde, die in den Jahren immer weniger wurden und eigentlich nur noch aus den Strauß’ und ein, zwei anderen Pärchen bestanden. Irgendwie war es fast bewundernswert, wie sehr sie ihren „Horkrux“ vor allen und jedem verteidigte, die ihr deshalb einen verständnislosen Blick zuwarfen.

When the sun shines, we’ll shine together
Told you I’ll be here forever
Said I’ll always be your friend
Took an oath, I’ma stick it out ’til the end
Now that it’s raining more than ever
Know that we’ll still have each other
You can stand under my umbrella

Rihanna: „Umbrella“

Dieselben Jahre waren ebenfalls das Jahrzehnt des Postabfangens. Immer – jeden Tag, von morgens bis nachmittags – saß meine Mutter auf einem alten, ungemütlichen Holzstuhl am Wohnzimmerfenster und schaute auf die unserem Haus linksseitig zugewandten Gärten der dortigen Reihenhäuser.

Von dort, aus dieser Spannerposition, hatte sie den perfekten Überblick über das Austrageverhalten des Postboten, den sie beim Vornamen kannte. Jeden Tag zwang sie sich, dort zu sitzen und so lange zu warten, bis sie am Anfang der Lessingstraße ein gelblackiertes Fahrrad vorfahren sah. Dann sprang sie wie von der Tarantel gestochen auf und lief in einer für sie beeindruckenden Geschwindigkeit hinaus auf die Straße. Ein kurzes „Hallo“ zum

Briefträger, der meistens schon die Schreiben für die Familie parat liegen hatte.

Ilse hatte die Angewohnheit, ausgiebig einzukaufen. Kaller gönnte sich viel, gerne teure Trachtenanzüge, aber selten etwas seiner eigenen Frau. Wenn überhaupt, dann Klamotten, die er gerne an ihr gesehen hätte, aber nie solche, die sie mochte. Mit sehnsuchtsvollen Augen blätterte meine Oma die Kataloge der großen Warenhäuser durch und sah endlos viele Dinge, die ihr Herz begehrte. Und dann, wenn der Alte mit den Dackeln in die Leucht fuhr, rief sie bei *Otto*, *Neckermann* oder *Quelle* an und bestellte, bestellte, bestellte. Blusen, Westen, Jacken, Hosen, Bettdecken, Unterwäsche. Alles im hohen dreistelligen Bereich und immer auf Rechnung. Logisch, dass ihr „Taschengeld", das sie von ihrem Mann zugeteilt bekam (und das man damals euphemistisch „Haushaltslohn" nannte), für die kostspieligen Einkäufe weder vorgesehen war noch ausreichte. Dementsprechend dauerte es nicht lange, bis die ersten Inkassobriefe geschrieben wurden, die für Bombenstimmung gesorgt hätten, wäre Mama nicht so besessen gewesen. Also wartete sie auf den Postboten. Tagaus, tagein.

Kam ich aus der Schule und vom Essen hoch, konnte es passieren, dass ich sie ablösen musste, wenn „die Post noch nicht durch gewesen ist". Meist, wenn sie auf Toilette musste, krank war oder sich aufgrund ihres prall gefüllten Straußes roter Neurosen nicht in der Lage sah, auf diesem harten Holzstuhl zu sitzen.

Es gab aber auch Zeiten, da wurde Iris vom sich immer weiter ausbreitenden Wahnsinn komplett gelähmt. Sie stand nur mühsam auf, und im Grunde genommen zerfloss ihr gesamter Tag in Tränen. Dann, wenn sie zu nichts imstande war, musste ich der Schule fernbleiben, was mir nichts ausmachte – im Gegenteil. Es freute mich, schließlich mochte mich der Großteil meiner Klassenkameraden nicht, und ich mochte es schon damals nicht, mich irgendwo fehl am Platze zu fühlen. Und nirgendwo, außer später zu Hause, fühlte ich mich überflüssiger als in der städtischen Realschule Kamp-Lintfort. Mal zwei Tage am Stück, mal drei, mal die ganze Woche blieb ich meiner Klasse fern. Frau Fritze, die das alles höchst suspekt fand, schließlich hatte ich ab der siebten Klasse mit großem Abstand die meisten Fehlstunden aller Schüler, rief bei uns an und wurde von meiner Ma damit beruhigt, dass „der Junge eben ein bisschen anfällig" sei und „wir um eine Mandel-OP nicht drum herumkommen werden".

Dann saß ich viele Stunden auf diesem harten Stück Holz, bis mir der Hintern wehtat, während auf dem großen Fernseher *Punkt 12*, *Hans Meiser* und *Oliver Geißen* liefen. Sah ich das gelbe Rad, rannte ich runter. Ein kurzes „Hallo, na, deine Mutter hat wohl keine Zeit, wa", und schon drückte mir dieser Mann die neuesten Inkassoschreiben, Rechnungen und Gerichtsvollzieherbeschlüsse in die Hand, die ich alle brav ablieferte. Wohin die Briefe anschließend verschwanden, weiß ich nicht, vermutlich aber in einen der unzähligen blauen Säcke in der „Höhle" zwischen Kinderzimmer und Schlafzimmer auf dem ausgebauten Dachboden.

Wäre Postabfangen eine olympische Disziplin, meiner Mutter und mir hätte so schnell kein anderer Athlet etwas vorgemacht. Ein warmer Goldmedaillenregen würde über uns niederprasseln und das Siegertreppchen auf dem Podest aller Postabfänger immer uns gehören.

Allerdings gaben wir in der Disziplin des Nichterfüllens der Schulpflicht auch eine bemerkenswerte Leistung ab. Der Stoff, den ich in der Schule verpasste, konnte zumindest in Deutsch, Englisch, Bio und Geschichte nachgeholt werden. In Mathematik wurde die Kluft zwischen denen, die gut oder mittelmäßig waren, und mir hingegen umso größer, je öfter ich fehlte. Die Fünfen, die ich in diesem Fach schrieb, waren ab Klasse 7 keine Ausnahme, sondern die Regel und sodann auch auf dem Zeugnis zu sehen, das nicht wie andere unangenehme Schreiben vor Harald oder Opa Karl versteckt werden konnte. Für die Note in Mathe musste *ich* geradestehen; schließlich durfte niemand wissen, was der Grund für die vielen

Fehlstunden war. Sodann verhärtete sich der Eindruck bei meiner Klassenlehrerin, dass ich nicht nur oft krank, sondern auch über Gebühr faul sei, was ihre Antipathie mir gegenüber nur verstärkte.

Paradoxerweise hatten wir noch ein eigenes Postfach, das regelmäßig geleert wurde. Von mir natürlich, schließlich befanden sich die Fächer in der Hauptpostzentrale mitten in der Lintforter Innenstadt, direkt gegenüber der Polizeiwache. Meine Mutter war zu kraftlos, um sich auf das Rad zu schwingen und vier, fünf Kilometer weit zu fahren. Mehrmals wöchentlich fuhr ich los. Meist dann, wenn ich fertig mit Mittagessen war und meine Hausaufgaben erledigt hatte. Bei Wind und Wetter ab zur Post, den kleinen Schlüssel zum Postfach voller Geheimnisse immer sicher in meiner Jackentasche verwahrt. Ich beschwerte mich selten über die kleinen Stadtausflüge.

Manchmal, wenn ich mit Freunden verabredet war, begleiteten mich Daniel, Martin, Darius oder Matthias auf ihren BMX oder Mountainbikes, und dann ging es hinterher noch in die Fußgängerzone und dort in den Schallplattenladen. Meistens lag Werbung im Postfach und einmal im Monat, um den sechsundzwanzigsten rum, das neue *Premiere*-Programmheft für Abonnenten, auf das ich mich immer freute, aber in der Regel waren es belanglose Briefe. Ein ums andere Mal fragte ich meine Mutter, warum es denn überhaupt nötig sei, ein Postfach zu haben. Wir sorgten doch eh schon dafür, dass keine unerwünschten Briefe in die Hände von Opa und Harald gelangten, aber eine sinnvolle Antwort blieb sie mir schuldig.

„Weil es eben so ist. Außerdem könnte ja auch hier mal was durchkommen, und dann ist es eben besser, wenn wir das Postfach zur Sicherheit haben, verstehst du?"

Ich verstand nicht. Ich begriff ohnehin immer weniger von dem, was Mama mir mitzuteilen versuchte, speziell mit Erreichen des zwölften und dreizehnten Lebensjahres. Und es gab immer mal wieder Momente, in denen ich mein Unverständnis deutlich zum Ausdruck brachte. Meist führte das zu einer Spirale aus mehr Unverständnis und Wut meinerseits und Verzweiflung und Frust ihrerseits. Ich hatte es satt, mich verantwortlich zu fühlen, und wollte mit Beginn der Pubertät nicht weiterhin der Sorgenpuffer meiner Mutter sein, sondern irgendwas tun, das nichts mit zu Hause zu tun hatte, und mit Menschen zusammen sein, die nicht pausenlos weinten. Es war sie, die ihre sorgenvollen Hände in meine legte, obwohl ich das Kind war.

Irgendwann verweigerte ich meine Hilfe. Und mit Erreichen meines vierzehnten Lebensjahres, dem ich eine Menge zu verdanken habe, begann ich, Mutter langsam, aber immer mehr, für ihr Verhalten zu verabscheuen.

„Mut ist Feuer, Mobbing ist Rauch“

(Benjamin Disraeli)

Ein Schultag wie jeder andere im Jahr 1995, lange vor meinem dreizehnten Geburtstag: Wieder einmal stand Sport auf dem Stundenplan, und als wäre das nicht schon schlimm genug, ging es für meine Klasse unter der Leitung des Sportlehrers zu allem Überfluss in das Lintforter Hallenbad.

Ich hasste Schwimmen. Nicht den Sport als solchen, ich hasste es, mich vor anderen ausziehen zu müssen. Und in Jeans und Pullover vom Dreier zu springen war schlechterdings nicht möglich. Wann immer diese beiden letzten Stunden auf dem Plan standen, die ab Klasse 7 in die siebte und achte Schulstunde fielen und mich zu allem Überfluss erst nachmittags nach Hause kommen ließen, hatte ich schon in der Nacht davor Magenschmerzen.

Meine Klasse war in ihrer überwältigenden Mehrheit fit. Außer mir und Toni hatte niemand Übergewicht, und Toni wusste sich zu wehren. Der ließ nicht mit sich machen, was andere wollten, sondern schlug auch schon mal beherzt zu.

Neben Bodenturnen war Schulschwimmen mein Hasssport Nummer eins. Allein das Ankommen am Hallenbad verschaffte mir schwitzige Hände, und jedes Mal, wenn ich aus der Umkleidekabine Richtung Becken ging, warf ich mir ein Handtuch über die Schulter, das von meiner Gynäkomastie ablenken sollte. Ich empfand für nichts anderes an mir mehr Scham als für diese speckigen Brüste, die bei den allermeisten Jungs in meinem Alter flach und fest waren. Betrachtete man die Sache einmal ganz nüchtern, dann hatte ich schon im Frühstadium der Pubertät mehr und prallere Oberweite als jedes gleichaltrige Mädchen in meiner und allen anderen Klassen. Nur logisch, dass ich auffiel und Blicke auf mich zog. Doch auffallen wollte ich nicht, nicht so. Nicht unter diesen Umständen. Nicht vor Jugendlichen und einem Lehrer, der sich zwar nicht spöttisch an dem Body-Shaming der Mitschüler beteiligte, aber auch nichts dagegen unternahm. Die Jungs, die sportlich und schlank um die Wette sprangen und dabei von den begehrtesten Mädchen angehimmelt wurden, beneidete ich.

Egal, ob es nette oder arschgesichtige Kids waren: In jenen Momenten, in denen ich nur in Badehose bekleidet zur Lachnummer einer ganzen Klasse wurde, hätte ich am liebsten mit jedem dieser Jungs getauscht. Ich begann, meinen Körper zu hassen. Und damit in gewisser Hinsicht mich selbst.

Seit geraumer Zeit hatte ich es mir zur Angewohnheit gemacht, bei allen Freibadverabredungen im Sommer eine Notlüge zu erfinden, warum ich nicht mitkommen könne. Heuschnupfen, Grippe, Magen-Darm, Mandelentzündungen. Die Wahrheit war, dass ich die Blicke der Gleichaltrigen, meiner Mitschüler und aller anderen Menschen um mich herum nicht ertrug.

„Schaut alle her, kommt zusammen, rückt ganz nah aneinander, denn da schwabbelt er wieder ins Spaßbad Pappelsee, meine Damen und Herren! Manege frei für den Jungen mit den Mädchentitten."

Klingt wie ein Romantitel. Vielleicht sollte ich überlegen, dieses Buch hier umzubenennen. Tiefgehende und verletzende Beleidigungen sind wie scharfe Munition für die Seele, abgefeuert aus Mündern, die zu Waffen werden. Du stirbst nicht an ihnen, aber du wirst nicht wieder derselbe sein, der du warst, bevor du durch sie verletzt wurdest.

„Ich muss schon sagen, dein Bauch ist ja gar nicht so dick, aber Alter, du hast echt voll die Weibertitten, ohne Scheiß." Thomas, ein damaliger Freund Daniels und, so dachte ich, ein guter Freund von mir, bis wir 1998 zusammen in Sevelen, einem kleinen Dorf angrenzend an Kamp-Lintfort, im Hexenland-Spaßbad schwimmen waren. Für ihn waren es zweiundzwanzig Worte, die ihm so leicht über die Lippen gingen, aber für mich war das ein Satz, der meine Welt zerstörte. Ein „Weltenzerstörersatz".

Vor meinen besten Freunden und, was schlimmer war, vor anwesenden Mädchen, die auf Thomas und Daniel abfuhren, demütigte er mich so, dass ich mir, ehe jemand lachte (was niemand tat), ein Shirt über meinen Oberkörper zog. Ich bin mir sicher, dass Thomas nicht mal abzuschätzen vermochte, wie mich das kränkte.

Und es ist okay. Kinder und Jugendliche agieren nicht mit Weitsicht, sind bei anderen Gleichaltrigen selten Empathieweltmeister und wollen, vor allem während der Pubertät, bei denen punkten, die sie gerne beeindrucken. Und gerade deshalb sollte Empathie ein Schulfach werden. Das Sich-auf-den-Stuhl-des-oder-der-anderen-Setzen wirkt Wunder. Kids, die mit ausgestreckten Armen darum kämpfen, nicht im Treibsand der Pubertät stecken zu bleiben, könnte das sensibilisieren.

„Hey Schwabbeltitte, was geht?“ Tom, eigentlich ein Freund. Das dachte ich solange, bis wir zusammen im Sommer 2007 schwimmen waren. Seitdem sprechen wir zwar noch miteinander, haben uns oft gesehen und er weiß nicht davon, wie sehr mich diese Worte trafen, aber ein Freund ist er nicht mehr. Und das ist der Grund dafür.

Worte können Waffen sein, und die, die sie benutzen, um dich zu verletzen, sind nicht deine Freunde. Du tätest gut daran, nicht so zu werden wie sie. Es ist nicht meine Intention, anzuklagen, ich will stattdessen empfänglich machen. Zeigen, was Worte auszulösen vermögen und wozu sie imstande sind, wenn man sie nur oft genug und von den „richtigen“ Menschen hört.

Bedingt durch die Tatsache, dass das eigene Selbstwertgefühl durch jahrelange Tritte nur noch schemenhaft vorhanden ist, klammert man sich gefährlich schnell an falsche Freunde. Solche, die einen ausnutzen, weil man etwas hat, das sie begehren (und das ist ganz sicher kein Männerbusen), oder solche, die die Latte der moralischen Prinzipien niedrig hängen. Für jene gelten kaum die unausgesprochenen Regeln wie die, dass man die eigenen besten Freunde niemals durch Kränkungen in einer Runde schlecht aussehen lässt, um auf deren Kosten ein bisschen Gelächter abzukassieren. Coolness ist in einer Freundschaft nicht wichtig, es sei denn, sie schließt niemanden aus und jeder darf sich cool und gut fühlen.

Meine besten Freunde haben mich nie wegen meines Aussehens oder überhaupt beleidigt und werden das niemals machen. Dafür lege ich meine Hand ins Feuer.

Solltest du beim Lesen dieser Zeilen „Ach, solche Wegbegleiter hätte ich auch gerne um mich herum“ denken, lass dir gesagt sein: Es ist immer besser, allein zu sein, statt die gefährliche Nähe zu Menschen einzugehen, die einen bei der nächstbesten Gelegenheit für einen Gag am Humorbaum aufhängen und dort zappeln lassen, bis du dich und sie hasst. Freundschaft heißt, einander so zu akzeptieren, wie man ist. Wer seiner Gemeinschaft willen- und wissentlich durch Beleidigungen seelischen Schaden zufügt, hat nicht nur *deren* Vertrauen nicht verdient, er hat niemandes Vertrauen verdient.

Beste Freunde sind füreinander da, passen aufeinander auf. Sie schultern mich, wenn es mir schlechtgeht, und tragen mich nach Hause, sollte ich zu besoffen sein, um zu torkeln. Im Laufe meines Lebens habe ich neben Daniel, Martin, Darius und Matthias einen anderen besten Freund dazugewonnen: Andreas. Und ebenfalls eine beste Freundin, seine Ehefrau Nadine. Und all diese Menschen eint, dass sie ihre Freunde niemals beleidigen würden. Nicht gestern, nicht heute, nicht morgen. Nie. Sie sind die Familie, die ich mir ausgesucht habe, und diese wird um mich trauern, wenn ich vor ihnen den Arsch zukneife. Sie werden mich ehrlich vermissen, so wie ich war: Ein rundlicher Mann mit großem Herz und weichen Brüsten.

Mein Ansehen in der Klasse war seit 1993 praktisch inexistent, was mich aber nicht zu einem Phantom werden ließ. Ständig beschlich mich das Gefühl, dass ich beobachtet wurde. Holte ich mein Pausenbrot raus, spürte ich die prüfenden Blicke und die lautlos im Raum schwelende Frage, wie gefräßig ich es herunterschlänge.

Kaufte ich mir in der großen Pause ein belegtes Brötchen, lief ich extra langsam, weil ich nicht wollte, dass meine Mitschüler den Eindruck gewannen, ich hätte ständig Hunger und sei gierig nach einem Mettbrötchen oder einer Bockwurst. Den Schulsport verweigerte ich immer öfter – mal hatte ich einen verstauchten Arm oder ein gebrochenes Handgelenk. Weder durch sonderlich peinliche Ungelenkigkeiten beim Sport noch durch falsche Wortmeldungen im Unterricht wollte ich ab der achten Klasse auffallen, sondern lieber zum Geist werden, den niemand mehr wahrnahm.

Mit dreizehn verliebte ich mich unsterblich in Sonja. Ein Mädchen aus meiner Klasse, das mich faszinierte, und mit dem ich so gerne gegangen wäre. Natürlich rechnete ich mir keine Chancen aus, schließlich war sie beliebt, schlank, zudem schon recht weiblich für ihr junges Alter und gutaussehend. Blonde, lockige Haare, ein zartes Gesicht und grüne Augen, in denen ich sicher versunken wäre, hätte ich mich doch nur getraut, Sonja länger als notwendig anzusehen.

Besonders während des Schottland-Urlaubs mit meinen Eltern im Sommer 1996, der mich wie kein anderer nachhaltig beeindruckte, vermisste ich sie und dachte die ganzen drei Wochen pausenlos an dieses Mädchen. Ich malte mir in den schottischen Highlands die kitschigsten und unrealistischsten Situationen aus, in denen ich Sonja meine Liebe gestand. Meistens endeten diese Momente im Bett meines Jugendzimmers und bei meinem ersten Mal, das ich mit ihr und keiner anderen erleben wollte. Die Autofahrten über die schottischen Straßen waren lang, und wenn ich hinten auf dem Rücksitz des VW Passat lag, verloren in Gedanken an dieses Mädchen, die mal mehr, mal weniger anständig waren, war ich glücklich. Sie wurde meine Prinzessin in den Wolken, die unerreichbar weit weg schien, und ich, der dicke, doofe Dennis, versunken in einer alles platt walzenden ersten Welle der Liebe und drauf und dran, in dieser zu ertrinken.

In Aberdeen traf ich einen Entschluss: Ich würde Sonja mitteilen, was ich für sie empfand, und dann sehen, ob sie mich auch mochte. Die Gefühle, die sich aufstauten, mussten raus und an die Luft, bevor ich Gefahr lief, vor lauter Schwärmerei zu platzen. Das genaue Wie und das Wo wollten noch ausbaldowert werden, aber die schottische Luft, die malerischen Landschaften und weiten Wiesen dieses Landes weckten in mir offenkundig die Sehnsucht nach einer Liebe, die auf Gegenseitigkeit beruhte.

Schottland war wunder-, wunder-, wunderschön.

Nichts konnte mir diese Wochen zunichtemachen. Selbst Ma hatte sich, als wir erst mal in unserem Hotel in Aberdeen angekommen waren, beruhigt. Nie fühlte ich mich meinen Eltern näher als in diesen drei Wochen des Zusammenseins. Dieses Land zog mich vom ersten Moment, in dem wir es bereisten, in seinen Bann. Ich liebte *Highlander* (den ersten Teil weit vor allen anderen), und natürlich begutachteten wir das Eilean Donan Castle am Loch Duich, das als Kulisse des Films gedient hatte. Ich war sprachlos, als wir uns diesen altehrwürdigen Mauern näherten, vor allem, da ein steter Nebel dem ganzen Besuch diesen Hauch Mystizismus verlieh, der ihn umso packender werden ließ.

Am Loch Ness suchten meine Blicke den See ab, in dem irgendwo, da waren sich die abergläubischen (und touristenliebenden) Einwohner sicher, Nessie herumschwamm. Ein Ungeheuer, das einen, wenn man es schon nicht in natura sah, zumindest auf Postkarten, Kaffeetassen und Kappen anlächelte.

Tausende Kilometer fuhren wir durch dieses Land und immer hatte ich das Gefühl, am schönsten und geheimnisvollsten Ort der Welt zu sein. Die endlosen Weiden, Hügel und Aussichten. Der wenige Verkehr, die Pubs, Fish and Chips, die Städte. Während man in Glasgow auf der linken Seite an Geschäften vorbeiflanierte, die von Dudelsack spielenden Schotten in traditioneller Tracht gesäumt waren, erstreckte sich zur Linken ein langgezogener Grünstreifen. Der stieg stetig an, wurde immer blühender und breiter, bis er an den Mauern einer imposanten Burg endete.

Wir schlenderten am *Virgin Megastore* vorbei, den ich sofort inspizieren musste, weil es derartige Geschäfte noch nicht in Deutschland gab – nicht in Kamp-Lintfort. Ich kaufte tütenweise VHS-Kassetten. Filme, die ich liebte und die es bei uns nicht (oder nur zensiert) zu kaufen gab. Horrorfilme natürlich. Harald interessierte es nicht. Er gab es auf, gegen meinen Geschmack anzureden, er würde ihn eh nicht mehr ändern. *Hellraiser* 1–3, *Nightmare On*

Elmstreet 2: Freddys Revenge, *Children Of The Corn 3*, *Candyman 2: Farewell To The Flesh* und ein paar andere Genrefilme wurden gekauft und von mir wie erbeutete Schätze behandelt, die es vor fremden Augen zu schützen galt. Wir hielten im Laufe der einundzwanzig Urlaubstage auf dieser Insel an jedem Videostore, der auf dem Weg lag. Ich kaufte alles, was nach Horror aussah und vom British Board of Film Classification (BBFC) erst ab achtzehn Jahren freigegeben worden war.

Im Anschluss an Schottland besuchten wir London und dort Madame Tussauds Wachsfigurenkabinett – in dem es, was mich damals erstaunte, eine Replik Thomas Gottschalks zu betrachten gab. Der angeschlossene Folterkeller gefiel mir, wen wunderte es, am besten. Danach besuchten wir *Harrods* und Stonehenge, diesen Steinkreis, den ich schon als kleiner Junge, der *Asterix* liebte, immer sehen wollte.

Kurz nach dem Ende der Sommerferien hatte ich einen dieser von mir so gefürchteten Auftritte im Außenseiter-Rampenlicht. Eine Aufmerksamkeit, die ich nicht wollte und um die ich gerne einen großen Bogen gemacht hätte. Unsere Englischlehrerin Frau Neunertal hatte die Stunde gerade erst begonnen und ich hatte neben Darius auf meinem Stuhl Platz genommen, als dieser krachend und, so dachte ich, aufgrund meines Gewichts zusammenbrach. Ich fiel hintenüber und auf den Rücken, während mein Hinterkopf gegen den Tisch der hinter mir sitzenden Zweiergruppe knallte.

„Sag mal, kannst du nicht aufpassen, Fettarsch", hörte ich Torben sagen. Meine Beine zappelten in der Luft und mein Hintern saß mit einer Hälfte auf der Sitzfläche des zerborstenen Stuhls und mit der anderen rutschte er langsam auf die kalten Fliesen des Klassenzimmers. Mein Gesicht errötete vor Scham und Schmerzen.

Ich schloss die Augen und spürte, wie sie sich mit Wasser füllten. In der sich vor mir ausbreitenden Schwärze hörte ich die Klasse lachen. Aus ganzem Herzen. Nach einer Weile, die mir wie eine Ewigkeit vorkam und nur ein paar Sekunden dauerte, öffnete ich die Augen wieder, sah mich um und schaute zuallererst zu Frau Neunertal. Darauf hoffend, dass sie etwas täte. Irgendetwas, dass die Situation auflöste und mich nicht weiter als völligen Lappen dastehen ließ.

Sie unternahm nichts. Stattdessen lächelte diese Frau ebenfalls, aber nicht aus Häme, sondern aus Mitleid, und das tat mehr weh.

Darius und Till halfen mir auf die Beine. Till, der eh immer ein Herz für Schwächere hatte und sich pausenlos für sie einsetzte, tauschte den zerbrochenen gegen einen neuen Stuhl aus, doch die Klasse hörte nicht auf zu lachen, im Gegenteil. Jetzt unterbrachen ein paar derbe Sprüche diese Kakophonie aus Mädchen- und Jungengelächter.

„Schau an, der Diel ist mittlerweile so fett, das hält selbst der beste Stuhl nicht aus, hahaha!"

Ein Mitschüler, Tom, hatte in der großen Pause meinen intakten Stuhl gegen das kaputte, marode Ding getauscht, der letztlich für die Belustigung der Klasse und für diesen Moment, den ich mein ganzes Leben nicht vergessen werde, sorgte. Besonders deshalb, weil Sonja alles mit ansah und zusammen mit anderen Klassenkameraden lachte, als wäre das der größte Gag der Menschheitsgeschichte. Die Wut in mir wurde größer. Vor meinem geistigen Auge nahm ich ein Stuhlbein und schlug damit auf Toms Kopf ein. Solange, bis nur ein kreisrundes, blutig-klaffendes Loch war, wo die Schädeldecke sonst sein nutzloses Gehirn beschützte.

Stattdessen setzte ich mich an mein Pult, holte Englischbuch und Vokabelheft aus meinem Ranzen und tat so, als wäre nichts geschehen. Doch in mir zerstörte man erfolgreich eine weitere Welt. Es würde die vorletzte sein, bei deren Auslöschung ich mut- und wehrlos zusah.

„Rock and Roll: Wenn deine Eltern ihn nicht mögen, dann ist er gut“

(Lemmy Kilmister)

Mein Vater war mir damals kein enger Freund, und viele Jahre gerieten schwierig mit ihm. Dennoch liebte ich meinen Dad. Das tat ich im Kindesalter und sogar ein bisschen als Jugendlicher, obwohl es Gründe und Gelegenheiten gab, ihn nicht zu mögen. Aber ebenso schöne Momente, wie unseren gemeinsamen Ausflug ins Düsseldorfer Rheinstadion zu *Pur* im Sommer 1996, kurz nach dem Schottlandurlaub und kurz nach dem einstürzenden Schulstuhl.

Ich weiß noch, dass das Konzert der schwäbischen Popband, die ich von 1992 bis 1997 mochte, ein echtes Highlight war. Und eines, für das ich ebenfalls der Schule fernbleiben musste, weil der Einlass an jenem Freitag schon mittags war. Stundenlang, von zwei Uhr nachmittags bis nachts um elf, stand mein Vater mit mir dort vor der Bühne, eingekesselt zwischen zigtausend anderen Fans, und schaute sich das Konzert dieser Band an, die kurz vorher mit dem Album *Abenteuerland* wochenlang auf Platz eins der deutschen Charts stand und von Hausfrauen, Vätern, Töchtern und Söhnen gleichermaßen geliebt wurde.

Es war das zweite Konzert, das ich mit ihm besuchte. Das erste war eine David-Hasselhoff-Show 1990 in der Dortmunder *Westfalenhalle*. Wir fuhren zu jedem *Knight-Ride*r-Treffen in Nordrhein-Westfalen. Dort schoss ich Fotos mit Hasselhoff-Doubles und setzte mich auf den Fahrersitz von K.I.T.T.-Imitaten.

Auch wenn mein Vater selten mit mir spielte, unternahm er dennoch gerne Einkäufe mit seinem Sohn. Das war ihm wichtig, und er genoss es, was wiederum dazu führte, dass ich ihm emotional näher war als an allen anderen Tagen. Samstagvormittags passte zwischen uns beide kein Blatt Papier, wenn wir für viele Jahre gemeinsam zum *Allkauf* nach Moers fuhren und dort unseren Wocheneinkauf erledigten – meistens ohne Mama.

Ich freute mich immer auf das letzte Stück des Warenhauses, in dem es die neuesten Filmzeitschriften und Comics zu kaufen gab. Im *Allkauf* kaufte mir mein Vater, als ich zehn oder elf Jahre alt war, meinen ersten *Nightmare-On-Elmstreet*-Comicband. Wie ich ihn dazu überredete, weiß ich nicht mehr. Meine Mutter schenkte mir später, als sie doch mal mitgekommen war, die gekürzte FSK-16-Version von *Nightmare On Elmstreet 3: Dream Warriors*.

Da hielt ich ihn in der Hand, einen echten Horror-Film mit meiner Lieblingsfigur, die ich bis dahin nur aus der *Hörzu* oder der *Moviestar* kannte. Eine Kassette, die ich sofort, als wir daheim ankamen, in den Videorecorder schob und mit großen, leuchtenden Kinderaugen das erste Mal Freddy Krüger beim Köpfen, Schlitzen und Schlachten in Aktion erlebte.

Nach dem Einkauf aßen wir meistens im *Il Mulino* in Moers beste Pasta, fantastische Pizza und superbe Filetsteaks. Die Besitzer kenne ich bis heute und das Nachfolgerestaurant *La Fattoria* ist seit über zwanzig Jahren der Ort, an dem ich am liebsten italienisch essen gehe.

Im Anschluss schauten wir immer mal wieder beim großen CD-Geschäft (das keiner Kette angehörte) in der Altstadt vorbei, und dann ließ sich Harald die neuesten Erscheinungen, die seinem Geschmack entsprachen, vorspielen. Er war seit jeher ein großer Fan der *Beatles*, der *Rolling Stones* und der *Beach Boys*. Damals hörte er ebenfalls gerne die *Bee Gees* und gute moderne amerikanische Popmusik der Achtziger und frühen Neunziger samt Irish Folk. Irgendwann, während er am Tresen saß, der massige Körper auf dem Barhocker, die scharfsinnigen Augen bewusst das Booklet der CD studierend, die großen Kopfhörer auf seinen dichten lockigen Haaren, durchsuchte ich, angelockt von den bunten, drastischen Covern, die Heavy-Metal-Abteilung.

Und zwischen *Megadeth*, *Slayer*, *Anthrax* und *Metallica* stieß ich nach ein paar Minuten des begeisterten Durchforschens auf *Iron Maiden*. Mit großen Augen blätterte ich das Fach durch, in dem die CDs standen: *No Prayer for the Dying*, *Seventh Son of a Seventh Son*, *The Number of the Beast*, *Piece of Mind* und *Powerslave*. Das, was ich dort auf den kleinen viereckigen Bildern oder auf den großen Coverabbildungen der LPs sah, faszinierte mich so sehr, dass ich schon am ersten Tag dieser Entdeckung am liebsten alle Platten dieser Band gekauft hätte. Und wenn mein Pa mit seinem Probehören fertig war und sich zwei, drei neue CDs für seine Sammlung einpacken ließ, fragte er mich immer, ob ich fündig geworden war. Meistens sagte ich nein, es sei denn, es gab irgendeine neue Hasselhoff-Single oder ein Hasselhoff-Album, aber die Wahrheit war, dass ich mich nicht traute, ihm meinen neu entdeckten Schatz anzuvertrauen. Mir war völlig bewusst, dass er sich nicht dazu würde hinreißen lassen, seinen erlesenen Geschmack über Bord zu werfen, um seinem kleinen Sohn, seiner „Mücke", ein Album dieser Schundbands zu kaufen, Bands, die Heavy Metal spielten. Denn, das wusste ja jeder, dieses Genre galt gemeinhin als Teufelsmusik, die von Teufelsanbetern gespielt und gehört wurde. Kein Wunder, dass Harald Wilhelm Diel, der Software-Ingenieur aus streng konservativem katholischem Hause, nie Gefallen an dieser Musik fand. Ich malte mir keine Chancen aus. Es sei denn, Ma würde mitkommen und ich konnte sie darum bitten, die CD heimlich herauszuschmuggeln, um sie mir daheim zu übergeben. Aber das schien wiederum chancenlos, weil meine Ma zu jener Zeit fast nie dabei war.

Eines Samstags traute ich mich und reichte Pa, als er wieder fragte, ob ich denn nicht was Schönes gefunden habe, voll aufgeregter Neugier die *Powerslave* rüber. Der nahm sie entgegen und schaute argwöhnisch aufs Cover, las sich die Tracklist durch und wechselte mit dem Chef des Ladens ein paar Blicke.

„Die sind schon okay. Völlig harmlos", sagte er, doch mein Vater war sich nicht sicher, ob er mir die CD kaufen sollte.

„Was willst du denn mit der CD, Dennis? Du verstehst doch gar kein Englisch", sagte er und sah, dass ich hoffte, er würde weich werden und mir die Scheibe schenken.

„Die sind bestimmt total cool. Schau dir nur mal das Bild an, ist das nicht obercool?"

Ich übersah natürlich den Fakt, dass es vermutlich diese „obercoolen" Bilder waren, die meinem Vater das komische Bauchgefühl verschafften. Zusammen mit den Dingen, die man sich eben landläufig über diese Bands und deren Fans erzählte. Die Texte, die ich, wie er bemerkte, eh nicht verstand, waren da nur das kleinere Problem.

„Außerdem", fuhr ich fort, „singt David Hasselhoff auch nicht auf Deutsch, und seine CDs bekomme ich sogar von euch zum Geburtstag geschenkt."

„Ganz schön schlagfertig, ihr Junge", merkte der Verkäufer an.

„Ja, nur vom wem er *das* hat, wüsste ich gerne."

Mein Pa kaufte mir an diesem Tag die erste *Iron-Maiden*-CD. Ich weiß es, als wäre es vorgestern, wie stolz ich aus dem Moerser LP- und CD-Geschäft herausstolzierte. Ich Dreikäsehoch mit *Powerslave* in der Plastiktüte. Im Auto studierte ich direkt das Booklet. Die Fahrt von Moers nach Hause dauerte keine fünfundzwanzig Minuten, doch ich schaffte es, Haralds Geduld mit meinen Fragen zu strapazieren.

„Harald? Was heißt eigentlich Poowärslaaaveee auf Deutsch?"

„Weiß ich nicht."

Wusste er, wollte aber vermutlich um die Erklärung, was ein „Sklave der Macht" ist, herumkommen.

„Und was heißt zwei miiiinuuutäs to midnickt?"

„Zwei Minuten bis Mitternacht."

„Und was heißt ... Hm, kann ich nicht aussprechen. Schaust du gleich mal?"

„Ja, Dennis. Wenn wir zu Hause sind."

Die Engländer wurden meine erste Lieblingsband, und ich liebte vor allem deren Maskottchen Eddie, jenes leicht zombiehafte Wesen, das seit dem ersten Album jedes Cover der Briten zierte. Ich verstand kein Wort von dem, was sie sangen, und war dennoch fasziniert von jedem einzelnen Song. *Powerslave* zog mich sofort in den Bann dieser Band, die ich ab jenem Tage parallel zu Hasselhoff hörte und die mit jedem weiteren Jahr immer wichtiger wurde.

In Kamp-Lintfort gab es ebenfalls einen kleineren, aber nicht minder gemütlichen Plattenladen, der von zwei Frauen geführt wurde. So oft es möglich war, besuchte ich sie, und das war, bedingt durch die häufigen Postfachleerungen meinerseits, oft der Fall. Die Besitzerinnen, die mich mit Namen kannten, mochte ich. Vor allem die schlanke, lockige Dunkelhaarige, deren Haut braun und deren Bluejeans eng waren. Beim Hereinkommen sagte ich freundlich „Hallo", erwiderte ihre Frage, wie es mir denn so gehe, immer mit einem verschüchterten „Gut, danke" und wuselte mich durch die brandneuen Veröffentlichungen.

Zum Ende des Jahres 1996 stand im Schaufenster die neue *Böhse-Onkelz*-CD *E.I.N.S.* Ich hatte bislang immer nur Schauergeschichten über diese Band gehört und war dementsprechend vorurteilsbehaftet. In der entfernteren Verwandtschaft hatte mir mein Cousin mal erzählt, dass es da „diese Kapelle aus Frankfurt am Main gibt, böse Onkels heißen die, und die sind total rechts", sagte er.

Als aufmerksamer Leser der *Bravo* und *Pop Rocky*, die in den frühen und mittleren Neunzigern über den immer weiter aufflammenden Trend des Rechtsrock berichteten, war mir der Name dieser Band ebenfalls des Öfteren aufgefallen und hatte in mir ein Bild des Grauens geformt. Ich, der bis vor Kurzem *Pur* mochte, *Iron Maiden* nicht mehr so toll fand, weil Bruce Dickinson unvermittelt ausgestiegen war, und *Die Toten Hosen* mit *Opium fürs Volk* für sich entdeckte, wollte mit Rechtsrock nichts zu tun haben. Nazis verabscheute ich schon immer.

Dennoch: Mich sprach das Cover der *E.I.N.S.* an. Ein aus Einzelteilen der Bandmitglieder zusammengemorphtes Gesicht war darauf zu sehen. Ein Auge, ein Ohr, eine Nase, ein Mund. *Böhse Onkelz* stand in dieser markanten Schrift oberhalb des Gesichts und darunter der Albumtitel. Ein einziges Wort, das trotzdem durch Punkte, die die Buchstaben voneinander abtrennte, ebenfalls als Abkürzung durchgehen konnte.

Sebastian, einer der netteren Mitschüler (wenn man Ignoranz

für sich als Nettigkeit abspeicherte, war das womöglich kein gutes Zeichen), war schon ein paar Monate *Onkelz*-Fan. Und der hatte diese neue Scheibe als MC hin und wieder im Walkman. Ich weigerte mich jedes Mal, mit reinzuhören, obwohl er mir das immer öfter anbot. Vermutlich, um mich zu ärgern, weil er wusste, dass ich die *Onkelz* für Wölfe im Schafspelz hielt, die sich tarnten, um mehr Platten zu verkaufen, obwohl sie in Wirklichkeit Nazis waren. Dazu passte, dass Sebastian mir weismachen wollte, *E.I.N.S.* stünde für „Eigentlich immer noch Skins".

Das Album weckte mein Interesse, aber kaufen wollte ich es deshalb noch lange nicht, schließlich erzählte man sich diese Geschichten und meistens, dessen war ich mir als Vierzehnjähriger sicher, stimmte etwas an Gerüchten.

Es vergingen Wochen und Monate. Immer wieder fuhr ich in den Plattenladen und schaute in das B-Fach und dort auf die Cover der *Böhse-Onkelz*-CDs. Auf einigen wenigen Alben-Artworks sah man die vier Musiker abgebildet, *Heilige Lieder* zum Beispiel. Und es war verzwickt, aber diese Typen sahen so gar nicht nach Nazis aus. Lange Haare statt Glatzen, Lederwesten, Jeans und Converse anstatt Springerstiefel mit weißen Schnürsenkeln. Trotzdem wirkten sie auf mich nicht wie die netten Jungs von nebenan, eher wie harte Biker, die man zu jener Zeit immer mal wieder in ihren Kutten und auf ihren Harleys durch die Gegend fahren sah. Rocker, die man besser nicht dumm anmachte. So wie die Musiker auf dem Cover stellte ich mir *Hells Angels*, *Bandidos* oder *Bones* vor. Allein die zahlreichen Tattoos des blonden Typen, der auf dem Foto der *Heilige Lieder* auffallend blasser als der Rest aussah, machten einen latent gefährlichen Eindruck. Tätowierte waren selten und gehörten nicht zum Alltag in Kamp-Lintfort, und solche, die gleich beide Arme samt Händen bunt hatten, noch weniger. Ein Tattoo hatte ein Stigma und das Signum hieß Asozialität.

„Nur Seefahrer und Knackis lassen sich tätowieren", sagten meine Eltern immer mal wieder, wenn sie ein bebildertes Exemplar im Fernsehen oder leibhaftig auf der Straße herumlungern sahen.

Offenkundig musste diese Regel auf Rockstars erweitert werden. Das hob meine Neugier nur an, schließlich war ich vierzehn, und vierzehn war ein mächtiges Alter. Eines, von dem sich manche Eltern wünschten, ihr Nachwuchs würde es überspringen. Ich las mir die Tracklists auf den Rückseiten der Alben und die Songnamen durch. „Bomberpilot“. Gefährlich, gefährlich. Das passte ja zum Image der *Onkelz* direkt wie die Faust aufs Auge.

„Gehasst, verdammt, vergöttert“, „Freddy Krüger“ – es wurde interessant. Je mehr ich las, desto größer wurde der Hunger zu erfahren, was es mit dieser Band auf sich hatte.

Zu Beginn des Jahres 1997, jenen schicksalhaften zwölf Monaten, die alles veränderten, gewann die Neugier. *E.I.N.S.* war in den Charts, bei Erscheinen sogar auf Platz drei, und ich nahm die letzte Scheibe aus dem Regal. Zwei Schritte weiter und ich stand an der Kasse, bezahlte, dankte den Damen, setzte mich auf mein Hollandrad und radelte wie ein Irrsinniger in Rekordzeit nach Hause. Die Werbung aus dem Postfach und die neueste Platte der sagenumwobenen, angeblichen Rechtsrockband *Böhse Onkelz* lagen, gut verstaut, im tarnfarbenen Eastpack-Rucksack.

Im Kinderzimmer angekommen, riss ich die Folie von der CD, legte die Scheibe in die Stereoanlage und drückte auf Play. Ein, zwei Sekunden später war Sonja, die große Liebe aus der 8a, der ich meine Zuneigung gestehen wollte, zwar nicht für immer, aber doch die nächsten rund sechzig Minuten vergessen. Mit den allerersten Noten des ersten Songs dieser Platte, mit „Danket dem Herrn“, geschah etwas mit mir, und als der Sänger ein paar Takte später zu „singen“ anfing, verliebte ich mich vom Fleck weg.

Danket dem Herrn – euer Elend geht zu Ende,
das Warten ist vorbei – jetzt wackeln die Wände!
Ja, hier ist Kevin – eure Stimme aus der Gosse,
der wandelnde Wahnsinn – mit Worten wie Geschosse!

Nach dem Genuss des Albums hatte ich alles gehört. Mehr brauchte ich nicht zu wissen. Diese eine knappe Stunde interessierten Zuhörens reichte, um eine Meinung zur Band zu haben. Besser, dessen war ich mir sicher, konnte Hardrock nicht mehr werden. Nicht aus Deutschland, nicht auf Deutsch. Die Songs auf diesem Album, das heute zu meinen absoluten Lieblingsalben zählt, waren wie ein Erweckungserlebnis meines pubertierenden Ichs. Und es wurde von Lied zu Lied besser, angriffslustiger, wütender und ehrlicher. Das Album wurde von Leuten geschrieben, die vom Leben und den Menschen angekotzt waren. Das schnappte ich praktisch ab Track eins auf, und um das zu beurteilen, brauchte man kein Intellektueller sein, allein die Stimme des Sängers zu hören reichte dafür aus.

Derartigen Hass, so viel Wut und stolzes Anderssein hatte ich bisher nicht gehört und nie vorher gefühlt. Da sang jemand, der mindestens genauso zornig war wie ich. Nur dass er einen Weg gefunden hatte, seiner Wut Luft zu machen, und sich offenkundig nichts gefallen ließ. Das unterschied uns.

Gegen Abend, meine neue musikalische Errungenschaft hatte ich drei oder viermal durchgehört, kam Harald von der Arbeit zurück nach Hause. Die Stereoanlage lief gegen neunzehn Uhr auf maximalem Lautstärkepegel und mein Vater machte sich nicht die Mühe, anzuklopfen.

„Was ist das für ein Lärm“, wollte er wissen, als er zur Tür hereinkam.

Ich hörte ihn nicht, war der Tür abgewandt und tief in diesem Meer aus Wut und Hass versunken, in dem ich ertrinken wollte. Er tippte mir auf die Schulter.

„Sag mal, spinnst du? Was ist das für eine Scheiße, die da läuft?“

Erst jetzt registrierte ich, dass die Platte bei Lied sieben angekommen war, das schlicht „Kirche“ hieß und die Aufmerksamkeit meines Vaters auf sich zog, der dem Text halbherzig lauschte und sekündlich saurer wurde.

Ich scheiße auf die Kirche, ihren Papst und seinen Segen.
Ich brauch ihn nicht als Krücke, ich kann alleine leben.
Falls du das nicht kannst, ja, falls du ihn brauchst,
Dann werde mit ihm glücklich, doch zwing mir nicht deinen Glauben auf!

Ich drückte kurz auf Pause.

„Was ist das für eine Band? Seit wann hörst du diesen Mist? Hast du jetzt *auch* den Verstand verloren?"

„*Böhse Onkelz*, Harald. Von denen hab ich dir mal erzählt, weißt du noch? Die Nazi-Band, die der Sebastian und der Dominik so mögen."

Was da in mich fuhr, meinen Vater so zu provozieren, weiß ich nicht mehr, habe aber eine Ahnung. Die Musik und die Texte dieser Frankfurter Band, nehme ich an. Die Mutation zu einem rebellischen Teenager, der sich wehrte und nicht mehr herumschubsen ließ, begann mit Einlegen der *E.I.N.S.* und war nicht umzukehren. Maulaffen feilhaltend stand Harald im Zimmer, sprachlos, aber nicht ohne Worte.

„Junge, tickst du noch ganz sauber? In fünf Minuten ist der Krach hier aus und die CD im Müll, sonst setzt's was in den Nacken, verstanden?"

Mein Vater war im Begriff zu gehen, wandte sich von mir ab und wollte zur Tür raus.

„Aber du hast das Beste noch gar nicht gehört, Harald."

Er blieb stehen und drehte sich um. Ich ließ „Kirche" weiterlaufen.

Ich pisse auf den Papst und seine römische Zentrale;
Auf den Vatikan und seine Sklaven!
Ich glaube nicht an eure Worte, ich bin doch nicht bekloppt,
Denn wer keine Angst vorm Teufel hat – braucht auch keinen Gott!

Harald Wilhelm Diel, der Mann aus einem biederen, streng katholischen, erzkonservativen Elternhaus in Essen, traute seinen Ohren nicht.

„Was, gefällt dir das etwa nicht? Ach, noch was: Sollte dir jemals wieder die Hand ausrutschen, wirst du es bereuen.“

Vierzehn war ein schwieriges Alter.

„… Oh dass sie ewig grünen bliebe, die schöne Zeit der jungen Liebe“

(Friedrich Schiller)

Im Laufe der nächsten Monate wurde diese Band immer wichtiger. Ab jenem Tag, an dem Vater Bekanntschaft mit meinen neuen musikalischen Vorlieben machte, hörte ich die *Onkelz* rauf und runter, runter und rauf.

In der Schule lief es deshalb nicht besser, im Gegenteil. Die Schikanen wurden nicht weniger, aber mit jeder weiteren wuchs in mir langsam und stetig der Wille, zurückzuschlagen. Noch ein kleines Quäntchen Zeit. Ein bisschen länger und öfter „Lieber stehend sterben“, „Zeit zu geh'n“ oder „Stunde des Siegers“ hören. Die Lieder, in denen an das Selbstwertgefühl appelliert wurde, waren meine liebsten. Fast mantraartig betete ich die Texte herunter, deren Urheber, Stephan Weidner, mein Begleiter wurde, wo immer ich mich hinbewegte. Seine Worte waren es, die von Kevin Richard Russell derart authentisch und brutal gesungen wurden, die mich lehrten, mir selbst zu vertrauen.

Nach ein paar Monaten besaß ich jede *Böhse-Onkelz*-CD, die jemals veröffentlicht wurde, und war bestens über die Band informiert. In Kamp-Lintfort eröffnete ein zweiter CD- und Vinylstore, deutlich größer als der kleine und von mir so geschätzte, und jener verkaufte obendrein Konzerttickets. Hier erstand ich die Karten für meine erste *Böhse-Onkelz*-Show, die ich im Sommer 1997 auf dem Flugplatz Hahn im Hunsrück erleben sollte und die ich nie vergessen werde – weil ich sie nicht erlebt habe.

Mein Vater schluckte die Pille der *Onkelz* und sie schmeckte ihm nicht. Dennoch fand er sich damit ab, dass ich ab sofort lieber auf die Texte tätowierter Männer hörte, die schwer kriminell aussahen, statt weiterhin den Popschmonzetten aus Bietigheim-Bissingen zu lauschen. Ich dachte, die Zeit sei reif, ihn zu fragen, ob er mich nicht auf das Konzert in Hahn begleiten könne. Schon meine Ma winkte ab, und Harald hatte es dementsprechend leicht. Dass ich es überhaupt wagte, mir die Konzertkarten ohne Einverständnis zu kaufen, war unverschämt, und so kam es, wie ich befürchtete: Die Tickets wurden wieder zurückgegeben und ich wartete weiter auf meine erste *Onkelz*-Show.

Das Jahr 1997 schritt voran, und in der Schule wurde der Alltag immer grauer und hoffnungsloser. Es gab da diesen Jungen aus der Parallelklasse, der schon mit 14 ultralange Haare hatte, die ihm fast bis zum Hintern hingen, und dem, das war für alle deutlich zu sehen, das Mal des Obercoolsten auf der Stirn stand. Er war nicht nur der König seiner, sondern aller Klassen. Er war der eine, zu dem die Jungs aufschauten. Sie wären gerne so lässig gewesen wie er. Kein Wunder, dass er mich nicht mochte und seit Neuestem traktierte. Der Klassenraum der 8a war im Obergeschoss, und eines Tages trat mir dieser Typ beim Hochgehen immer wieder mit Anlauf in den Hintern. Mit fast jeder Stufe, die ich nahm, wurden die Tritte fester. Ich fühlte förmlich, wie die Stahlkappe seiner Doc Martens blaue Flecken hinterließ. Sonja mochte ihn, sie lachte, als ich eingeschüchtert wie ein scheues Reh endlich oben ankam und ohne umzudrehen Richtung Klassenzimmer schritt.

Mir fehlte der Mut, mich der Auseinandersetzung mit diesem Jungen zu stellen, dessen Namen ich nicht kannte, weil er mir völlig egal war. Die Hoffnung, dass er sich genauso wenig für mich interessierte wie ich für ihn, hatte sich nicht erfüllt. Der Beweis war ein schmerzender Hintern. Den Rest des Schultages rutschte ich auf dem harten Schulstuhl hin und her, versuchte, dem Unterricht zu folgen, was mir nicht gelang, weil das Blut mit hoher Geschwindigkeit in meinem Kopf pulsierte. Als es zur zweiten großen Pause klingelte, kramte ich den Discman hervor, legte die *Böse Menschen* – Böse Lieder der *Onkelz* ein und skippte direkt zu Lied drei, der „Stunde des Siegers".

Du erträgst die Erniedrigung mit einem Lächeln im Gesicht.
Doch was mal aus dir werden soll – das weißt du nicht.
Der eine hat's, der andere nicht, doch das hast du nicht so gemacht.
Dein Weg führt dich in dunkle Straßen, hörst du, wie man über dich lacht?

Die Stunde des Siegers kommt für jeden irgendwann!
Für dich, für mich – für jeden irgendwann!
Die Stunde des Siegers, nutze sie und zeig ihnen,
wer du bist!
Spuck ihnen ins Gesicht, ins Gesicht!

Der Song lief den Rest des Tages in Dauerrotation, abgelöst von ein, zwei anderen, deren Grundaussage eine ähnliche war. Ich weinte nicht mehr wegen Typen wie diesem. Das war ein Anfang und sicher der Pubertät geschuldet, die mich jetzt vollends im Griff hatte, aber eben auch dieser Band, die sich wie ein Protonenpumpenhemmer auf meine gereizte Seele legte und dort wirkte, wo niemand sonst Zugang hatte. Ich schwor eins, und das flüsterte ich mir immer wieder an diesem Nachmittag zu: Würde mich noch mal irgendjemand so demütigen wie Tom damals oder dieser Wichser heute, würde ich zurückschlagen und erst aufhören, wenn er besinnungslos auf dem Boden liegt.

Doch lass sie lachen, lass sie schrei'n – bis ihre
Rotze sie erstickt!
Denn bald ist deine Zeit gekommen; jede Stunde
schlägt für dich.
Dann tanzt du auf ihren Köpfen, bis das Hirn aus den
Augen quillt.
Siehst du das Abbild ihrer fetten Leiber, hast du dein
Ziel erreicht.
Die Stunde des Siegers kommt für jeden irgendwann.
Für dich, für mich – für jeden irgendwann.
Die Stunde des Siegers, nutze sie und zeig ihnen,
wer du bist!
Spuck ihnen ins Gesicht, ins Gesicht!

Sonja war noch immer mein Schwarm, und ich liebte sie so, wie Teenager eben liebten. Leidenschaftlich dumm. Das Testosteron, das durch mich hindurchschoss, wollte mit der Realität, die anders war und mir damals schon deutlich zu verstehen gab, dass meine Gefühle nicht erwidert wurden, nichts zu tun haben. Es stand noch immer aus, diesem Mädchen mitzuteilen, was ich für sie empfand, und das wollte ich auf gar keinen Fall vor versammelter Mannschaft machen. Der Korb, der mir blühte, sollte nicht vor der gesamten Klasse ausgebreitet werden. Die Idee war, Sonja diesen einen Liebesbrief zu schreiben, der schon seit dem Schottland-Urlaub vor einem Jahr in meinem Hinterkopf herumspukte, und dessen Umsetzung bislang hatte warten müssen. Seit über 365 Tagen liebte ich sie und schwieg meine Zuneigung leise in mich hinein.

An einem Tag im Sommer 1997, während die Schüler in den großen Ferien waren und in Berlin die Love Parade das erste Mal über eine Million Besucher zählte, setzte ich dieses Vorhaben in die Tat um. Ich saß an meinem Schreibtisch, nahm ein weißes Blatt Papier, den *Lamy*-Füllfederhalter und schrieb in der schönsten Schreibschrift, die mir gelang (wenn ich wollte, konnte ich das echt gut), meine Gefühle auf. Und die waren derart präsent, dass ich jede erdenkliche Art des Kitsches aufgriff und für gut genug hielt, um mich ihr mitzuteilen.

Der Brief handelte davon, dass ich sie liebte („Ich liebe dich schon so lange, vermutlich länger, als die Ewigkeit andauert"), was ich an ihr mochte („Deine Haare sind wunderschön, genauso wie deine Augen, in denen ich am liebsten versinken würde. Aber betörend ist auch deine Figur, so athletisch und makellos"), was meine Hobbys waren („Ich spiele gerne Handball, gucke gerne Filme und lese gerne"), und beendete den Brief mit der obligatorischen Frage aller Fragen – der, ob sie mit mir gehen wollte: „Ja, nein oder vielleicht?"

Ich küsste das Papier, faltete es zusammen und steckte es in ein kleines Kuvert, auf das ich in Großbuchstaben AN SONJA und in Klammern darunter (PERSÖNLICH!) schrieb.

Ich ließ ein paar Tage verstreichen, und mein Magen grummelte ab dem Moment, an dem ich mich dazu entschied, nun doch allen Mut zusammenzunehmen und den Brief bei ihr einzuwerfen. Schon der Weg dorthin, zum Mehrfamilienhaus, in dem sie mit ihrer Mama wohnte, wurde zum Albtraum. Immer wieder hielt ich kurz am Wegesrand, um in die Büsche zu kotzen. Als ich endlich am Ziel angelangt war, warf ich den Brief in den Postschlitz und rannte, so schnell ich konnte, wieder außer Sichtweite der Anwohner. Ich wollte es unbedingt vermeiden, gesehen zu werden. Ab jetzt gab es kein Zurück mehr. Alsbald würde sich entscheiden, ob mir eine Zukunft mit Sonja blühte, wenn sie sich dazu entschied, mit mir gehen zu wollen, oder ob ich in ihrem Ansehen (weiter) sank. Gott im Himmel, ich durfte mir nicht ausmalen, was passierte, wenn Variante eins für mich nicht zutraf, sondern stattdessen mein Brief zur allgemeinen Belustigung der Klasse diente.

Ein paar Tage vergingen und jeder weitere, an dem ich nichts von Sonja hörte, wurde kein guter. Ging ich mit Daniel, Martin, Matthias oder Darius raus oder trafen wir uns zum Videospielespielen bei uns, war ich unaufmerksam und innerlich angespannt. Die Jungs wussten nichts von meiner Beichte, und das sollte bitte so bleiben. Besonders Darius hätte vermutlich gut abschätzen können, wie hoch die Chancen stünden, mit diesem Mädchen anzubandeln. Seine Prognose hätte mir womöglich nicht gefallen.

Die restlichen Wochen bis zum Start der Schule und der neunten Klasse würde ich demnach zwischen zwei Zeiten leben, zwischen der Zeit vor und nach meinem tollkühnen Liebesgeständnis. Gefangen zwischen Welten, die vor dem Einwurf des Liebesbriefes eine war, in der mir wenigstens die Hoffnung blieb, und die nach meinem Entschluss und bis zum Ende der Ferien zur Konjunktivhölle wurde. Schrödingers Liebesschrift. Solange ich nicht wusste, ob Sonja die an sie adressierten Zeilen gelesen hatte und zu einer Entscheidung gekommen war, wurde sie zu meiner Freundin und Feindin gleichzeitig.

Am ersten neuen Tag in der Realschule im August 1997, dem Start der neunten Klasse, wurde mir sodann reiner Wein eingeschenkt. Nicht ein Glas, sondern ein ganzes Fass voll. Eines, das überlief und dafür sorgte, dass ich in diesem Klassenverband keine Sekunde länger als notwendig bleiben wollte.

Die Frage, deren Antwort zwischen einem „könnte" und „würde" und inmitten eines „vielleicht" und „vielleicht auch nicht" schwelte, wurde geklärt. Das Ergebnis war ein klares Nein mit drei Ausrufezeichen und ein bisschen Spucke im Gesicht.

Es geschah nach der großen Pause. Torben, einer der mir nicht wohlgesonnenen Mitschüler, bemerkte etwas, das sich in meinen Haaren befand, die seinerzeit blond und voll waren. Ein, wie man landläufig sagte, Pisspottschnitt mit bubihaftem Mittelscheitel, der dem des *Backstreet-Boys*-Blondchen Nick Carter in nichts nachstand.

„Ey, Diel, du hast da was in den Haaren. Hast dir wohl nach dem Wichsen vergessen, die Hände zu waschen, wa?"

Das hatte ich offenkundig und fragte mich voller Peinlichkeit, während die ganze Klasse lachte, wie mir das um alles in der Welt passieren konnte. Vermutlich wäre diese Szene in einer der amerikanischen High-School-Komödien ein echter Hit, der die Kinobesucher reihenweise zum Lachen brachte, weil die Fremdscham so krass kickte. Aber für mich war das überhaupt nicht mehr lustig. Nicht, wenn man selbst den unglückseligen Trottel mimte, dem an ein paar blonden Haarsträhnen getrocknetes Sperma hing. Besäße Scham kinetische Energie, so hätte sie damals automatisch dafür gesorgt, dass in jenem Moment die Tische und Stühle sowie Schülerinnen und Schüler in die Luft gehoben und durch das Klassenzimmer geschleudert wären. Damals hätte ich gerne über Superkräfte verfügt. Ein Junge wie der aus den Romanen, die ich las, und der mittels Gedankenkraft alle möglichen Dinge bewegen und auf andere schleudern konnte.

Stattdessen stand ich auf, wortlos wie immer, und wollte zum Jungenklo rennen, um mein angetrocknetes Ejakulat aus den Haaren zu waschen.

„Diel, da hast du wohl ein bisschen zu kräftig an Sonja gedacht, haha.“

Torben rief mir hinterher, alle lachten wieder und ich blieb stehen, ehe ich die Klassenzimmertür erreicht hatte. Das war die Bestätigung. Meine erste Liebe hatte herumerzählt, dass ich in sie verknallt war. Wahrscheinlich auch, dass ich ihr einen Brief geschrieben hatte, der genau das gestand. Die *Onkelz* kamen mir in den Sinn. Ebenfalls, dass ich mir fest vorgenommen hatte, mich nie wieder herumschubsen zu lassen, ganz gleich von wem.

Ich drehte um, es hatte geklingelt und bald würde Frau Neunertal kommen, um uns Englisch beizubringen, aber das war mir egal. Nachdem die so tatenlos dabei zugesehen hatte, wie ich in der sechsten Klasse durch den Kakao gezogen wurde, weil ich mich auf diesen vermaledeiten kaputten Stuhl gesetzt hatte, der krachend unter mir zu Bruch ging, war jedwede Sympathie verflogen. Sollte sie doch genau jetzt kommen! Dann hätte sie wenigstens etwas zu berichten gehabt. Ich lief auf Torben zu, der sich am anderen Ende der Klasse befand und mich auslachte. Sonja stand mir im Weg.

„Diel, das hier ist für dich und für den Brief. Meine Antwort.“

Sie spuckte mir ins Gesicht, stolzierte zu ihren Freundinnen, die immer in ihrer Reichweite saßen, und setzte sich.

„Lieber würde ich den hässlichsten Jungen der Schule nehmen, als mit so einer fetten Sau wie dir zu gehen“, sagte sie, während ich mich an ihrem Tisch vorbei und Richtung Torben bewegte. Komischerweise empfand ich weder Schmach noch ein Gefühl des Selbsthasses, obwohl mir ein kleines bisschen von Sonjas Speichel an der Wange klebte. Das war dann wohl das einzige Mal, dass ich Bekanntschaft mit ihren Körperflüssigkeiten machen durfte, dachte ich schmunzelnd.

Mit jedem Schritt, den ich auf Torben zuging, wuchs in mir eine Emotion, die ich bis dato nicht gut kannte, die aber ab da für lange Zeit das Steuer übernehmen sollte. Meine Hand war zur Faust geballt. Irgendetwas in meinem Ausdruck musste dafür gesorgt haben, dass die Jungs, die um Torben herumstanden, ruhiger wurden. Er selbst ebenso, als er registrierte, wie ungeheuer wütend ich auf ihn zumarschiert kam. An jenem Tag war Darius krank. Er bekam nicht mit, was sich dort im Klassenzimmer der 9a abspielte, und mich interessiert, wie er reagiert hätte, wäre er Zeuge des Faustschlags geworden, den ich Torben ins Gesicht gab. Ein Treffer, der dafür sorgte, dass seine Nase von dieser kleinen Faust des dicken Jungen mit dem blonden, spermabehafteten Haar mit einem kaum wahrnehmbaren „krrrck" gebrochen wurde. Torbens Kopf schnalzte heftig in den Nacken und ich hatte Gelegenheit, für einen zweiten Schlag auszuholen, der aber nicht mehr sein Ziel traf, weil mich Till, der Beruhiger und Seelsorger, zurückzog und schüttelte.

„Dennis, beruhig dich, Alter. Komm runter!"

Er nannte mich beim Vornamen, was eine Seltenheit war, weil sich fast alle immer nur mit Nachnamen ansprachen. Eine Angewohnheit, die ich schon damals despektierlich fand. Darius, Daniel, Martin, Matthias und ich wären nie auf die Idee gekommen, uns mit unseren Nachnamen anzusprechen. Dass Till mich Dennis nannte, zeigte mir nur einmal mehr, dass er einer der Guten war. Nun damit beschäftigt, weiteren körperlichen Schaden von Torben abzuwenden, der zu seinen Kumpels zählte. Der Rest der Klassen-Leader glotzte nur dumm und stand in der Gegend herum.

Torben, der vor ein paar Minuten alle Lacher auf seiner Seite hatte, rappelte sich langsam auf und musste seinerseits von Till, dem Diplomaten, beruhigt werden, was nur halbherzig zu gelingen schien. Zumindest verbal wusste mein Feind um sich zu schlagen:

„Das wirst du bereuen, du fetter Bastard! Hörst du? Ich bring dich um! Warte nur ab, wenn die Schule aus ist, Alter. Renn besser um dein Leben! Scheiße, tut das weh."

Frau Neunertal betrat das Klassenzimmer und sah, dass in der Klasse, in der sie jetzt Englisch unterrichten sollte, ein aufgeregtes Treiben und heilloses Durcheinander herrschte. Sie sondierte die Lage, bemerkte die hellroten Tropfen Blut auf dem Boden und ebenso Torben, der sich die Nase hielt, mit den Tränen kämpfte und fluchte.

„Der Diel war's!“, schrie Sonja. „Der hat ihm auf die Fresse gehauen, völlig ohne Grund. Der gehört von der Schule geschmissen!“

Mit einem Schlag war jeder Anflug peinlichen Berührtseins verflogen, fortgetragen auf Schwingen des Mutes und der Gewalt. Ich fühlte mich stärker als der stärkste Mensch auf Erden. Außerdem, das wurde mir erst zu Hause klar, nachdem ich vom Rektor auf mein Fehlverhalten hingewiesen wurde, machte mir Sonja mit ihrem Verpetzen das schönste (und einzige) Kompliment, das ich jemals von ihr erhalten hatte.

Dennis Diel: Der, der einem der Klassenstärksten vor versammelter Mannschaft die Nase brach. Die Wichse im Haar war vergessen. Und Sonja ebenfalls.

„Ein Vater allein fühlt den Respekt, den man einem Vater schuldig ist“

(Johann Wolfgang von Goethe)

Unser Haus sollte 1997 erneut unter den Hammer kommen. Es war die zweite angesetzte Versteigerung, und dieses Mal war es ernst und fünf vor zwölf. Bekäme die Bank nicht bis zur abgemachten Frist eine stattliche fünfstellige Summe, wären diese Mauern, die mein Opa Stein für Stein aufgebaut hatte, bald welche, in denen zumindest wir nicht mehr wohnten.

Oma Ilse hatte im Vorfeld für Aufregung und leere Konten gesorgt. Sie war der Meinung, es sei eine gute Idee, sich bei einem türkischen Familienclan, dessen Oberhäupter die Spielhalle betrieben, in der Ma zu jener Zeit arbeitete, Geld zu leihen. Ein fetter Haufen Schulden, der dazu diente, andere Schuldenberge abzutragen, die bei diversen Warenhäusern gemacht wurden. Tausende Mark, angehäuft über Monate, teilweise Jahre. Das Postabfangritual, das Mutter beinhart durchzog, machte durchaus Sinn. Meinem Opa durften die Inkassoschreiben nicht in die Hände fallen, das war allen klar. Der wäre, so tickte er eben, völlig ausgerastet und hätte Elisabeth grün und blau geprügelt.

Es bahnte sich eine Katastrophe an, deren Ursprünge niemand erklären konnte. Meine Oma war offenkundig in eine Schuldenfalle hineingeraten, die sie aus lauter Verzweiflung dazu trieb, Geld bei Menschen zu pumpen, von denen man sich besser nichts lieh, ohne einen festen Plan zu haben, wie die Kohle zurückgezahlt werden sollte. Schlimme Drohungen wurden ausgesprochen.

„Bekommen die ihr Geld nicht spätestens bis zum ersten des Monats wieder …“

Mohammed, der Besitzer des kleinen Casinos in Kamp-Lintfort, schüttelte den Kopf und legte meiner Mutter eine Hand auf die Schulter.

„Iris, du weißt, wir sind nette Leute, aber dann passiert nicht so Nettes, weißt du, was ich mein‘“, sagte er und machte dabei eine Handbewegung mit dem Streichholz, das er in den Fingern hielt, die andeutete, was er mit „nicht so Nettes“ meinte.

Mama war eingeschüchtert. Sie mochte diesen Job und ihren Chef, der immer mal wieder während ihrer Schicht hereinkam und mit seinem Rottweiler nach dem Rechten sah. Sie hatte sich ein bisschen aufgerappelt und war nicht mehr so psychotisch unterwegs wie in den Jahren zuvor, wenngleich man lange nicht von einer gesunden Psyche sprechen konnte. Dennoch: Seitdem sie einen halbwegs vernünftigen Hausarzt gefunden hatte, der die harten Neuroleptika aus ihrer Medikation herausnahm und gegen ein paar weiche Angstlöser ersetzte, hörten die schlimmen Derealisationserlebnisse allmählich auf.

Dass ihre Mutter diese feine Grenze überschritt und sich bei den Menschen Geld lieh, für die ihre Tochter arbeitete, machte sie unendlich traurig und wütend. Dennoch war ihr klar, dass schnellstens eine Lösung gefunden werden musste, und die lag auf dem Bankkonto meiner Eltern. Eine Steuerrückzahlung von gut vierzigtausend Mark wurde benutzt, um den Riesenberg Schulden zu tilgen, den Oma bei den türkischen Clanmitgliedern gemacht hatte.

Mein Vater erfuhr davon wochenlang rein gar nichts, weil er sich all die lieben langen Jahre nicht darum kümmerte, wann und wie viel Geld auf dem Konto vorhanden war. Ma holte die Kohle ab, und meine Oma fuhr mit dem Taxi nach Duisburg in eine wenig beschauliche Gegend und lieferte dort, bei den Bekannten und Freunden Mohammeds, einen Koffer mit großen Scheinen ab. Eine Lieferung, die dafür Sorge tragen sollte, dass dieses Haus nicht angezündet würde. Das hieß aber trotzdem nicht, dass dieser Bau weiterhin unser Heim blieb, denn die hohe Geldsumme, die jetzt fehlte, war zum Tilgen der Hypothekenschulden vorgesehen, die sich summierten und langsam explodierten.

„Ich fahr mit Papa fünf Wochen nach Bayern in Urlaub und dann regelst du alles mit Harald“, hatte Oma zu meiner Mutter gesagt, als die sie fragte, wie sie diesen ganzen Scheiß ihrem Mann beibringen solle. Was sich wie der klägliche Versuch anhörte, ihrer Tochter die nötige Zeit und Ruhe für ein klärendes Gespräch zu verschaffen, war doch in Wahrheit nicht mehr als eine Flucht vor den eigenen Dämonen. Elisabeth, die Frau mit den zwei Gesichtern, ließ ihre Tochter fünf Wochen allein mit Sorgen, die für ein ganzes Leben reichten und deren Hauptverursacherin sie selbst gewesen war.

Ma schaffte es nicht, Harald von dem zweckentfremdeten Geld zu erzählen. Tagtäglich schwand ein kleines bisschen an Hochgefühl und positiven Gedanken, während sich wieder Müdigkeit, Depressionen und bitterböse Ängste breitmachten. Irgendwann rief mein Vater beim Steuerberater an und fragte, wo denn die vierzigtausend Mark blieben, die ihm zugesichert wurden, und als der irritiert zu Protokoll gab, dass das Geld längst überwiesen sei, ging die Bombe hoch.

Vater reagierte mit Verständnis auf die sich vor ihm ausbreitenden Fakten. Das Geld war weg, würde nicht mehr wiederkommen, und weder meine Mutter noch Uroma Lene (Ilses Mutter) wussten, wofür Großmutter, die ich so liebte, so viel Geld aufbringen musste. Allen war klar, dass es etwas Gewichtiges, etwas Gefährliches gewesen sein musste. Im Dackelclub und in der Nachbarschaft gingen die Spekulationen los. Einigen wenigen aus diesem Reigen an vertrauensunwürdigen Menschen vertraute sich Oma an, und die wiederum sprachen Ma auf die Probleme an, in denen Ilse zu stecken schien. Da war von Geldeintreibern die Rede, von Kredithaien und hohen Schulden bei Warenhäusern und anderen Dingen. Dinge, von denen Oma zu Lebzeiten sagte, dass sie diese Geheimnisse mit ins Grab nehme – was sie dann letztlich auch tat.

Die Gefahr, die von den Menschen ausgegangen war, die sich um ihr Geld betrogen fühlten, war gebannt, aber jetzt sollte das Haus unter den Hammer kommen. Ein paar Wochen blieben den beiden, um zu evaluieren, welche Möglichkeiten bleiben, um dieses Unheil abzuwenden. Genau einundzwanzig Tage bis zur Rückkehr der Großeltern aus Bayern und einunddreißig bis zum angesetzten Versteigerungstermin vor Gericht.

Alles Überlegen half nichts. Die Rettung saß im Süden und würde bald zurückkehren. Irgendwie, das wurde immer klarer, musste man Opa um das Geld bitten. Fast die vollständige Summe, die an Steuerrückerstattung seinerzeit dem Konto meiner Eltern einen warmen Geldregen spendierte, musste aufgebracht werden, sobald Karl und Elisabeth aus ihrem Urlaub zurückkehrten. Und der Alte war die letzte Option für das Haus und doch eine Gefahr. Die große Unbekannte war, wie er reagieren würde, sobald er davon erfuhr.

Das Gespräch, in dem die Bitte um diese enorme Summe Geld erfolgen sollte, war für den Tag ihrer Urlaubsrückkehr angesetzt. In den restlichen drei Wochen, in denen sie weg waren, steigerte sich der emotionale Stress, unter dem meine Mutter stand, täglich. Sie schlief nicht mehr. Sie aß an manchen Tagen viel, an anderen nichts. Sie weinte wieder ununterbrochen, und auf der Arbeit überfielen sie Panik und Wahn in abwechselnden Perioden.

Harald und Ma stritten immerzu auf der Suche nach einer Möglichkeit, das vor ihnen liegende Gespräch mit meinem Opa auf einen zielführenden Weg zu bringen, ohne dass der Alte völlig die Nerven verlieren würde. Es ging hin und her und her und hin, bis alle Ideen durchdacht und doch unzumutbar waren. Die Wahrheit, das war das Einzige, das sonnenklar schien, durfte nicht ans Tageslicht kommen. Wenn Karl erfuhr, dass die Geschäftsaufgabe meines Vaters in der Vergangenheit Verbindlichkeiten in grotesker Höhe nach sich gezogen hatte, wegen derer (und der Schulden meiner Oma) man jetzt vor dem finanziellen Ruin stand, würden ihm alle Sicherungen durchbrennen, dessen war sich Mutter sicher. Die kam nach zwei Schachteln *Fair Play* und etlichen geweinten Litern Tränenflüssigkeit zu dem waghalsigen Entschluss, dass es nur einen einzigen probaten Weg gäbe: Mein Vater würde die Schuld, die auf ihm und Oma lastete, auf meine Ma abwälzen. Wenn ihm das glaubhaft gelänge, so dachte sie, könnte sich Schlimmeres verhindern lassen. Und als die Diskussionen erneut aufgenommen wurden, denen ich immer wieder unfreiwillig beiwohnte, weil ich ein Stockwerk drüber die lautstarken Auseinandersetzungen mitbekam, war es fast so weit, dass meine Großeltern aus ihrem Urlaub die Heimreise antraten.

„Harald, du musst sagen, dass ich das ganze Geld für Puppen, Schmuck und andere Sachen ausgegeben habe, Klamotten, von mir aus. Aber hör mir zu, du musst das so sagen, sonst schlägt Kaller dich tot!"

In Mamas Tonfall lagen Verzweiflung und Angst in so purer Form, wie ich es nie zuvor gehört hatte. Wieder und immer wieder flehte sie Harald an, sich an diesem kommenden Tag *so* zu verhalten und genau *das* zu sagen, von dem sie dachte, dass es den kleinstmöglichen familiären Schaden herbeiführen würde.

„Du hast doch wohl einen völligen Lattenschuss, du blöde Kuh! Und jetzt lass mich damit in Ruhe, du alte Hippe!"

Mama ließ meinen Vater in Ruhe und buddelte sich stattdessen weiter in ihrer Seelengrube ein. Ein Loch, aus dem sie kurz vorher beinahe herausgekrabbelt wäre. Die Hände berührten schon die Ränder, und sie hätte sich nur noch mit aller Kraft abstützen brauchen, um sich herauszuziehen. Doch das Schicksal und die Umstände meinten es leider anders.

Am Samstag, dem Tag der Rückkehr meiner Großeltern, schwor sie Vater noch mal darauf ein, sich richtig zu verhalten.

„Sag ja das Richtige und schieb die Schuld auf mich, hörst du mich, Harald? Schieb alles auf mich!"

Und dann, nachdem dieser Versuch, bei ihm durchzukommen, auf taube Ohren stieß, brach meine Mutter vor unseren Augen völlig in Tränen aufgelöst in sich zusammen. Sie sackte auf den Boden und schlug sich immer wieder mit der Faust an die Schläfen.

„Ich dreh noch durch. Ich werde bekloppt. Ich bekomme gleich einen Herzinfarkt. Einen Schlaganfall. Ich fall gleich in Ohnmacht. Ich sterbe, die Wände bewegen sich und kommen auf mich zu. Ich werde immer größer, ich werde immer kleiner, meine Hände zittern, sie sind ganz nassgeschwitzt, ich werde sterben."

Harald fuhr mit uns ins örtliche Krankenhaus und wartete im Auto. Ich begleitete Ma händchenhaltend in die Klinik und sprach mit der Frau in der Patientenaufnahme. Als klar wurde, dass sie nicht dortbleiben konnte („Deine Mutter hat nur ein bisschen schlechte Stimmung, wir können ihr hier nicht helfen“), und sie sich mittels einiger Tabletten wieder etwas gefangen hatte, ermahnte sie mich, Papa mitzuteilen, was er sagen sollte. Und dann verschwand sie rüber zu Familie Strauß.

„Ich kann nicht hierbleiben. Ich nehme die Schuld auf mich, aber ich kann nicht hier sein.“

Und so verließ Mutter die Lessingstraße 2d in Richtung Rundstraße an diesem heißen Samstagnachmittag, wenige Stunden vor Ankunft meiner Großeltern. In der einen Hand einen Beutel mit Bananen, Schokolade und unterschiedlichen Pillen, in der anderen ihren Regenschirm. Zurück ließ sie einen Ehemann, der vor dem Dilemma stand, die ganze Schuld an dieser Misere auf sich nehmen zu müssen, weil er die eine Frau, die wirklich Schuld hatte, nicht beschuldigen durfte. Und weil er die andere nicht beschuldigen wollte.

Zurück ließ sie ihren Sohn, der an ihrer statt nach unten in die Wohnung seiner Großeltern gehen und als Puffer fungieren sollte. Als Schlichter und Talisman. Wenn alles nichts half, was nicht geschehen durfte, dann wären wir bald obdachlos. Mein unliebsamer Opa, meine geliebte Oma, meine kaputte Mama und mein bräsiger Vater – sollte Opa ihn nicht bis dahin totgeschlagen haben, was ich zwar nicht befürchtete, was aber auch nicht völlig unrealistisch zu sein schien. Schließlich hassten sich diese beiden Männer abgrundtief. Solange ich jedoch unten säße und den Ausführungen meines Vaters lauschte, der erklärte, warum er sich das Geld leihen musste, wäre er sicher. Opa würde ihm nichts tun, solange ich dabei war, und Vater würde erzählen, dass er an allem schuld sei, weil es keine andere Option gab; schließlich ist er mein Vater und ich bin sein Sohn. Diese Beziehung, so brüchig sie ohnehin schon war, würde er nicht auf diese unwürdige Art und Weise durch eine Lüge riskieren.

Der Beginn des Gespräches verlief friedlich. Harald und ich, Oma und Opa versammelten sich im geräumigen Wohnzimmer. Es war warm, selbst zu dieser Uhrzeit. Der Sommer legte eine Verlängerung ein. Draußen hörte man Kinder spielen, und ich wäre liebend gerne überall, nur nicht dort, in diesem Wohnzimmer. Eingepfercht zwischen drei Erwachsenen, die erwachsene Probleme zu lösen hatten, deren Ursprünge ich nicht verstand. Was ich wusste, war, dass es „gut ausgehen" musste. Das hatte Ma mir ebenfalls mit auf den Weg gegeben.

Wie es ihr wohl gerade erging, sediert und allein bei den Nachbarn? Darauf wartend, dass Harald oder Oma anriefen und ihr mitteilten, wie und was der Rat der Weisen beschlossen hat. Ob Opa nach den Ausführungen meines Vaters ein Einsehen hatte und meinen Eltern vierzigtausend Mark lieh, oder ob wir als Familie demnächst auf der Straße saßen.

„Wo ist Iris?", wollte Opa wissen, und damit fing das Gespräch an. Er nahm auf seiner langen Dreiercouch Platz, auf der er immer saß und von der aus man mit der Nasenspitze fast den Fernseher erreichen konnte. Meine Oma saß neben mir auf der hinteren Couchgarnitur, direkt angrenzend am Wintergarten, und mein Vater zu meiner Rechten auf einem Sessel. An den Wänden hingen Geweihe und alte Bilder. In den Ecken standen handgeschnitzte Figuren. Ein Jäger samt erlegtem Hirsch, den er auf seinen Schultern trug (grausam, abstoßend), ein grob geschnitzter Teckel und allerlei andere Holzfiguren. Die beiden Rauhaardackel, Pucki und Ayda vom Dachsberg, liefen nervös um uns herum. Mein Vater steckte sich eine *Marlboro* an, bevor er antwortete.

„Die ist bei den Strauß', es geht ihr nicht gut."

„Was hat sie denn?", fragte Opa, der zusehends nervöser wurde. Das merkte ich daran, dass er öfter als gewöhnlich hustete und man immer größere Mühe hatte, ihn zu verstehen.

„Sie hatte eine Art Anfall", sagte Harald. „Hör zu Kaller, wir haben ein Problem. Es geht um das Haus."

Mein Großvater, der schon Böses ahnte, als es vorhin hieß, dass man sich gleich mal zusammensetzen müsse, stand auf und hustete. Der Anfall dauerte fast drei Minuten. Sein Gesicht lief hochrot an, sodass ich dachte, er würde gleich an Ort und Stelle an einem Schlaganfall sterben. Das wäre die absolute Ironie des Schicksals gewesen, aber mein Opa verstarb nicht an jenem Spätsommernachmittag; er fing sich und setzte sich auf die Couch.

„Was heißt das, dass es ums Haus geht? Sag mir nicht, dass es wieder versteigert werden soll!"

Harald schwieg einen Moment. Ich fand, es war einen Augenblick zu lang, denn Opa verlor mit jeder Sekunde, die verstrich, zusehends die Geduld.

„Harald! Was ist los?"

Er brüllte die Worte. Ein fremder Mensch hätte nichts von dem verstehen können, was dieser Mann ohne Stimmbänder und Kehlkopf zu sagen versuchte, aber wir verstanden ihn. Unser Gehör war auf seine Wut trainiert. Bestens sogar.

„Doch, ja. Wir ... Es gibt Probleme mit der Bank. Die wollen Geld, und wenn wir nicht rechtzeitig zahlen, dann, ja, dann wird wohl wieder ein Termin zur Versteigerung an..."

Vater durfte nicht aussprechen. Opa erhob sich von der Couch, streckte den Arm aus und zeigte mit dem Zeigefinger auf Harald, während Schimpf und Hasstiraden seinen Mund verließen, deren Bedeutung von mir nicht mehr dechiffriert werden konnten, so undeutlich waren sie. Oma Ilse, die bislang schwieg, mischte sich ein.

„Beruhig dich, Kaller. Hör doch erst mal zu, was Harald zu sagen hat!"

Und als sich Großvater meinem Vater gefährlich näherte und ich die Gewaltexplosion, die dort drohte, förmlich spüren konnte, stand *ich* auf und versuchte, das Schlimmste zu verhindern.

„Opa, beruhig dich. Hörst du? Du musst dich beruhigen. Setz dich hin und hör Papa zu, was er zu sagen hat, okay?"

Karl schaute mich an. Er sah, dass ich Angst hatte. Große Furcht davor, dass er meinem Vater etwas antun könnte. Das brachte die Wende. Opa liebte mich, und es musste ihm in der Seele wehgetan haben, dass ich das alles mitansehen und mitanhören musste. Er blinzelte ein paar Mal, zitterte am ganzen Körper und hielt sich an der Lehne des Sessels fest, auf dem Harald saß. Ein Mann von neunundvierzig Jahren, der einer Situation ausgeliefert war, in die ihn andere hineinmanövriert hatten. Menschen, die er liebte, auch wenn er das jenen nie richtig zeigte.

Opa schritt zurück und ließ sich auf seine Couch sinken. Er atmete schwer und schnalzte immer wieder mit der Zunge, weil er nicht glauben wollte, was Harald ihm da erzählte.

„Es geht um vierzigtausend Mark. Die bräuchten wir. Dann ist die Bank zufrieden."

Opas Schnalzlaute erfolgten in immer kürzeren Abständen. Mir schien fast so, als erlitt dort eine zweite Person aus meiner Familie einen Nervenzusammenbruch. Immer wieder flüsterte er vor sich hin, dass das alles nicht wahr sein könne.

„Das ist nicht wahr. Das darf nicht wahr sein. Das ist nicht wahr. Nicht schon wieder. Nicht schon wieder."

Nach ein paar Augenblicken holte Opa Karl tief Luft, legte zur Beruhigung seine Handinnenseiten auf die Oberschenkel und schaute meinem Vater in die Augen.

„Was ist passiert, Harald? Ich will die Wahrheit wissen. *Wie* konnte das passieren?"

Vater wurde nervös. Seine Stimme wirkte beschlagen und er fing den Satz zweimal an, bis er ihn hervorbrachte. Jene Worte, die erneut meine Welt zerstörten, größer als die Letzten.

„Iris. Sie ... sie hat das ganze Geld für Schmuck, Puppen und Klamotten ausgeben. All unser Erspartes. Es ist einfach alles weg. Ich weiß nicht, was sie mit dem ganzen Geld gemacht hat. Sie hat auch so viel für Medikamente und Tinkturen und den ganzen Quatsch verpulvert. Es sind tausende Mark, die fehlen."

Ich schaute Harald mit ungläubigen Blicken und Augen, die sich mit Wasser füllten, von der Seite an – außerstande, irgendwas zu sagen. Ich spürte nur, wie mein Herz entzweibrach und mit ihm ebenfalls alles an Respekt, was ich jemals für meinen Vater empfunden hatte.

Da bricht das Herz, ich höre es,
genau in diesem Moment wurde es zerstört.
Ich hör es knacken, es platzt in der Brust;
Dein Glaube – und sein Verlust.

Broilers: „Da bricht das Herz“

Quo vadis, Corona?

Wieder einmal sind Monate vergangen, seitdem ich die letzten Seiten dieses Buches schrieb. Es waren nervenaufreibende Tage, Wochen und Wörter. Das Ereignis rund um die wenigen Sätze meines Vaters, die er dort, im Wohnzimmer meiner Großeltern, vor vierundzwanzig Jahren sprach, hatte es in sich. Ich benötigte Abstand, um mit all diesen Erinnerungen fertigzuwerden. Damals zerbrach eine Welt, die bis heute nicht mehr vollständig aufgebaut werden konnte. Und dennoch liebe ich Harald. Besonders seit den letzten Jahren, in denen mir klar wurde, dass dieser Mann sich verändert hat. Dass er weicher wurde. Dass er die harte, unnahbare und unsensible Schale gegen ehrliche Verletzbarkeit eintauschte, die mir nahegeht und mir zeigt, dass ich ihn mehr schätze als jemals zuvor in meinem gesamten Leben. Das erste Mal so, wie ein Sohn seinen Vater ehren will.

Es ist jetzt Anfang Juli 2021. Ich bin doppelt geimpft, und sollte weniger Magenschmerzen haben als vorher, aber dem ist nicht so. Corona hat mich verändert. Obwohl ich das komische Ding aus meinem Bauchnabel auf wundersame Weise (und mittels Hanföl) wieder losgeworden bin (es war nicht Krebs, sondern ein gewöhnlicher befremdlicher Nabelstein), nicht an einem Bandwurm leide und keine Herzmuskelentzündung von der Impfung davongetragen habe, fühle ich mich noch immer benommen vor Angst. Eigentlich, so dachte ich, wäre es jetzt an der Zeit, durchzuatmen, mich auf den Sommer und die wieder möglich gewordenen Unternehmungen zu freuen, etwas weniger Stress aufzubauen, weil der Großteil meiner Familie und ich halbwegs sicher sind, aber es will mir nicht gelingen.

Zu groß ist der Druck, der auf der Seele lastet, und das seit eineinhalb Jahren. Ich kann ihn nicht abschütteln, er hängt an mir und saugt sich fest wie ein Blutegel, der sich von meiner Lebensenergie ernährt. Bis Corona ausbrach, kannte ich keine Hypochondrie. Und es ist absurd, aber wahr: Fremde Angststörungen wirken auf einen zuerst immer sonderbar, auch wenn man selbst unter ihnen leidet.

Ein guter Freund von mir quält sich mit der Angst davor, an einem Hirntumor erkranken zu können. Mehrfach im Jahr fuhr er deshalb in die Notaufnahme, ließ sich neurologisch untersuchen und bei den kleinsten Anzeichen sich ankündigender Kopfschmerzen schossen ihm wieder diese Gedanken in den Kopf.

„Was, wenn es dieses Mal Krebs ist? Was, wenn er schon metastasiert? Was, wenn ich jetzt sterbe, dabei bin ich noch keine dreißig."

Damals dachte ich, dass man froh sein sollte, diese Störungen des Denkens nicht zu haben. Ich war dankbar, dass dieser Kelch an mir vorüberzog, der schon in meiner eigenen Familie ausgetrunken werden musste. Meine Großtante war in einem erschreckenden Ausmaß davon betroffen, das merkte man, sobald man sie über potenzielle Krankheiten, von denen sie befallen sei, reden hörte. Magenkarzinome gaben sich mit Schilddrüsenkrebs die Klinke in die Hand. Und als meine geliebte Oma Ilse tatsächlich an Brustkrebs erkrankte und 2005 verstarb, drehte ihre Schwester vollends frei und war sich sicher, die Nächste zu sein, die vom gehässigen, hinterlistigen Todfeind Krebs geholt würde. Sie lebt bis heute. Krebsfrei, soweit ich weiß.

Ich wäre nicht im Traum auf die Idee gekommen, eines Tages selbst unter einer Krankheitsangststörung zu leiden. Zu sicher war ich mir, dass das nicht passieren wird.

Wie geht es jetzt weiter, wo stehe ich?

Seit einer Woche bilde ich mir wieder ein, dass etwas mit meinem Darm nicht stimmt. Kein Bandwurm, aber (davon war ich überzeugt) ein Darmverschluss.

Ich las und las, googelte und googelte solange, bis ich glaubte, die richtige Selbstdiagnose für ein Problem gefunden zu haben, das im Grunde genommen gar nicht bestand. Ich konnte schlicht ein paar Tage nicht in der gewohnten Frequenz und Menge scheißen.

Mein Magen rumorte laut, und mal dachte ich, es sei eine Verstopfung und dann wieder ein Ileus, der einen jetzt in die letzte, endgültige Misere zwingt. Beim EM-Spiel Deutschland gegen Ungarn, auf das ich mich freute und das wir hier bei uns zusammen mit meinen Eltern und meinem besten Freund schauten, war ich außerstande, an etwas anderes als einen möglichen Darmverschluss zu denken. Meine Frau gab mir den entscheidenden Denkanstoß, und ich glaube, dank ihr zu wissen, wie diese Angst ausgelöst wurde.

Bevor ich das näher beschreibe, muss ich erwähnen, wie groß die Schuldgefühle sind, die ich Manuela gegenüber empfinde. Auch wenn sie es sich nicht anmerken lässt, weiß ich aus eigener Erfahrung mit meiner Ma, wie schwer und schmerzhaft es ist, einen geliebten Menschen so zu sehen. Ich möchte sie nicht belasten. Ich schwor mir gar, niemals einen Menschen mit meinen Sorgen und Ängsten aufzuwühlen, aber diese spezielle Herausforderung verlor ich wohl. Und ich weiß, dass es gut so ist.

Ich liebe diese Frau so sehr. Nicht nur, weil sie immer an meiner hellen Seite steht und mit mir lacht, sondern besonders, weil sie meine dunklen Ecken liebt und mit mir weint, wenn mir nach Weinen zumute ist. Meinen Entschluss, den ich vor vielen Jahren fasste, niemals aufzugeben und immer weiterzukämpfen, hätte ich ohne diese Frau vermutlich längst an den Nagel gehängt.

Ich wünsche mir von Herzen, dass alle Menschen diese eine Person haben werden, die dann bei einem bleibt, wenn man in die finstersten Ecken der eigenen Seele abtauchen muss. Und dass man dort, wo man für gewöhnlich alleinsteht und es dunkel und verstörend ist, einen Partner in der Schlacht an seiner Seite weiß. Jemand, der selbst dann nicht geht oder die weiße Fahne hisst, wenn der Kampf aussichtslos erscheint. Sie gab mir den richtigen Hinweis, der mir aufzeigte, warum ich mir wieder so große Sorgen machte, an einer schlimmen Magen-Darm-Krankheit zu leiden.

Am gleichen Tag, an dem meine Sorgen wieder anfingen, wie ein Schweizer Uhrwerk zu ticken, wurde ein enger Freund mit einer akuten Blinddarmentzündung in das benachbarte Krankenhaus eingewiesen und notoperiert. Und am gleichen Abend zwickte es in meinem rechten Unterbauch. Am Mittag des darauffolgenden Tages rekapitulierte ich mein Stuhlverhalten und kam wieder einen Tag später zum Entschluss, dass sich da etwas Schlimmes anbahnte.

Ich bin froh, wenn diese ganze Corona-Sache ausgestanden ist. Vor allem – und ich weiß, dass sich das etwas merkwürdig liest – bin ich erleichtert, wenn die Krankenhäuser wieder Besuche gestatten. Schon vor der Pandemie war eine Sorge von mir, ins Krankenhaus zu müssen. Gibt es dafür einen Phobie-Fachbegriff? Wahrscheinlich schon, den gibt es ja für so ziemlich alle Ängste. Ich habe bloß keine Lust, danach zu googeln (oh, ein gutes Zeichen?), aber seit dem Ausbruch und den damit verbundenen Einschränkungen ist die Vorstellung, allein in einem Zimmer mit anderen kranken Menschen zu liegen, der pure Horror.

Diese Worte hier werden definitiv die letzten zur Covid-19-Situation und meinem Umgang mit ihr werden. Es gibt nicht mehr zu dieser Situation zu schreiben, außer, dass ich hoffe, dass wir am Ende (wann immer das sein wird) nicht alle unfreiwillig das griechische Alphabet lernen mussten ...

So oder so: Wenn dieses Buch erscheint, werden wir schlauer sein. Ich hoffe, auch glücklicher.

Ich möchte nun von den Jahren erzählen, die aus einem dicken, unsicheren Teenager einen jungen Mann machten, der mit Hilfe der Liebe die Angst besiegte.

Zurück in die späten Neunziger.

„Wenn die First Base küssen war und der Homerun Sex, dann saß ich noch in der Kabine und band meine Schuhe“

(Benedict Wells: *Hard Land*)

Mein Großvater lieh meinen Eltern das Geld, natürlich tat er das. Er wollte genauso wenig wie sie, dass wir auf der Straße endeten. Und doch tat er es nicht gerne, nicht aus Überzeugung, und schon gar nicht glaubte er, was mein Vater ihm dort an jenem heißen Spätsommerabend mitteilte.

Ich weiß es nicht nur deshalb, weil ich es spürte, als alle Worte gesagt waren und jeder wieder seines Weges schritt, ich wusste es vor allem, weil es mir mein Opa ein paar Wochen später verriet.

„Ich glaube nicht an die Mär, die mir dein Vater aufgetischt hat, Dennis", sagte er, als wir beide zusammen auf dem Weg zu *Media-Markt* waren. Dass Opa Karl und ich überhaupt Unternehmungen zu zweit machten, war nicht nur selten – es kam praktisch nie vor. An jenem Tag, zu Beginn des Jahres 1998, fragte er mich, ob ich ihn zum Elektronikfachmarkt nach Krefeld begleiten würde. Er wollte sich eine neue Stereo-Anlage kaufen. „So richtig mit CD und allem Pipapo", sagte er, und ich fuhr mit ihm mit.

„Dein Vater hat einen richtig schlechten Charakter. Merk dir das. Er ist kein Ehrenmann, er besitzt praktisch keine Ehre. Und ich glaube nicht, dass deine Mutter das ganze Geld für Medikamente oder Puppen ausgegeben hat. Die wollen mich doch für dumm verkaufen. Vierzigtausend Mark für Medizin und Kitsch? Nein, nein, nein."

Ich widersprach nicht, was seinen Glauben vermutlich nur bekräftigte. Niemals wäre es mir in den Sinn gekommen, die Lügen, die damals erzählt wurden, zu wiederholen. Ich hätte die Erinnerungen an sie am liebsten aus meinem Gedächtnis getilgt, aber das ging nicht. Dass Ma von mir wollte, dass ich diese, Haralds Geschichte, bekräftige, wann immer es die Situation erforderte, machte mich wütend. Bislang gab es keine Gelegenheit, in der ich hätte Stellung beziehen können, bis zu jener im Ford Scorpio meines Opas, als wir beide nachmittags auf dem Weg nach Krefeld waren.

Ich schwieg.

Seine Worte verfehlten nicht ihr Ziel. Dass mein Vater einen schlechten Charakter hätte, empfand ich trotz allem als anmaßende

Behauptung seinerseits, die ihm nicht zustand. Nicht, weil sie nicht stimmen mochte. Mein Verhältnis zu Harald zerbrach komplett, aber das gab Karl nicht das Recht, den Stab über diesen Mann zu zerbrechen. Dieser Choleriker und Ehefrauenschläger hatte über niemandes Haupt irgendeinen Stab zu brechen. Nicht dieser SS- und Hitler-Freund, der seine beiden Rauhaardackel mehr liebte als seine eigene Ehefrau. Und überhaupt: Was bildete er sich ein, derartig über den Vater seines Enkels im Beisein seines Enkels herzuziehen? Dass er jenen unheilvollen Tag, an dem um Haaresbreite zwei Familien obdachlos geworden wären, thematisierte, sagte vermutlich mehr über ihn aus, als ihm lieb sein konnte.

„Die SS war eine super Truppe!“ und „Dein Vater hat einen richtig schlechten Charakter.“ – Diese beiden Sätze von ihm sind mir in Erinnerung geblieben, sodass ich überhaupt keine Mühe habe, mir die Situationen, in denen sie gefallen sind, so bildlich vorzustellen, als wären sie just gestern geschehen.

Wir gingen zusammen in den *MediaMarkt* und kauften die Stereoanlage. Ich schloss sie am selben Abend an, damit Opa seine geliebten neuen *Boney-M.*-CDs hören konnte, aber im Grunde wünschte ich mir, dass er bald weg wäre. Dass das Drama mit ihm, das schon viel zu lange andauerte, endlich ein Ende finden mochte.

Die abgewendete Versteigerung bedeutete indes kein Ende aller Sorgen. Ma vergrub sich zu Hause, Harald ging seinem Job als Programmierer bei der Kassenärztlichen Vereinigung nach, während ich mittlerweile in der 9a der städtischen Realschule saß und nicht besonders aufmerksam war.

Ich hatte jegliches Interesse an dieser Schule praktisch mit der Versetzung in die vorletzte Klasse der Sekundarstufe I verloren, und das bisschen Verständnis, das ich bis hierhin von Mathematik und Physik hatte, verabschiedete sich von nun an mit wehenden Fahnen.

Dass ich schon seit einem Jahr die meisten Fehlzeiten aller Schülerinnen und Schüler aufwies, für die langsam, aber sicher die elterlichen Erklärungen immer dünner wurden, machte meine Leistungen nicht besser. Mir wurde vieles, das von außen durch das Lehrpersonal und die Berufsberatung und von innen durch die Eltern und Großeltern gepredigt wurde, immer scheißegaler. Sonjas Spucke in meinem Gesicht war nicht vergessen und sicher nicht verarbeitet, aber ich lernte, damit zu leben. Mit ihrer Anwesenheit, der nicht erwiderten Liebe und der Schmach, die ich im letzten Jahr erlitt.

Der Schlag auf Torbens Nasenbein verschaffte mir klassenintern den notwendigen Respekt und man ließ mich in Ruhe. Die großen Schikanen hatten ihren Höhepunkt erreicht und ab Klasse 9 wurde ich konsequent ignoriert. Das war ebenfalls schmerzhaft, besonders, als Sonja ihren Geburtstag feierte und demonstrativ alle Klassenkameraden mit handgeschriebener Einladungskarte einlud. Als das Zweierpult dran war, an dem Darius und ich saßen, erhielt nur er die Einladung, ich hingegen nicht.

Wieder vergrub ich mein Gesicht weinend im Kissen, nachdem ich an jenem Tag daheim angekommen war. Aber, und das schwor ich mir erneut, wäre das jetzt die letzte Verletzung gewesen, die mich derartig aus dem Gleichgewicht brachte. Ich benötigte dringend ein dickeres Fell, das mir dabei helfen sollte, solche Momente nicht an mich ranzulassen, und natürlich legte ich wieder meine persönlichen Schutzpatrone auf, die ich in diesen Situationen heraufbeschwor.

Die *Onkelz* und deren Musik und Attitüde faszinierten mich 1998 immer noch und immer mehr. Ich mag mir nicht vorstellen, wie ich all diese Kränkungen hätte wegstecken sollen, wäre da nicht die *E.I.N.S.* gewesen. Jenes Album, mit dem ich diese Frankfurter Band lieben lernte.

Im Jahr zuvor veröffentlichten die *Onkelz* ihre Biographie. Ich sog jede Zeile dieses Buches auf und freute mich auf die für den Herbst 1998 angekündigte Single, das neue Album und die Tour, während derer die Band in Oberhausen und Dortmund haltmachen würde. Ich hatte für beide Shows Karten und konnte es kaum erwarten, meine Idole endlich zum ersten Mal zu sehen. Bis es so weit war, mussten die verschiedenen Live-Videos herhalten. Besonders die *Live in Dortmund* versprüht bis heute diese Energie und ungeheure Intensität, die ein *Onkelz*-Konzert einmalig machen.

Daheim drehte ich die Lautstärke des Fernsehers auf Maximalpegel, schaute mir Kevin Russells Bewegungen ab, malte mit Kugelschreiber „SKIN“ auf die Fingerknöchel meiner Hand und war für ein paar Minuten nicht nur Fan, sondern Teil dieser Band. Überhaupt: Mit dem Jahr 1998 erwachten zwei neue Faszinationen in mir, die nicht unterschiedlicher sein konnten und eine gewisse Zeit gleichberechtigt nebeneinander koexistierten. Die für Techno und intensive, durchgezechte Rave-Nächte und jene für Skinheads.

Noch immer sah ich Daniel und Martin, Darius und Matthias mehrmals in der Woche. Darius natürlich täglich in meiner Klasse. Und es kristallisierte sich immer mehr heraus, was ich schon vom Beginn unserer Freundschaft an intuitiv spürte: Diese Menschen würden meine Freunde bleiben und mich, so viel Erfahrungen hatte ich in den knapp zehn Jahren mit ihnen schon sammeln dürfen, niemals willen- und wissentlich verletzen. Ich hätte meine Hand für jeden Einzelnen ins Feuer gelegt und mich dann 1998 doch schmerzhaft verbrannt.

Es war der Abend, an dem wir als Gruppe für einen Kinobesuch im Krefelder *Cinemaxx* verabredet waren. *Titanic* stand auf dem Programm, und auch, wenn ich hörte, dass es eine hoffnungslos kitschige Liebesschnulze sein sollte, war ich gespannt, wie James Cameron es fertigbrachte, diesen weltbekannten Luxuskreuzer untergehen zu lassen. Geplant war, dass mein Vater uns hinfuhr. Dass Harald den Taxifahrer gab, der uns von A nach B bewegte, kam öfter vor und sollte sich in den kommenden Jahren ausweiten.

Mitkommen wollten Daniel und Darius, nur Matthias und Martin blieben daheim. Letzterer vermutlich, weil er sich in jüngster Zeit immer öfter mit Daniel stritt und der wiederum nicht viel Lust hatte, seinen „kleinen“ Bruder überall mit hinzunehmen.

Der Film startete um zwanzig Uhr, unsere gemeinsame Abfahrt wurde für neunzehn Uhr angesetzt. Daniel hatte sich in seine Klassenkameradin Michaela verschossen, und umgekehrt war es ebenfalls so. Sie schloss sich der Gemeinschaft an, ich hatte nichts dagegen (auch wenn ein Mädchen im Schlepptau immer ein wenig von der rabiaten Jungsatmosphäre wegnahm). Und als meine Freunde um kurz nach sieben bei uns klingelten, sagte Daniel recht unaufgeregt zu mir, dass es besser sei, wenn ich zu Hause bliebe.

„Hör zu, Michaela findet dich komisch und möchte nicht, dass du mitkommst. Wir gehen jetzt ohne dich, tut mir leid, aber ich will ihr nicht absagen. Unser Vater fährt uns. Wir können ja demnächst dann zusammen ins Kino gehen."

Darius schwieg, verließ mit Daniel unsere Einfahrt und beide stiegen in Detlefs Ford Mondeo. Daniel nahm auf der Beifahrerseite Platz, Darius stieg hinten ein, und dort saß schon Michaela – der Crush einer meiner besten Freunde, wegen dem ich nicht mit ins Kino sollte, weil sie mich „komisch" fand. Ich schloss die Eingangstür und schritt wieder die fünfzehn Treppen hinauf in unsere Wohnung. Ma sah mich zuerst.

„Was ist los, Dennis? Ihr wolltet doch ins Kino."

„Ja, die sind ohne mich gefahren. Daniels Freundin, oder was auch immer sie für ihn ist, möchte nicht, dass ich mitkomme. Und Daniel fährt also lieber mit ihr als mit mir."

„Das ist nicht dein Ernst. Er ist dein bester Freund. Das kann er doch nicht machen! Ich ruf bei Ulrike an", sagte meine Mutter sichtlich schockiert, was mich aufmunterte, weil all ihre psychischen Probleme dennoch nicht zuließen, dass ihre Moral und Freundschaftsprinzipien dahin waren.

„Nein, lass das. Es ist jetzt, wie es ist. Soll er halt mit ihr gehen. Bitte, ruf sie nicht an."

Ich ging hinauf in mein Zimmer und wollte weinen, konnte aber nicht. Ich fühlte mich seltsam leer. Ein wenig wie die Menschen in *Starship Troopers*, einem meiner Lieblingsfilme in jenen Jahren, in dem die Soldaten von einer außerirdischen Lebensform, dem Brain Bug, das Gehirn ausgesaugt bekamen. Wie eine Hülle ohne Kern. Selbst die *Onkelz* schafften es nicht, mich aufzumuntern. Ich saß nur in diesem kleinen Zimmer, starrte Löcher in die Decke und auf die Poster an meinen Wänden. Auf das von *From Dusk till Dawn*, diesem Vampir-Horror-Road-Movie, das von mir vergöttert wurde. Ich legte mich auf mein Bett und dachte nach. Tausend Gedanken schossen mir durch den Kopf, und keiner davon war selbstmitleidig. Ich war wütend und leer. Einsam auch, aber vor allem sehr wütend.

Natürlich war es nur logisch und eigentlich, betrachtete man die Länge der Freundschaft, längst überfällig, dass ich durch einen meiner „Brüder“ enttäuscht wurde, aber dass es ausgerechnet Daniel war ... Es ließ mich nicht los. Auch nicht, dass es ihretwegen geschah. Das verletzte gleich zweifach. Ich verachtete und beneidete meinen Freund gleichzeitig. Er, fast siebzehn, hatte ein Date mit einem Mädchen aus seiner Klasse. Vielleicht würde er bald schon mit ihr gehen. Möglicherweise bereits nach diesem gemeinsamen Abend, wer wusste das schon.

Und wie ging es dann für uns weiter? Welche Auswirkungen hätte es, wenn aus beiden ein Paar würde? Welche Konsequenzen für die Freundschaft, die mir so wichtig war wie nichts auf der Welt? Seitdem ich diese Jungs zu meinen besten Freunden zählte, waren sie die Galaxie, in der ich mich frei und lebendig fühlte. Streit gab es nie, und wenn, dann so kurz, dass man am selben Nachmittag wieder miteinander sprach. Ich grübelte und beschloss dann, Daniel bei der nächsten Gelegenheit zur Rede zu stellen.

Diese Vorstellung gefiel mir. Ich wollte diese Ungerechtigkeit nicht auf mir sitzen lassen und ihn gleichzeitig wissen lassen, dass er mich verletzt hatte. Irgendwas geschah mit mir und meinem Selbstvertrauen. Noch vor ein, zwei Jahren hätte ich diese Situation geschluckt. Das hatte ich hier zunächst ebenfalls, aber damals hätte ich nicht mehr darüber gesprochen. Aus Scham und Angst davor, dass *er* sauer sein könnte. Aber auch das wurde mir scheißegal, wichtig war nur, dass das nicht im Raum stehen bleiben durfte. Meinem Seelenheil zuliebe schon nicht. Und um selbiges hatte ich mich in den vergangenen fünfzehn Jahren eh zu selten gekümmert. Als wir uns wiedersahen, sagte ich ihm, dass ich sein Verhalten schäbig fand. Eines besten Freundes unangemessen. Dass er sich doch mal in meine Lage hineinversetzen solle und ob es ihm dann immer noch wichtig wäre, mit seinem Schwarm statt mit mir ins Kino zu gehen. Daniel entschuldigte sich und sah ein, dass er einen Fehler gemacht hatte.

Iris arbeitete noch immer in der Spielhalle und die Panikattacken nahmen sie wieder täglich in Geiselhaft. So häufig, dass sich die Tage, an denen sie mich bewusst aus der Schule ließ, mehrten, und irgendwann fehlte ich zwei Schulwochen am Stück, um bei ihr zu sein und aufzupassen, dass sie nicht „umfiel“ und „einen Herzinfarkt“ oder „Schlaganfall“ bekam. Das alles kurz vor meinem sechzehnten Geburtstag.

Ich nahm sie nicht mehr ernst. Ihre Worte von einst, in denen sie sich für mich ein ähnliches Schicksal wünschte, hallten noch nach – so lange waren sie nicht her. Sie schmerzten damals, sie schmerzen heute, wenn ich darüber nachdenke. Und allzu „gerne“ wiederholte meine Mutter sie, besonders dann, wenn Angst und nackte Panik nach ihrer kuschelweichen Seele griffen und zudrückten.

Heute erhebe ich daraus keinen Vorwurf mehr, auch wenn ich es nach wie vor folgendermaßen sehe: Niemals darfst du, egal wie schlimm deine Ängste oder Paranoia sind, hingehen und sie bei deinen Kindern abladen. Du darfst deine Söhne und Töchter nie als Puffer benutzen, nur um sie dann, wenn sie nicht so funktionieren, wie du es dir wünschst, für ihre angeblich fehlende Rücksichtnahme oder mangelnde Empathie zu verunglimpfen!

Harald war kaum zu sehen. Der Mann, der mein Vater war und vor dem ich jeglichen Respekt verloren hatte, machte aus seiner Teilnahmslosigkeit überhaupt keinen Hehl mehr. Er hatte das Gespräch geführt, auf das er gerne verzichtet hätte, und ja, seine Frau hatte ihm „keine Wahl“ gelassen, als es um die Frage ging, wie nach dem Geld gefragt wird, und jetzt hatte er seine Pflichten erfüllt.

In jenen ausgehenden Neunzigerjahren war immer öfter von Scheidung die Rede, wenn es mal zu den seltenen Momenten kam, in denen meine Eltern überhaupt miteinander redeten. Die Zeit der Beleidigungen wich der des lauten Schweigens. Über das, was vor einem Jahr gesprochen wurde und schwerwiegende Konsequenzen für den innerfamiliären Frieden mit sich brachte, hüllten meine Eltern ebenfalls den Mantel des Schweigens. Für mich war diese Atmosphäre daheim, die immer weiter von Schuld und Vorwürfen geschwängert war, unaushaltbar. Mich zog es öfter von dort weg, und wenn ich aus der Schule kam (falls ich sie überhaupt besuchte) und fertig zu Mittag gegessen hatte, war ich unterwegs. Ein kurzes „Hallo“ zu meiner Mutter, die immer noch oft weinte und sich ansonsten kaum zu einer Unterhaltung durchringen konnte, und schon verschwand ich. Meistens zu meinen Freunden, aber oft mit dem Fahrrad in die Stadt zu *Celino*, der neu eröffneten Gelateria, in der es die größten und leckersten Eiskugeln gab, die ich jemals gegessen hatte. Ich trödelte herum, verträumte die Zeit, holte, weil ich eh unterwegs war, die Post aus dem Postfach und fuhr immer an meinem kleinen Lieblingsplattenladen vorbei. Auf der Suche nach Neuerscheinungen trieb es mich dann in die Videothek an den „drei weißen Riesen“.

Drei Hochhäuser, die sinnbildlich in Kamp-Lintfort für all das standen, was diese Stadt viele Jahre verkörperte: Schufterei unter Tage, für die die Kumpels mäßig gutes Geld verdienten (wenn sie nicht zu Steiger oder Obersteiger aufstiegen), weniger anstrengende Arbeiten bei *Siemens* oder in den Einzelhandelsgeschäften und mit einer überdurchschnittlichen Quote an Arbeitslosigkeit und Sozialhilfe. Viele Menschen, deren Lebensunterhalt aus den letzten beiden Quellen floss, wohnten in den „weißen Riesen“, auch

Kids, die ich kannte und die bis auf zwei, drei Ausnahmen alle in die berüchtigten umliegenden Hauptschulen gingen. In den Hochhäusern, so erzählte man sich, stank es schon im Hausflur nach Pisse, und dort würden Fäkalien, wenn wieder mal die Abwasserleitungen verstopft waren, aus dem Fenster geschüttet. Die Mülltrennung sah dergestalt aus, ihn unsortiert auf die Straße zu werfen und nicht in die dafür bereitstehenden (und hoffnungslos überfüllten) Tonnen zu entsorgen. All das geschah so lange, bis Ratten vom Gestank angezogen wurden und das Ordnungsamt samt Kammerjäger einschreiten mussten. Zur Mitte der Zweitausender wurde dieses schändliche Markenzeichen der Stadt gesprengt und machte, irgendwie passte diese Entwicklung, Platz für ein modernes Einkaufszentrum.

Die Videothek dort wurde ab 1998 mein Domizil, das ich fast jeden Tag anfuhr. Ich habe noch den Geruch des Ladens in der Nase, der 2017 aufgrund der sich immer weiter durchsetzenden Streaming-Dienste seine Türen schloss. Ich erinnere mich gut und gerne an den Südländer, der diese Filiale des Deutschen Videorings (die später in „World of Video“ umbenannt wurde) führte und immer ein Lächeln auf den Lippen hatte. Dienstags war „Videotag“, was nur hieß, dass neue Filme ausgeliefert wurden, aber für mich war es der aufregendste Tag in der Woche. Die Spannung vor dem Ausleihen von FSK-18-Streifen, die ich gar nicht hätte bekommen dürfen und mir trotzdem von Hubert, einem etwas intelligenzgeminderten Mitarbeiter, immer mitgegeben wurden, ohne mein Alter zu checken. Ich denke gerne zurück an diese Zeit. An die Leihboxen der Kassetten. So groß, dass neugierige Kinderhände von diesen Dingern magisch angezogen wurden. Und dann erst die Cover. Bunt oder düster und geheimnisvoll. *Batman* mit Michael Keaton und Jack Nicholson. *Masters of the Universe* mit Dolph Lundgren, *König der Löwen*, *Robin Hood* mit Kevin Costner und so viele weitere. Natürlich gab es nebenan einen Raum, der mehr Magie und Anziehungskraft auf einen pubertierenden Jungen ausübte, als es alle *Disney*-Werke jemals konnten: das Erwachsenenabteil der Videothek. Und auch hier nutzte ich Huberts Sorglosigkeit immer öfter aus. Ich lünkerte hinein, wenn er im anderen, größeren Gebäudeteil mit Kassieren beschäftigt war und nicht mitbekam, wer sich in die „Ab-18"-Abteilung hineinbewegte. Flüchtiges, angestrengtes Hineingucken und man konnte erahnen, was dort auf den wenigen Quadratmetern Fläche an echten Schätzen herumstand. Horrorfilme mit meinem Helden Freddy Krueger, aber die bösen Fassungen. Die, in denen das vernarbte Pizzagesicht mit dem Klingenhandschuh wirklich schlitzen, köpfen und amputieren durfte, und nicht die langweiligen Versionen, in denen kurz vor den interessanten Momenten weggeschnitten wurde und das meistens so schlecht und dilettantisch, dass hörbare Tonsprünge und Anschlussfehler die Folge völlig verhunzter Zensuren waren, die eine ganze Szene mehr entstellten, als es Freddys Slasherkunst mit seinen Opfern jemals gekonnt hätte.

Die damals vor mir verborgen gebliebenen *Freitag-der-13.*-Filme mit der nicht minder populären Schlitzer-Ikone Jason Vorhees, Action-Filme wie *Bloodsport*, *Harte Ziele* und *Universal Soldier*, alle mit meinem damaligen Lieblingsschauspieler Jean-Claude Van Damme, und so viele andere Flicks, die auf dem Index für jugendgefährdende Schriften standen, buhlten um meine Aufmerksamkeit.

Das war nur der Anfang. Im hinteren Teil des Raumes waren die Pornos. Und, heilige Mutter Maria, da war es, das Paradies für Teens. Mit offenem Mund und hochrotem Gesicht lief ich die Reihen ab. Vorbei an Covern mit dickbusigen Frauen, die mit der rechten Hand einen Mann masturbierten und gleichzeitig einen anderen oral befriedigten, und Cover, die nur die scheinbar lüsternen und voll Sperma besudelten Gesichter hellhäutiger Frauen zeigten. Auf einem fiel mir zuerst der Titel des „Films" auf: *Der Geschäftsmann*. Mehr sah man auf der in dezenten Brauntönen gehaltenen Front nicht.

Ich drehte die Box um und traute meinen Augen nicht. Da ließ sich eine alte Frau, kaum jünger als fünfzig (wenn ich das mit fünfzehn abzuschätzen vermochte), von einem hageren Mann auf den Bauch kacken. So extrem erregt, wie ich bis eben war, als ich dort die Hardcoreporno-Verleihboxen stehen sah, so angewidert und abgeschreckt war ich, als mir dort vor Augen geführt wurde, was Menschen noch so für Vorlieben hatten.

Die nächste sexuelle Erleuchtung blühte mir, als ich im Herbst 1998 ein paar VHS-Kassetten auf dem Trödelmarkt in Kamp-Lintfort erstand. Der Verkäufer, ein schmerbäuchiger, ungepflegter Mann, hielt nichts von Jugendschutz und vertickte dort, unter den Augen aller, die richtig fiesen Filme. *Braindead*, Peter Jacksons Splatter-Meisterwerk von 1993, das bis heute in Deutschland verboten ist, hatte er im Angebot. *Scanners* und eine ganze Reihe anderer Schinken, die man für gewöhnlich nur im eben beschriebenen separaten Raum der Videothek ausleihen konnte, ebenfalls. Allesamt als ungeschnittene Verleihfassungen in großen Videothekenboxen. Nur, das fiel mir dann zu Hause auf, waren die Kassetten keine originalen, sondern Raubkopien. Und meistens war nach dem Abspann des Streifens, den ich mir dort kaufte, nicht Schluss. Es folgte die Zugabe in Form eines Hardcorepornos. Da saß ich dann. Der Fünfzehnjährige, dessen größtes sexuelles Anschauungsmaterial durch die *Bravo* und die wenigen kurzen Momente während eines *Premiere*-Erotikfilms oder -Softpornos repräsentiert wurde, und schaute seinen ersten Hardcoreporno. Zunächst allein und mit offenem Mund, dann allein und mit offener Hose. Und als die restlichen Mitglieder unseres Kreises der Verlierer durch meine begeisterten Erzählungen herausbekamen, welch Freude nach dem Konsum der Horrorfilme winkte, saßen wir alsbald zusammen vor meinem winzig kleinen Röhrenfernseher und wichsten ungeniert um die Wette.

So also sah Sex aus, wenn man nicht nur darüber redete, nicht nur davon las oder ihn nicht nur angedeutet sah, sondern ihn machte. Oh man, ich wollte Sex haben.

So schnell wie möglich.

„Jugend, das ist vor allem das Übergewicht der Hormone über Argumente“

(David Frost)

1998 war das Jahr, in dem ich sitzenblieb. Ich wollte nicht mehr zuhören, aufpassen und mich mit diesen anderen Jugendlichen abgeben, die mich zum Großteil ignorierten oder verachteten. Meine Fehlstunden stiegen hoch und höher und immer weiter, bis ich selbst in den Fächern, die mir lagen, nicht über ein ausreichend hinwegkam.

Als die Zeugnisse im Sommer ausgeteilt wurden, wusste ich schon seit Längerem, dass es für mich zurück in die neunte Klasse ging. Mangelhaft in Mathematik, mangelhaft in Physik, mangelhaft in Chemie und ein ungenügend in Sport. Letzteres war eine Überraschung, wenngleich keine schöne. Die Agenda der Sportlehrer bestand nicht darin, darauf zu schauen, was übergewichtige Kinder oder Teenager leisten konnten. Sie wollten die Kids nicht anhand kleiner Erfolge motivieren, ihnen Angst und Hemmungen nehmen, sondern stur genau *das* abverlangen, was der Lehrplan erforderte. Wenn man als Letztes in ein Team gewählt wurde, war das eben so.

An der Richtigkeit dieses Auswahlprogramms wurde nie gezweifelt, geschweige denn überlegt, wie man diese Form der Bloß- und Zurschaustellung Einzelner abschaffen und durch erträglichere Methoden ersetzen könnte. Irgendwann hatten wir in dieser Klasse, die ich bald verlassen musste, Hochsprung. Und genau wie jede andere Sportart, die auf blauen Matten begann oder endete, hasste ich sie. Das Anlaufen gelang mir, aber meine Absprungtechnik war so miserabel, dass ich regelmäßig selbst die niedrigste Latte tuschierte. Ich weiß, wie mich unser Lehrer zur Seite nahm und mir mit einem Blick, der aufrichtiges Mitleid ausdrückte, zeigte, welche Note er mir dafür geben musste. Ungenügend.

Meine Anstrengungen, mit dem Arsch auf der Matte zu landen, ohne dabei diese verdammte Latte zu berühren und herunterzureißen, waren ungenügend. Nicht nur mangelhaft, sondern so schlecht, dass es praktisch mit Leistungsverweigerung gleichzusetzen war. Als mir das klar wurde, sah ich überhaupt nicht mehr ein, mich bei diesen Sportstunden zum Gespött der ganzen Klasse zu machen. Standen Bodenturnen, Hochsprung, Bockspringen oder irgendeine andere Art des Folterns auf dem Programm, verweigerte ich jegliche Beteiligung. Ich setzte mich auf die schmalen Holzbänke, nahm meinen Rucksack mit in die Turnhalle, holte meinen *Gameboy*, *Discman* oder ein Taschenbuch raus und machte das, was mir Spaß brachte, während alle anderen um mich herum dem Schulsport frönten. Natürlich konnte ich mit dieser Haltung anschließend ein ganzes Poesiealbum voller Sechsen füllen, aber das war mir scheißegal. Sport konnte mich am Arsch lecken – und dieser Lehrer gleich mit.

Im Sommer 1998 fuhren Matthias, Darius und ich mit einem Reisebus zur Love Parade in Berlin. Darius war schon sechzehn, Matthias gerade fünfzehn. Viele Gespräche führten wir im Vorfeld mit unseren Eltern, vor allem mit den Müttern, um die Erlaubnis zu bekommen. Letztlich siegten Vertrauen und meine Überzeugungskraft.

„Klar könnt ihr uns vertrauen. Wir machen keine Scheiße. Nein, wir nehmen keine Drogen" (was meinem Opa wichtig war, der Zeit seines Lebens immer vor Rauschgift warnte). „Ja, wir passen aufeinander auf."

Am Ende des Tages sprachen sich die Mütter miteinander ab und erteilten ihre Zustimmung. Das Unternehmen konnte beginnen, und wir drei würden schon bald erleben, was die wirkliche Welt und was echte Pussys bedeuteten.

Seit geraumer Zeit hatte uns alle der Techno gepackt. Ich weiß gar nicht mehr, wie es konkret anfing, aber wir hatten große Lust auf elektronische Musik und deren verschiedene Spielarten. Wir gingen die ersten Male in die Geldener Disco *e-dry* (obwohl wir streng genommen nicht hineingedurft hätten) und sahen DJs dabei zu, wie sie Platten auflegten und Dance-Tracks ineinander mischten. Deshalb, und wegen der frühen Wodka-Redbull-Rauscherlebnisse dort, waren wir ab Sommer 1998 dem Rave erlegen.

Böhse Onkelz und Dancemusik. Die beiden Quellen meines fast sechzehnjährigen Ich, aus denen Kraft, Motivation, Selbstvertrauen, aber auch die Freude am Feiern, Toleranz und Hunger nach der Welt geschöpft wurden.

Unter dem Motto „One World – One Future“ fanden sich im Juli eine Million Menschen auf der Straße des 17. Juni ein, um zu feiern. In Ektase und schwitzend draußen, aber auch in den Klubs dieser Metropole. Alles war eins und alle tanzten, jubelten, knutschten und bliesen in ihre Trillerpfeifen, als wäre diese Parade die beste aller Zeiten. Und in dieser kaum vorzustellenden Masse an Menschen liefen drei milchgesichtige Kamp-Lintforter Kids herum. Jeder mit hundertfünfzig Mark Taschengeld und einem Rucksack ausgestattet, alle mit ein bisschen Alkohol im Gepäck (*Mixery* und andere Bier-Cola-Mischgetränke waren der „heiße Scheiß“ zum Ende des zwanzigsten Jahrhunderts hin) und keinerlei (nicht mal „weiche“) Drogen im Blutkreislauf.

Matthias war ein exzellenter Fahrplanleser und schon mit den wenigen Jahren auf dem Buckel ein wahrer Großstadtmensch. Er kannte sich binnen weniger Momente im weit verzweigten U-Bahn-Netz Berlins bestens aus – auch deshalb, weil er mit seinem Dad Weltstädte wie London, Paris oder Barcelona besucht hatte – und führte seine zwei Freunde von einer Sehenswürdigkeit zur nächsten. Wäre er nicht mit dabei gewesen, hätte man Darius und mich vermutlich betrunken und spätnachts in einer Bahnhofsmission aufgelesen, außer Stande, das Hotel, in dem wir uns einquartiert hatten, wiederzufinden.

Von Donnerstag bis Sonntagmorgen feierten wir und erlebten dort das, was man berechtigterweise als völlig unbekümmerte, unbeschwerte Zeit bezeichnen durfte. Im Rausch der Glückseligkeit, zappelnd unter den Schlägen treibender Technobeats und unter einer glühenden Hochsommersonne, fanden wir in Berlin auf offener Straße das, was wir uns in Kamp-Lintfort nicht mal zu suchen trauten: Zugehörigkeit.

Niemand schaute uns schräg von der Seite an, hier waren wir unauffällig, fast unsichtbar. Keiner achtete auf mein Übergewicht oder runzelte die Stirn, weil Darius nicht dem biodeutschen Urtypus entsprach. Hier waren wir drei Kids, die wie Hunderttausende andere die beste Zeit ihres Lebens hatten. Anderssein war nicht nur erwünscht, es gehörte zum Grundkonzept der Love Parade und Technobewegung dazu.

Auf den Lovetrucks, die das Herzstück der Parade bildeten, sahen wir muskulöse Männer, die andere Männer küssten. Nicht verschämt auf die Wange, sondern leidenschaftlich und mit ihren Zungen. Das machte Eindruck, und es fühlte sich normal an.

Ich sah Frauen in Lack-und-Leder-Outfits mit Bällen in den Mündern, die andere Frauen dort ableckten, wo ich nie jemanden nur berührt hatte. Wir schauten uns um und sahen kopulierende Pärchen im Tiergarten, und überall bekam man Kondome. Die wurden auf der Straße von Mitarbeitern des Roten Kreuzes verteilt, genauso wie Wasserflaschen, die die durch MDMA enthemmte Meute vor Dehydrierung und Kollaps schützen sollten. Hier in Berlin sahen wir viele der Dinge live und nur wenige Meter von uns entfernt, die wir bis dato nur auf den Flohmarkttapes begutachtet hatten. Sexualkundeunterricht im natürlichen Habitat des XTC konsumierenden Ravers hatte etwas Magisches an sich.

Natürlich fanden wir dort keine Mädchen, die uns mit auf die Hotelzimmer begleiteten. Wir trauten uns nicht mal, welche anzusprechen, was aber unserer Euphorie keinen Abbruch tat. Wir genossen die Freizügigkeit der Berliner, konnten uns an gepiercten Nippeln nicht sattsehen und fühlten uns wie Erwachsene; dabei war es pure Jugendlichkeit mit all ihren Wonnen, die wir dort erlebten und für immer in uns aufsogen. Wir lauschten den Sets der angesagtesten DJs ihrer Zeit. Menschen, oft Frankfurter wie Sven Väth, Marc Spoon, DJ Dag oder Talla 2XLC, die wir erst vor Kurzem lieben gelernt hatten und die alle nacheinander dort auflegten. Paul van Dyk, Dr. Motte, Westbam, Da Hool und wie sie alle hießen, gaben sich die Platten in die Hand. Um uns herum versuchten Fernsehteams, die besten Bilder der Parade einzufangen, und weltbekannte DJs hinter Absperrungen und mit Bodyguards gaben Menschen Interviews, die Sendungen für VIVA, MTV und andere Sender produzierten.

Ich traute mich sogar zu tanzen. Die verschüchterten Versuche allein daheim vor dem Spiegel außen vor gelassen, war es auf der Love-Parade-Abschlusskundgebung an der Siegessäule 1998 das erste Mal, dass ich tanzte. Unbeholfen, aber das war okay, so bewegten sich fast alle. Die wenigsten waren im Raven und dem korrekten Benutzen der Beine und Füße zum Beat geübt, und es war völlig egal. Jeder machte die Moves, die er konnte, und wie die aussahen, interessierte überhaupt niemanden. In unserer Dorfdisco schauten die jungen Tänzerinnen und Tänzer, die mehr Talent als andere Gleichaltrige besaßen, oft spöttisch und mit unangenehmer Arroganz auf alle, die sich nicht so gut bewegten wie sie. Das wiederum hemmte mich. Meine Beine verknoteten sich schon dann, wenn ich nur einen Fuß neben den anderen setzen wollte, aber mit der Abfahrt aus Berlin und den Erinnerungen an diese monumentale Zeit dort im Gepäck, war diese Angst passé.

Überhaupt mutierte ich dank des Aufenthaltes in der Hauptstadt immer mehr. Furcht war mir mittlerweile fremd. Ich nahm Stück für Stück und mit jedem weiteren Abend im *e-dry*, den wir dank der dort eher lax umgesetzten Jugendschutzbestimmungen bis morgens früh erleben durften, mehr Selbstvertrauen auf. Gingen wir auf die Kirmes oder fuhren wir ins *Phantasialand* oder in die *Warner Brothers Movie World*, kniff ich nicht mehr länger, wenn es auf Achterbahnen ging.

Irgendwie platzte der Knoten und ich genoss jede verdammte Sekunde auf diesen Dingern, konnte fast nicht genug von der Geschwindigkeit, den Loopings und steilen Kurven bekommen. Von dem Jungen, der vor sechs Jahren im *Disneyland* alles zusammenschrie, weil er im *Star-Wars*-Flugsimulator Todesängste auszustehen hatte, war nicht mehr viel übrig. Dumme Sprüche begann ich zu kontern, genauso wie ich mir – dank des geglückten Treffers auf Torbens Nase – aneignete, zurückzuschlagen, sollte mir wieder mal jemand ans Leder wollen. Die alten, nicht trendigen Klamotten wichen immer mehr einer Mischung aus *Onkelz*-Merchandise, Doc Martens mit Stahlkappen, olivgrünen oder schwarzen Bomberjacken und einem Bürstenhaarschnitt.

Ich mochte Dancemusik und die Tänzerinnen und Tänzer, die DJs und DJanes, aber ich wollte anders aussehen. Nicht wie ein Paradiesvogel, eher wie ein Skinhead. Das passte gut ins Lebensgefühl, denn während uns in Berlin zwar aufgezeigt wurde, dass die Welt bunt und groß ist und genug Platz für alle Menschen und deren Vorlieben bietet, war sie in Kamp-Lintfort klein, stinkig und gewalttätig. Türkische Gangs jagten uns wieder und weiter. Besuche im Freibad endeten fast immer, besonders dann, wenn Daniel mit seinem neuen Kumpel Thomas dabei war, in Keilereien, und meine Wut auf alle Migrantenkids, die sich hier so benahmen, obwohl sie doch „Gäste" waren, stieg täglich bis ins Uferlose.

Dazu passte, dass mich parallel die Subkultur der klassischen Oi!-Skinheads faszinierte, obwohl ich mit deren Musik (Punk, Ska und Reggae) nichts anzufangen wusste. Ich verschlang haufenweise Literatur über Glatzen, war angetan vom „Skinhead Way of Life" und angeturnt von Renées, weiblichen Skinheads.

Irgendwann, so wünschte ich es mir, würde ich eine kennenlernen und mit ihr schlafen. Meine Bumspremiere stand noch aus, auch das sollte sich bald ändern.

Zum Ende der Schulferien lernte ich Karsten kennen. Ein zwei Jahre älterer, Lintforter Fascho-Skinhead, der mich in Berührung mit den verschiedenen Spielarten des deutschen Rechtsrock brachte, den ich aber praktisch sofort beim ersten Hören völlig lächerlich und nicht ernstzunehmend fand. Meine Grundeinstellung war als junger, *Pur* hörender Teenager antifaschistisch, und nur, weil uns immer öfter Türken oder Russen auf die Fresse schlugen, beeindruckten mich deshalb keine NPD-Parolen oder das Dritte Reich verherrlichende Texte von waschechten Neo-Nazis.

Dass viele dieser unterirdisch schlechten Kapellen meine geliebten *Böhsen Onkelz* aufgrund deren Ausstiegs aus der rechtsextremen Skinhead-Szene zur Mitte der Achtziger verachteten und in ihnen linke Verräter sahen, machte meine Ablehnung gegen all diese Combos nur stärker. Ebenso, dass ich Techno hörte und das ganze Lebensgefühl dieser Subkultur mit faschistoiden Wichsvorlagen nichts gemein hatte, außer einem (in gewissen Kreisen) ähnlichen Fetisch für Militäruniformen. Meine Liebe zur elektronischen Tanzmusik sah man mir nicht an, dass ich nicht mehr der schüchterne und leicht einzuschüchternde Junge mit dem dicken Bauch und den wabbeligen Brüsten war, hingegen schon.

Dick war ich, aber ich schämte mich nicht mehr so dafür wie früher. Im Schwimmbad hatte ich es mir für viele Jahre zur Angewohnheit gemacht, nur mit T-Shirt ins Wasser zu gehen, und das durfte nicht weiß sein, schließlich wollte ich kein unfreiwilliger Teilnehmer eines Wet-T-Shirt-Contest werden. Die Blicke, die ich für meine Gynäkomastie erntete, trafen ihr Ziel, aber in mir wuchs parallel zu jedem abwertenden, angeekelten Augenpaar und jeder vernichtenden Beleidigung der Wille, zuzuschlagen. Möglichst so lange, bis der Bully sich nicht mehr rührte. Irgendwann traute ich mich in dieser Umgebung, in der ich bislang so verletzlich war, auch das. Halbnackt, mit Badeshorts und einem Handtuch über den Schultern, meine kleinen Teenager-Fäuste tief im Magen und im Gesicht eines vermutlich gleichalten südländischen Jungen vergraben, der einem Kumpel vorher mit Anlauf in den Rücken getreten hatte. Im Rheinberger Freibad durfte ich mich danach für ein paar Jahre nicht mehr blicken lassen.

Der Sommer 1998 war ein ausnahmslos guter und sollte nur vom darauffolgenden getoppt werden, der uns drei (und sogar Daniel) wieder nach Berlin zur Love Parade führte. Aber vorher musste ich die Nichtversetzung überstehen und mich in meiner neuen Klasse zurechtfinden. Und in eben jener war es anders als bisher gewohnt. Diverser, mit türkischen Mädchen, übergewichtigen Zwillingen, mehreren nerdigen Teens und ein paar coolen Rich Kids. Ich fand mich schnell ein, weil einer meiner weniger engen Freunde aus der alten Klasse schon ein Jahr vor mir die „Ehrenrunde“ drehte. Ich vermisste niemanden aus der 9a, mit Ausnahme von Darius, der sich ohne seinen besten Freund ein Jahr bis zur Mittleren Reife durchschlagen musste.

Fortan saß ich in der 9d unter der Leitung von Frau Hof. Ein alter, fieser, gemeiner Drachen war das. Wir zwei mochten uns vom ersten Moment an nicht, so viel war sicher. Die kleine garstige Frau mit den feuerroten Haaren und dem feuerroten Opel Calibra, mit dem sie morgens immer auf den Lehrerparkplatz gebrettert kam, war unerbittlich. Sie unterrichtete Mathematik, Chemie und Biologie, und mir wurde recht schnell klar, dass diese drei Fächer, vor allem aber Mathe, eine Herausforderung würden, die alles bislang Gekannte in den Schatten stellen konnte.

Ich sollte recht behalten.

„Wenn du erwachsen wirst, stirbt dein Herz“

(The Breakfast Club)

Das Jahr 1999 fing okay an, dann starb mein Großvater und die letzten Monate im alten Jahrtausend wurden großartig. Etwas früher durfte ich an diesem verwunschenen, großen Kessel der Sexualität mit all seinen Geheimnissen schnuppern, von denen sich mir viele endlich offenbaren sollten. Ein Jahr zuvor war ich Zaungast und betrachtete das Treiben, im wahrsten Sinne des Wortes, aus sicherer Entfernung, und einen Sommer später wurde die Altersfreigabe meines Lebensfilms von „ab 12“ auf „ab 18“ hochgestuft.

Die 9d war besser. So viel besser, dass das Mobbing praktisch mit meinem ersten Tag aufhörte. Auch deshalb, weil die Kids meine Historie nicht kannten und ich die Möglichkeit hatte, direkt anders aufzutreten. Selbstbewusster. Die Doc Martens trug ich voller Stolz, ebenso die Bomberjacken. In vielen Fächern konnte ich Boden gutmachen und profitierte durch die Wiederholung des Stoffes, aber speziell in Mathe sah ich wieder kein Land. Nicht mal annähernd. Ich versagte und versemmelte erneut jede Klassenarbeit mit Pauken und Trompeten. Lernen und Hausaufgaben waren zwei Dinge, für die ich keine Zeit aufbringen wollte, weil ich durch neue Bekanntschaften, die der elektronischen Tanzmusik zugeneigt waren, endlich Mädchen kennenlernte, die mich mochten.

Jennifer und Sabrina gingen auf die Gesamtschule. Sie waren schon mit meinem neuen Kumpel Michael befreundet, und der war eine merkwürdige Mischung aus all meinen bisherigen Freunden und mir. Ein bisschen zu dick, ein bisschen zu groß, Pole und Brillenträger. Letzteres war in unserer Gemeinschaft neu. Früher Außenseiter wie wir und ebenso wie ich auf der Suche nach den gelobten Landen der Liebe, Lust und Leidenschaften.

Im Frühjahr 1999 bildeten wir eine kleine Clique, und die Freundschaft zu meinem „Club der Verlierer“ verlor ein wenig an Fahrt. Michael mochte Matthias nicht sonderlich, Matthias nicht Michael, und so sah man sich kaum noch täglich. Traurig hinterließ mich das nicht, schließlich war ich zu sehr an meinen neuen weiblichen Kontakten interessiert. Sabrina wurde nach kurzer Zeit meine erste echte Freundin. Dennoch lief zwischen uns sechzehnjährigen Teenagern nicht mehr als French Kissing und ein wenig Fummelei, die immer spätestens im Schritt ihrer und meiner Jeans haltmachte, aber für mich fühlte es sich an, als wäre ich bislang das ganze Leben lang blind gewesen. Nun wurden mir unvermittelterweise die Freuden des Sehens geschenkt.

Gemeinsam trafen wir uns nach Schulschluss, hingen abwechselnd bei ihr oder mir ab. Manchmal besuchten wir meine Ma in der Spielhalle und fachsimpelten bis spät abends über Techno, DJs und die besten Raves, auf die man dringend gehen musste. Wir schmiedeten Pläne für den Sommer, und uns war klar, dass wir zur Mayday am 31.04.1999 in die *Westfalenhalle* Dortmund und zur Love Parade nach Berlin wollten. Sabrina war ein dralles Technomädchen mit schriller Haarfarbe und, zumindest für den spießbürgerlichen Kleinstädter, gewagtem Kleidungsstil. Sie zeigte mir ihre Dessous-Sammlung, aber nur die in ihrem Schrank, nicht die an ihrem Körper, und ansonsten wusste ich nichts über sie. Meine erste Freundin war kein unbeschriebenes Blatt mehr, aber wir hatten außer unserer Liebe für elektronische Beats keine Gemeinsamkeiten. Dennoch genoss ich es, dass sie mich mochte – mit Aussicht auf mehr.

Parallel verschlug es uns weiterhin fast jedes Wochenende nach Geldern ins *e-dry* oder nach Wesel in die sensationelle Großraumdiscothek *Empire*, die ebenfalls nur Volljährigen vorbehalten war. Ich kann mich trotzdem an keinen einzigen Abend erinnern, an dem uns der Zutritt zur Disco verwehrt wurde. Oft fuhr mein Vater und hin und wieder sogar Opa. Dass wir sicher dort ankamen und wieder nach Hause fanden, war beiden Männern, so unterschiedlich sie sein mochten, von immenser Wichtigkeit. Schon damals hörten Eltern zu oft von Unfällen, die am Wochenende stattfanden und bei denen übermütige Autofahrer, die gerade erst im Besitz des „Lappens" waren, gegen einen Baum krachten. Meistens überlebte keiner der Insassen. So sollten wir nicht enden, und um das zu verhindern, fuhren uns entweder Harald oder Opa Karl selbst zur Disco und wieder zurück. Das rechnete ich beiden schon als Jugendlicher hoch an und weiß es bis heute zu schätzen.

Meine „Liebe“ zu Sabrina verflog recht schnell, weil sie mir zu hektisch und ein wenig zu unkritisch beim Drogenkonsum war. Dass sie kiffte, störte mich nicht, dass sie zwischendurch, so zum Spaß und nach der Schule, mit Jennifer ein paar „E“ einschmiss, fand ich schon befremdlicher. Und nach ein paar Wochen störte mich ebenfalls, dass aus dem Knutschen und Fummeln nicht wenigstens Petting wurde. Jennifer bot sich an, den Part zu übernehmen und zu beenden, was Sabrina an feuchten Träumen in meinen Jeans hinterließ. Ignorierend, dass es ihre beste Freundin war, die sie damit hintergehen würde. Wenn es um meinen Penis und die Erfüllung seiner Sehnsüchte ging, war das scheinbar nicht mehr so wichtig.

Ich fühlte mich unglaublich gut und schlecht zugleich, denn das äußerst verlockende Angebot, mir bei der nächsten Gelegenheit einen zu blasen, brachte mich in eine echte Zwickmühle. Michael hatte sich Hals über Kopf in das blonde Mädchen verknallt, deren Weiblichkeit bestens ausgeformt war und viele Jungs auf der Schule um den Verstand brachte. Dass sie ausgerechnet auf mich abfuhr, ließ mein Ehrgefühl zwar nicht völlig verstummen, aber jenes hatte mindestens schon einen dicken Knebel im Maul. Und als mich Jenni eines Nachmittages im Mai 1999 besuchte, ohne Sabrina im Schlepptau, die sonst immer dabei war, wusste ich recht schnell, wohin dieses Pferd galoppieren würde, sollte ich es freilassen.

Ich ließ es aus der Box und anschließend rennen, so schnell es konnte.

Ich schaffte die Versetzung in Klasse 10 nur mit Ach und Krach und wegen des guten Willens meiner Deutsch- und Englischlehrer, die mich mit „sehr gut“ bewerteten und dafür sorgten, dass meine zweite Fünf auf dem Zeugnis (die in Physik) ausgeglichen werden konnte. Ich atmete auf, denn ein weiteres Sitzenbleiben hätte unweigerlich für den Rausschmiss von der Schule gesorgt. Die Mittlere Reife wäre nicht nur dahin gewesen, ich hätte vermutlich auch auf eine der Lintforter Hauptschulen wechseln müssen, und das wäre nun wirklich einer Katastrophe gleichgekommen, die unbedingt verhindert werden musste.

Der Sommer war von drei einschneidenden Erlebnissen geprägt und fing mit der Entlassungsfeier meiner alten Klasse im Restaurant *Kolpinghaus* in Kamp-Lintfort an. Mittlerweile war ich auch optisch auf den Techno-Hype-Train gesprungen und sah nicht mehr wie ein kleiner Kid-Skin, sondern wie ein hoffnungsloses Rave-Modeopfer aus. Blondierte Spike-Frisur oder blondierter Mittelscheitel, Schlaghosen, bunte Hemden. Musikalisch immer zwischen *Onkelz* und Trance pendelnd und mittlerweile, dank mehrerer Besuche von Jenni, mit ein bisschen Erfahrung im Umgang mit dem weiblichen Körper ausgestattet. Nicht zuletzt wegen eines wilden Campingerlebnisses mit ihr und anderen Freunden, bei dem geplant war, dass sich Darius und ich ein Zelt teilen sollten, bis dann Jennifer und ich selbiges für uns allein beanspruchen wollten.

„Verpiss dich endlich aus dem Zelt. Wir wollen in Ruhe ficken“, sagte ich.

Darius, schon immer ein lässiger Zeitgenosse, ließ sich von den Hormonen, die mit mir durchgingen, nicht beeindrucken und blieb stoisch liegen. Sollen die beiden doch machen, was sie wollen, ihn würde man nicht aus seinem eigenen Zelt werfen.

Nach und nach ebbte auch das Knistern zwischen Jennifer und mir ab. Nach ein paar Wochen, in denen sie mich Dinge erleben ließ, von denen ich vorher nicht zu träumen gewagt hätte, waren wir einander überdrüssig geworden. Sabrina hatte sich schon längst ausgeklinkt, uns beiden – sowie der ganzen Welt – die Freundschaft gekündigt und war fortan nicht mehr zu sprechen, während Micha mir immer mehr leidtat.

Anfangs fiel es mir auf eine unglaublich unfreundschaftliche Art und Weise leicht, mit seinem Crush intim zu werden, aber zu sehen, wie er darunter zu leiden hatte (speziell nach dem gemeinsamen Zelten), brachte uns doch zur Vernunft. Jennifer mochte Michael, vor allem schätzte sie ihn als guten Freund, an den sie sich immer anlehnen konnte, wenn sie es brauchte. Das zu riskieren, weil bei uns beiden die pubertären Wellen höherschlugen, als für alle gut gewesen wäre, war ein zu hoher Preis.

Nach ein paar gemeinsamen Treffen war der Elefant aus dem Weg geräumt und man sich einig, künftig jegliche Form der Intimität zu unterlassen. Wir machten Schluss miteinander. Jennifer sah ich danach ebenfalls nie wieder. Michael blieb mein Freund für viele weitere Jahre.

Ich hatte keine Scheu, meinen alten Jahrgang zu besuchen und den wenigen Schülern, die ich mochte, zum Abschluss zu gratulieren. Außerdem konnte man sich kostenlos volllaufen lassen. Gegen vier Uhr morgens, der größte Teil der feiernden Meute war schon abgezogen, geriet ich in einen Streit mit einem der Bullys, die mir ein paar Jahre zuvor das Leben schwermachten. Er hatte eine äußerst abfällige Bemerkung über meinen Tanzstil gemacht, und als ich sah, dass das bei Sonja zu großer Heiterkeit führte, platzte mir der Kragen. Es war das erste Mal, dass ich bemerkte, dass der Genuss rauer Mengen Alkohol bei mir Schrauben lockerte, die ansonsten festsaßen. Ich schritt auf den Typen zu, packte ihn am Kragen seines karierten Hemdes und wuchtete ihn gegen die verglaste Ausgangstür des Restaurants, die bei seinem Versuch, den Aufprall abzufedern, zu Bruch ging. Es war nicht wie im Film, es flogen keine tausend Splitter auf uns herab, im Gegenteil. Das Glas brach nur an zwei, drei Stellen, aber die waren groß genug, um es teuer werden zu lassen. Ich beugte mich über ihn, berauscht von Wodka, Red Bull und Batida mit O-Saft. Er blutete ein wenig am Kopf und an den Knien.

„Solltest du mich anzeigen, wirst du es bereuen, du Bastard."

Dann wurde ich an den Armen weggezogen, konnte mich losreißen, und ehe die Polizei eintraf, war ich in die Nacht entschwunden. Am nächsten Morgen saß ich verkatert am Frühstückstisch.

„Sagt mal, wisst ihr, ob ihr für mich je eine Haftpflichtversicherung abgeschlossen habt?“

Meine Eltern schluckten und mussten den Schaden bezahlen. Zur Anzeige kam es nicht, was sicher großes Glück war, denn meine Reaktion ließe sich vor einem Richter nur schwer erklären. Genauso wie ich große Mühe hatte, meinen Eltern klarzumachen, dass ich eine Tür zerdeppert hatte. Dennoch empfand ich keine Angst davor, ihnen von meinem kleinen „Ausrutscher“ zu berichten. Ich war sogar ein kleines bisschen stolz auf diesen Wutausbruch, der mir innere Stärke verlieh und mich weiter mit meinem Selbst vertraut machte. Herumschubsen lassen konnten sich ab da andere, ich würde mich nicht mehr dazu eignen. Und sollte es doch jemand versuchen, würde er durch die nächstbeste Tür oder Fensterscheibe fliegen, basta.

Zu Hause war alles wie immer. Ich kann mich nicht an viele Einzelheiten aus dieser Periode erinnern, weil meine Aufmerksamkeit anderen Dingen galt und ich nicht mehr als Sorgenpuffer meiner Mutter herhalten wollte. Gut möglich, dass sie mir das übelnahm, anmerken ließ sie es sich aber zu jener Zeit nie. Mir schien, als freute sich der gesunde, empathische und liebenswürdige Teil ihrer Seele dafür, dass aus ihrem Sohn langsam ein Mann wurde, der selbstbewusst durchs Leben schritt.

Im Sommer 1999 fuhren wir wieder zur Love Parade nach Berlin und erlebten ein Wochenende, wie es besser kaum hätte sein können. Noch immer waren wir, mit Ausnahme von Daniel, minderjährig – doch das hielt uns nicht davon ab, wie Erwachsene zu feiern. Auch optisch passte ich mittlerweile gut in die eineinhalb Millionen Menschen dort. Eine Woche zuvor kauften mir meine Eltern bei *Mode Wichtig* in Duisburg eine Kuhfellweste mit

Kuhfellhose. Ein Hawaiihemd und blondierte Spikes samt gelber Sonnenbrille machten meine Rave-Garderobe perfekt. Wieder fuhren Matthias, Darius und ich mit einem Reisebus, während Daniel und Michael mit dem ICE hinterherkamen, der auf halber Strecke stehenblieb, weil irgendein zugedröhnter Technoheini aufs Dach kletterte. Dort legte er ein Tänzchen hin, bei dem er offenbar in Kontakt mit der Bahnstromleitung geriet und verbrannte.

Opa Karl bekam meine Aufregung vor und nach dem Berlin-Aufenthalt nicht mehr mit. Er lag seit wenigen Wochen im Krankenhaus, der Krebs hatte zurückgeschlagen. Seit über einem Jahrzehnt war er frei von Metastasen und das erschien mir damals wie eine Ewigkeit. Ich kannte ihn nicht anders und nur als den Mann ohne Stimme. Für mich und in meiner Erinnerung gab es den Opa, der Kehlkopfkrebs hatte und wieder gesund ist. Die Bestätigung, dass die Krankheit zurück war und anfing zu streuen, war für ihn ein Schlag in die Magengrube. Als er aus dem Krankenhaus entlassen wurde und Bestrahlungen hinter sich hatte, gaben ihm die Ärzte nur noch wenige Wochen, vielleicht Monate. Auf dem Weg in die Garage, den er über die Kellertreppe nahm, brach er eines Mittags zusammen, kam erneut ins Krankenhaus und verstarb im Sommer 1999.

Mutter atmete auf, genauso wie meine Oma. Meinen Vater schien es halbwegs kaltzulassen, was nur verständlich war, schließlich hasste ihn Karl, und ich sah mich das erste Mal in meinem Leben mit dem Tod konfrontiert. Jetzt sprach man nicht nur mehr über das Sterben oder drohte damit, ab sofort wurde auch gestorben. Traurig war ich wegen des Verlusts nicht, dafür ein Stück weit erleichtert, dass das Familiendrama, zumindest in dieser Hinsicht, endlich aufhören würde.

Nach der Beerdigung, die mit viel Heuchelei der Dackelclubveteranen einherging und mit großem Andachtsessen („Ach, der Kaller ... Wir werden ihn vermissen, die gute Seele“) beendet wurde, dessen Atmosphäre gut zu einer Kameradschaftsverabschiedung des NPD-Kreisverbandes gepasst hätte, räumte ich den Keller auf und um. Matthias, Darius und ich waren dem Technokult vollständig erlegen, auch Michael tanzte sich in den Discos, die wir besuchten, die Füße wund. Folgerichtig, dass wir unsere Huldigung der DJs, die wir so sehr liebten, auf die nächste Stufe hieven wollten, und die war nur logisch: Wir mussten selbst zu DJs werden.

Reloop-Turntables und *Reloop*-Mischpulte wurden bestellt und angeschlossen. Einmal, manchmal zweimal im Monat fuhren wir nach Essen in den *Important Recordstore*, der uns mit den neuesten Dancefloor- und Ravetracks versorgte, und annähernd jedes Wochenende stürmten wir die Discos der Umgebung. Immer mit der Sorge, nicht reingelassen zu werden, und der Hoffnung, dort ein Mädchen abschleppen zu können. Der *Delta Musikpark* in Duisburg wurde beliebtes Wochenendpartydomizil und ersetzte allmählich das *e-dry* in Geldern. Ins *Empire* in Wesel gingen wir noch immer gerne. Der DJ, der dort an den *Technics*-Plattenspielern stand, war ein Könner und mischte die Tracks von ATB, Cosmic Gate und anderen Dance-Artists so gut ineinander wie kaum ein anderer. Gemeinsam übten wir zu tanzen und aufzulegen und freuten uns, mit einem Hobby-DJ aus der direkten Kamp-Lintforter Nachbarschaft jemanden kennengelernt zu haben, der uns nach eigenen Aussagen die Türen in die große weite Welt der Clubs aufstoßen konnte. Ein Schaumschläger, Ende zwanzig, der es sichtlich genoss, dass drei Jugendliche, die gerade erst mit dem Handwerk des Auflegens begonnen hatten, an seinen Worten hingen und allen davon Glauben schenkten.

Dennoch: Der Typ betrieb eine kleine Bar in der Stadt und sorgte dort samstagnachts für die richtigen Tunes. Auch Matthias, Darius und mir gab er nach ein paar Wochen des Kennenlernens die Chance, dort unsere Lieblingsplatten rotieren zu lassen. Dafür waren wir ihm dankbar. Auch dafür, dass er, der große DJ, der sich seine Platten nicht mehr kaufen musste, sondern von den Labels als Muster umsonst bekam, die ausrangierten Tracks, die er nie selbst auflegen würde, ans uns weiterverkaufte. Im Grunde zog er uns ab. Das war eine Lektion, die wir lernen mussten. Der „Loser's Club“ hatte langsam, aber sicher ausgedient, wurde erwachsen und hatte sich die Flügel, die ihn bald forttragen würden, mit Händen und Fäusten erkämpft.

Mit meinen Eltern redete ich in jener Zeit nicht viel. Weder über mich noch über die Schule. Erst recht nicht darüber, was ich tat. Ich war fast siebzehn und fühlte mich das erste Mal in meinem Leben frei. Ging mir alles aus den Zeiger, all die Angst und all die Sorgen, die eben nicht aufhörten, weil der Alte abgekratzt war, dann flüchtete ich in den Keller. Dort schmiss ich die Anlage an, legte Trance und Rave auf und vergaß alles um mich herum.

Diese Angewohnheit, die ich bis heute nicht komplett ablegen konnte – das Abtauchen in andere Sphären, in denen ich ganz allein für mich bin –, habe ich dort, an diesen Nachmittagen und mit diesem Hobby, begonnen. „Im Orbit sein“ nennt es meine Familie bis heute. Meine Aufmerksamkeit schaltet sich ab, ich nehme nichts mehr außer den eigenen Herzschlag wahr. Die Gedanken verdichteten sich auf ferne Fantasien. Dann war ich Rockstar auf einer großen Bühne, damals auch oft Star-DJ auf Ibiza oder in den besten Clubs Deutschlands. Mit einer Entourage im Schlepptau, bestehend aus vielen hübschen Mädels. Oder ich war Bestseller-Autor, der am nächsten großen Bucherfolg schrieb. Niemand konnte mich dann aus diesem Orbit zurück zur Erde rufen, nur ich selbst und später meine große Liebe. Stritten meine Eltern und ich saß daneben, bestieg ich das innere Raumschiff und ließ mich zum nächsten Fantasieplaneten schießen. Weinte Mutter und ich ertrug ihre Depressionen nicht, flüchtete ich mich in meinen Gedankenpalast. Redete Frau Hof in Mathematik von binomischen Formeln und den Sätzen des Pythagoras, ging ich im Kopf meine nächsten Kurzgeschichten durch und war erst wieder zur großen Pause ansprechbar. Langweilte mich das Fernsehprogramm, ging ich in

Gedanken auf Sauftour mit meinen Fantasiefreunden, den *Böhsen Onkelz*.

Techno und *Onkelz*. Beide schafften es, mich gleichermaßen zu faszinieren und mir einen Riss in der Wirklichkeit aufzuzeigen, durch den ich heimlich in meine eigene Realität flüchten konnte.

> *Die Wirklichkeit ist immer da, sei nie mit ihr zufrieden.*
> *Denn sie ist Zufall, Zeit sie zu besiegen.*
> *Sie ist maßlos enttäuschend, wahrlich keine Freude,*
> *nur zu ändern – indem wir sie leugnen.*
>
> DER W: „Du kannst es"

Die Nachbarn klingelten, wenn ich vor fünfzehn Uhr Lärm machte, meine Großmutter wimmelte sie ab. Oma Ilse kochte jeden Tag weiter für mich und für sich, nicht mehr für ihren Ehemann. Oma war immer zur Stelle. Mit ihr sprach ich über fast alles, auch über das schwierige Verhältnis zu meiner Mutter und das nicht vorhandene zu meinem Vater. Oft schenkte sie mir Verständnis, wenngleich sie ihre Tochter in Schutz nahm.

„Denk dran, Dennis, Mama ist auch nicht ohne Grund so, wie sie ist. Sie hatte es auch nicht immer leicht in ihrem Leben."

Zu Harald äußerte sie sich selten. Wenn, dann dergestalt, dass ich zumindest versuchen sollte, ihm ein klein wenig Respekt entgegenzubringen, auch wenn sie klug genug war zu wissen, dass ich das nach 1997 nicht mehr konnte.

„Er ist trotz allem dein Vater", sagte sie.

Ja, das war er. Und doch nicht. Vater zu sein, das fühlte ich damals, hieß mehr, als dafür zu sorgen, dass Essen im Kühlschrank war und Weihnachtsgeschenke unterm Baum lagen. Die Wut, die ich für Harald empfand, war durch nichts zu entkräften und wuchs weiter, anstatt zu schrumpfen. Er mochte das gemerkt haben, er war ja nicht dumm. Und wenn es ihm schwergefallen sein mag, den großen Elefanten im Raum anzusprechen, ließ er sich das nicht anmerken.

Niemals sagte er, dass es ihm leidtat. Nicht damals, nicht heute.

Samstags und sonntags, wenn er den ganzen Tag daheim war, provozierte ich ihn gerne. Überhaupt fand ich neuerdings großen Gefallen daran, ihn zu provozieren, und es fiel mir überraschend leicht. Das schmale, dünne Zelt, in dem sich meine Seele einst befand, wich einem stabilen Haus aus Stein, das nicht schnell zerbrechen konnte, weil drumherum eine dicke Mauer gezogen wurde. Trank er abends wieder eine sechste, siebte Flasche Diebels Alt, kommentierte ich das:

„Ach sieh an, der Säufer bekommt nicht genug vom Bölkstoff. Du ekelst mich und Mama an, weißt du das eigentlich?"

Wenn mein Vater mich erzürnt ermahnte, in einem anderen Ton mit ihm zu sprechen, und sich Respekt erbat, wurde ich lauter.

„Du kannst mich mal. Du hast gar keinen Funken Respekt verdient, du Penner."

Dann stand ich auf, Tränen der unkontrollierbaren Wut in den Augen, und rannte nach oben in mein Zimmer. Ich schmiss die Tür zu, laut und scheppernd, legte mich auf mein Bett und weinte vor Schmerz und innerer Zerrissenheit. Mir taten die Worte leid, die ich sagte. Ich war der Meinung, dass er sie verdiente. Ein ums andere Mal.

Natürlich sprach ich *so* nicht von Anfang an. Ein kleines bisschen Rest an Zurückhaltung war 1998 und zu Beginn und zur Mitte des Jahres 1999 vorhanden, aber je mehr ich instinktiv spürte, dass ihm alles, was mich (und Ma) beschäftigte, am Arsch vorbeiging, desto mehr ließ ich die Maske fallen. Handgreiflich wurde er mir gegenüber nicht mehr, seitdem ich vierzehn war, dafür beherrschte er die hohe Kunst der verletzenden Worte noch immer bestens. Mein Gott, konnte dieser Mensch mit Worten ganze Armeen vernichten. Diese Charaktereigenschaft, mit der ich es seit ein paar Monaten ebenfalls zu tun bekam, sorgte in mir für ungeheuren Furor. Es schien, als habe Harald den inneren Kompass verloren und sei auf offener See gekentert. Das rettende Ufer, das die Liebe zu seinem Sohn und seiner Frau hätte darstellen können, schien außer Sichtweite. Wie ein Tier, das man in die Enge trieb, mochte er sich gefühlt haben. Und weil er sich vermutlich für das schämte, was in den letzten Jahren in der Lessingstraße 2d, diesem wahnsinnigen Tollhaus der Ängste, passierte, biss er um sich, sobald man ihn mit seiner Schuld konfrontierte. Bei jeder Gelegenheit und auch seinen eigenen Sohn, der nur einen Vater wollte, zu dem er aufschauen konnte. Den er lieben und achten wollte.

Mit jeder Kränkung, die er mir vor die Füße schmiss („Aus dir wird nie was, wenn du nicht anfängst, in der Schule aufzupassen!", „Du bist ein Versager, Dennis!"), wurden auch meine demütigender. Manchmal wünschte ich, er würde aufstehen und die Hand erheben, damit ich ihm auch körperlich zeigen konnte, was er mir bedeutete, aber das tat er nicht.

Ich kann mich an kaum einen Moment des Friedens erinnern, denn wenn wir uns nicht gegenseitig Beleidigungen an den Kopf warfen, schwiegen wir. Ich weiß bis heute nicht, wie diese Familie diese Zeit ausgehalten hat, ohne komplett in die Brüche zu gehen.

Mein heutiges Verhältnis zu meinem Pa ist ein anderes als das damalige. Mit dem hohen Alter wich die raue Schale und legte in den letzten Jahren den Kern dieses Mannes frei, der unendlich gutmütig und lieb ist. Ein Herz, das einst verhärtete und erst im letzten Lebensdrittel die Gelegenheit hatte, aufzutauen. Nicht von ungefähr drehten sich meine Sorgen während der Corona-Krise oft um ihn. Um Papa, den ich lange Zeit verwünschte, mit dem ich nie reden konnte, nicht von Sohn zu Vater oder von Vater zu Sohn, sondern überhaupt nicht. Der, dessen Beleidigungen mich manchmal schlimmer trafen als alle anderen und der, der mich rausschmeißen wollte, als ich mir eine Glatze rasierte und mit meinem ersten Tattoo nach Hause kam.

Aber auch ein Mann, der mir heute nicht mehr sagen muss, dass er mich liebt, weil ich es endlich spüre. 2004 wäre er beinahe an einem Schlaganfall gestorben und musste sich mühsam zurück ins Leben kämpfen. 2008 verlor er doch das Haus, das er immer retten wollte, und diese Niederlage zerbrach den einstigen Mann von Welt in tausend Teile. Erst im August 2017, während der Feierlichkeiten meiner Hochzeit, fanden sein und mein Leben wieder einen gemeinsamen Weg zueinander.

Weil ich das erste Mal spürte, wie sehr ich ihn liebte. Und er mich.

„Das Schicksal lauert immer gleich um die Ecke – wie ein Dieb, eine Nutte oder ein Losverkäufer, seine drei trivialsten Verkörperungen. Hausbesuche macht es hingegen keine. Man muss sich schon zu ihm bemühen“

(Carlos Ruiz Zafon: *Der Schatten des Windes*)

Es war Samstag, der 20. November 1999, als sich mein Leben komplett änderte. Als ich die tristen grauen Vorhänge, die voller Nikotin, elterlicher Sorgen und jugendlichem Aufbegehren hingen, abnahm und Sonne in meine Seele hereinscheinen ließ.

Daniel, Matthias und ich waren in der Moerser Kneipe *Geh-Punkt* verabredet. Dieser kleine Schuppen, direkt in der Altstadt und gegenüber der wunderbaren, altehrwürdigen (und leider lange geschlossenen) Buchhandlung *Spaethe* gelegen, etablierte sich langsam zu unserer Stammschänke, wenn wir auf die großen, lauten Discotheken keine Lust hatten. Oder wir hingen freitagnachts in einem Club ab und fielen samstags in die Moerser Innenstadt ein, um das Wochenende und die Erlebnisse bei „ruhigerer" Musik zu rekapitulieren. Wir fuhren an jenem Samstag erst spät los, Daniel konnte sich nicht entscheiden, was ihm generell immer schwerfiel. Er hatte seit ein paar Tagen Stress mit seiner bezaubernden Freundin Anne, mit der er seit den Karnevalsfeierlichkeiten im Frühjahr 1999 zusammen war. Anne war genauso alt wie er und stammte aus einer intakten Xantener Familie. Eine junge Frau, kurz vor der Volljährigkeit und dem Abitur stehend, die bestens wusste, was sie vom Leben erwartete. Entweder würde sie ein Studium der Geisteswissenschaften oder eine Ausbildung als Krankenpflegerin anstreben. Ausgestattet mit einem großen Koffer an Empathie, guter Laune und starken Gefühlen, war sie schon am Anfang dieser Beziehung auch für mich das, was man gemeinhin unter dem Begriff der „besten Freundin" subsumierte. Umso niedergeschlagener war Daniel, als sie sich von ihm trennte.

„Mir ist heute nicht nach Kneipe zumute", sagte er mir am Telefon.

Eigentlich wäre er unser Fahrer gewesen, und dass jetzt der Abend gefährdet war, gefiel mir nicht, also redete ich auf ihn ein.

Wir fuhren.

21½ Jahre später kann ich besten Wissens schreiben, dass mein komplettes Leben anders (schlechter) verlaufen wäre, hätte sich Daniel an jenem Samstag entschieden, zu Hause zu bleiben und Trübsal zu blasen.

Es war zu fortgeschrittener Stunde, und die Tabletts mit Wodka-Lemon machten immer schneller die Runde. Alle Shots und alle Biere kosteten im *Geh-Punkt*, das war sein „Unique Selling Point“, eine D-Mark, was praktisch immer dazu führte, dass selbst der ehrenwerteste Nichttrinker mit den besten Vorsätzen zum Gelegenheitstrinker wurde, sobald er sich eine Nacht dort aufhielt. Daniel entschied sich kurzerhand, seinen Ford auf dem Parkplatz stehen zu lassen, und wir alle, am anderen Morgen mit dem Taxi zurück nach Kamp-Lintfort und Sevelen zu fahren. Irgendwie fiel mir schon bei unserer Ankunft diese junge, blondgelockte Frau auf, die mit ein paar Männern und wenigen Mädels ein paar Stehtische weiter weg stand und trank. Es war nicht nur ihr Aussehen, das beeindruckte mich allerdings auch (vor allem ihr Ausschnitt, der das Vorhandensein zweier praller Brüste andeutete), etwas anderes an ihr strahlte pure Magie aus: ihr herzliches, nicht aufgesetztes Lachen, das sich wie eine warme Decke auf das Gemüt legte und dafür sorgte, dass man diesen Menschen, der so zu lachen imstande war, sofort in sein Herz schloss. Sie stand dort und lachte immer wieder laut und so leidenschaftlich, dass ich nicht umhinkam, sie irgendwann, als ich beachtlich betrunken war, an der Theke anzulächeln.

„Ich bin Dennis. Wie heißt du?“, fragte ich dieses Mädchen, die mir ebenfalls zulächelte.

„Maria“, sagte sie.

Das war ein schöner Name, der mir gefiel, auch wenn er nicht so richtig auf das volle Maß an Weiblichkeit, das ich dort vor mir sah, passen wollte. Eine Maria stellte ich mir bislang immer zart und zierlich vor, und das passte auf diese hier nicht – aber gut, warum sollte sie mir einen falschen Namen nennen? Müsste ich Wetten auf ihren Vornamen platzieren, dann hätte Maria bei mir Nadine, Jennifer oder Sonja geheißen. Auf jeden Fall wuchs in meinem spätpubertären Ich der Wunsch, Maria mit nach Hause zu nehmen und dort flachzulegen. Ihre Brüste, die mir fast ins Gesicht fielen, als sie sich bückte, um ihr Feuerzeug aufzuheben, hatten das, was man wohl romantisch „eine große Anziehungskraft besitzen“ nannte. Ich gab ihr einen Wodka-Lemon aus, sie zündete sich eine *Lucky Strike* an. Wir prosteten uns zu, und dann fragte ich sie, ob sie mich heiraten wollte.

Das Selbstvertrauen, das ich nur zwei Jahre zuvor mit der Lupe suchen musste, um es dann doch nicht zu finden, hatte offenkundig ein bisschen zu viel Platz in meinem Kopf eingenommen. Schön und gut zu wissen, dass Alkohol nicht nur Hemmschwellen bei der Ausübung von Gewalt, sondern auch bei mir völlig fremden jungen Frauen herabsetzte, oder besser: auslöschte.

Maria lachte und gesellte sich dann, als das Eis durch meinen Antrag mit der Wucht eines Kanoneneinschlags zum Brechen gebracht worden ist, zu uns an den Tisch. Dort machte sie Bekanntschaft mit einem ebenso betrunkenen Matthias, der sich ihr mit den Worten vorstellte, dass er „der Matthias“ sei, „und das da ist der Dennis, der dich nur flachlegen will“, was bei ihr nicht ganz so gut ankam. Daniel tanzte mit einer Reihe anderer Frauen, bekam nicht viel von seiner Außenwelt mit und betäubte den Trennungsschmerz mit vielen Litern Pils, während wir an unserem Tisch standen, tranken und quatschten. Über alles, über Gott und die Welt. Darüber, dass sie eigentlich gar nicht Maria, sondern Manuela hieß. Maria sei nur der zweite ihrer drei Vornamen. Und auch, dass sie noch einen Freund habe, der jetzt aber nicht dabei sei, sondern nur dessen beste Kumpel. Die guckten auch in unregelmäßigen Abständen und wenig freundlich zu uns rüber. Mir war das nicht nur egal, ich genoss ihre Aufmerksamkeit und störte mich überhaupt nicht daran, sollten sie doch kommen und sich aufplustern, ich würde beide umhauen. Alkohol lockerte meine Schrauben, ich erwähnte es. Als es langsam immer später wurde und die Kneipenführung die letzte Runde des Abends ankündigte, verabschiedeten wir uns. Ohne Kuss, aber mit einer Umarmung. Ohne Sex, natürlich, schließlich war sie noch vergeben, aber mit Manuelas Telefonnummer, die sie mir mit einem Kugelschreiber auf den Bierdeckel schrieb.

Während wir nach Hause fuhren und Daniel und Matthias im Taxi nur noch lallen und Blödsinn labern konnten, träumte ich diesem lockigen, blonden, vollbusigen Mädchen mit dem ansteckendsten Lachen, das ich je bei einem Menschen erleben durfte, hinterher. Ich hatte ihre Nummer. Das musste bedeuten, dass sie mich nicht nur nicht scheiße oder nervig, sondern irgendwie mindestens sympathisch fand. Mein Herz klopfte, als ich im Bett meines Jugendzimmers lag. Nach wenigen Momenten wurde mir klar, dass das nicht an der Liebe auf den ersten Blick lag, sondern an den unzähligen Wodka-Shots, die wieder an die frische Luft wollten. Mit Hängen und Würgen schaffte ich es bis zur Toilette, die nur wenige Schritte entfernt war, und besudelte die sündhaft teure Keramik mit meiner Kotze. Kein besonders gelungenes Ende dieser Nacht, dachte ich mir.

Am Sonntagabend, nachdem ich ausgenüchtert war und meine Kopfschmerzen verblassten, rief ich diese Moerser Festnetznummer an, die mir Manuela auf dem Bierdeckel hinterlassen hatte. Was folgte, war das erste von vier Gesprächen, keines kürzer als zwei Stunden, in denen wir uns so viel voneinander erzählten und doch immer wieder beide kurz innehielten, um zu konstatieren, dass es sich anfühlte, als kannten wir uns schon viel länger als ein paar Tage. Wir hatten Gemeinsamkeiten, speziell was unsere Vorlieben für Filme und Serien anging, liebten beide die *Onkelz*, aber, zu meinem Entsetzen, hasste Manuela Techno. Diese Musik fand sie ganz schrecklich, und ebenso wenig konnte sie sich für Discos oder Clubs begeistern, sondern sie war eine waschechte Kneipengängerin. Das alles faszinierte mich nur noch mehr. Die Telefonate waren freundschaftlich vertraut, viel mehr, als sie es nach den wenigen Stunden hätten sein sollen, und so beschlossen wir, uns am Mittwoch, den 24. November 1999 zu treffen. Aber, und das war uns beiden klar, nicht eher als sie mit ihrem Freund Schluss gemacht hatte.

Das tat sie. Noch am selben Abend. Der Weg, der sich vor mir ausbreitete, war nunmehr frei. Ich hatte das Gefühl, ihn beschreiten zu müssen. So stark wie nie zuvor in meinem Leben wusste ich instinktiv, dass am anderen Ende der Route all das wartete, das ich schon eine so unendlich lange Zeit suchte. Der Mittwoch konnte kommen.

Ich fuhr mit der Linie 911 nach Moers und dort zum Hauptbahnhof. Manuela wartete bereits auf mich. Gemeinsam gingen wir durch den Stadtpark, fütterten Enten und redeten. Irgendwann ergriff ich ihre Hand, und diese erste sanfte Berührung fühlte sich wieder ungeheuer vertraut an. Die Dämmerung hatte schon eingesetzt, als ich noch im Bus saß, mittlerweile war es stockdunkel und außer uns war niemand mehr im Park zu sehen. Auf einer schmalen Holzbrücke, die über zwei kleine Teichanlagen führte, blieben wir stehen und küssten uns. Erst zaghaft, dann immer leidenschaftlicher. So wie sie hatte mich noch nie eine Frau geküsst, und ich bildete mir ein, dass auch ich so noch nie küssen durfte.

Hand in Hand gingen wir langsam am Moerser Schloss vorbei, während ein frischer Novemberwind unsere aufgeheizten Körper, die am liebsten noch zwischen den Eichen und Buchen übereinander hergefallen wären, abkühlte. Am Königlichen Hof wartete mein Vater, der uns von dort nach Oberhausen fuhr. Wir wollten ins *CentrO*-Kino und dort in *Die Braut, die sich nicht traut*, vorher gingen wir als Liebespaar, das wir seit weniger als zwei Stunden waren, über den Weihnachtsmarkt und aßen Schokoladenerdbeeren, Champignons und gebrannte Mandeln. Vom Film selbst bekam ich nicht viel mit. Ich weiß nichts mehr über die Handlung, nur dass Julia Roberts und Richard Gere nach *Pretty Woman* und zehn vergangenen Jahren wieder als Traumpaar vor der Kamera standen. Wir küssten und knutschten, fummelten und liebkosten uns so, als wären wir dort, im großen Saal, allein, dabei war er ordentlich besetzt. Nach anfänglicher Zurückhaltung, die spätestens nach der Werbung und den Trailern verflogen war, war der Film nur noch nebensächlich.

Der 24. November 1999 wurde der Tag, an dem ich mit Manuela zusammenkam. Der Tag, der mein Leben nachhaltig zum Besseren änderte, es komplett auf den Kopf stellte und mir, neben den zuckersüßen Versprechungen einer jungen Liebe, auch eine Familie schenkte. Alles wurde seit jenem Abend besser, nicht bloß anders. Und auch, wenn es sich wahnsinnig kitschig liest, so schreibe ich doch jedes Wort mit Bedacht und aus völliger Überzeugung: Liebe, die ehrlich ist und nicht bloß ein Wort, kann jeden Dämon in Schach halten.

Von den ersten stürmischen Wochen bis zum ersten gemeinsamen Weihnachtsfest flogen wir im Schmetterlingstaumel durch das ausgehende Jahrtausend. Es war das Weihnachten, an dem ich mein erstes Handy (ein rotes *Alcatel* aus billigstem Plastik) geschenkt bekam (Manuela besaß bereits eines von *Siemens*, das so groß wie ein Funkgerät und fast genauso schwer war), und Manu meine Oma kennenlernte. Ebenso wie die rauen Diskussionsgewohnheiten der Familie Diel. Noch heute sagt sie, dass sie schon nach dem ersten Streit mit meinen Eltern, der durch mich am Mittagstisch des zweiten Weihnachtstages provoziert wurde, Magenschmerzen bekam.

Aber sie blieb.

*„Was keiner weiß,
ich sitz gern bequem,
wenn andere Leute
untergeh'n“*

(Daniel Wirtz: „Der erste Stein“)

Schon damals erzählte ich ihr, was ich so von meiner Ma und speziell von meinem Pa hielt, und anfangs war das immer für alle Menschen, die mich neu kennenlernten, ein Schock. Vor allem die Art und Weise, wie ich mit beiden sprach. Offen zur Schau gestellte Respektlosigkeit (Harald) und ebenso keinen Hehl aus der Abscheu vor dem bunten Strauß roter Neurosen (Iris) machend. Die Momente, in denen es im Haus nicht krachte, waren rar gesät – und noch viel seltener, wenn Manu mich besuchte. Damals machte ich es mir zur Angewohnheit, besonders dann laut und mächtig zu provozieren, wenn Freunde da waren. Und konnten sich Daniel, Martin, Darius oder Matthias auf die Reibereien einstellen, schließlich kannten sie mich bereits seit zehn Jahren, war die Situation für meine erste echte, feste Freundin unbehaglich. Diese Art des häuslichen Unfriedens kannte sie nicht und konnte sich auch nicht daran gewöhnen.

Ich konnte es ihr nicht verübeln, allerdings auch ebenso wenig mit den vielen kleinen Nadelstichen gegen alles und jeden aufhören. Sie sorgten dafür, dass ich lachen und mit dem Drama daheim umgehen konnte, bis heute. Eine Mischung aus Ironie, Zynismus und bitterbösen Kampfansagen ließ mich fortan wachsen und Herr über den Horror dieses Hauses werden. Ich hatte es satt, diese vielen ausgesprochenen und verschwiegenen Vorwürfe, all diesen ganzen seelenauffressenden Irrsinn weiter zu schlucken und die schnörkellose Fassade aufrechtzuerhalten. So zu tun, als sei mein Elternhaus nur eines wie viele andere: eben mit ein paar Problemen, aber vom Fundament her eigentlich ganz okay. Das war es eben nicht, und ich war auch nicht mehr bereit, das vorzugaukeln. Wie oft hatten sich meine Großeltern und Eltern Sorgen darüber gemacht, wie etwas bei den Nachbarn ankommen könnte. „Wie die wohl dachten, wie die wohl redeten." Als kleines Kind war ich freundlich, sagte jedem Hallo, als junger Teenager tat ich das ebenso. Mit der großen Lüge von 1997, spätestens aber seit dem Tod meines Großvaters, ließ ich die Fassade einstürzen.

Ich hasste sie alle. Jeden Nachbarn, der sich lästernd und tratschend über das, was in der Lessingstraße 2d abging, einen runterholte, jedes geschauspielerte: „Na, Dennis, wie gehts euch? Alles in Ordnung?“

Ich verachtete die Strauß’, die Farmers, die Müllers und Webers. Gutbürgerliche deutsche Spießbürgeridylle, in der jeder Familie genau das Maß an persönlichen Dramen zugesprochen wurde, das es brauchte, um sich köstlich und ausufernd die Mäuler zu zerreißen, ohne sich persönlich kümmern oder helfen zu müssen. Den Dreck, der sich hinter den eigenen Gardinen sammelte, ignorierte dieses Pack, denn schließlich gab es da diese bekloppte Familie, an der man sich prima abarbeiten konnte. Die mit den vielen Schulden. Die mit der verrückten Frau, die immer wegrannte, wenn sie persönlich geradestehen sollte. Gerne zu Familie Strauß, die es wie keine andere verstand, Freundschaft vorzugaukeln. Die mit dem Mann, der nie daheim war, teure Autos fuhr und doch mit dem Gerichtsvollzieher per du war. Und die mit dem dicken Sohnemann, der mal freundlich war, als er noch im Sandkasten spielte, und jetzt, als fast Volljähriger, kaum noch grüßen wollte.

„Aber dass aus dem nichts wird, war ja abzusehen. Die können von Glück reden, wenn der nur arbeitslos wird und nicht im Knast landet. Bei dem, was da vor sich geht …“

Sollte sie doch bitte mit großem Zinnober einstürzen, diese Wand aus Schuld aus Wahnsinn. Ich würde den Vorschlaghammer höchst selbst führen und anschließend damit jedem Gaffer, jedem Schicksalsvoyeur und Elendstouristen auf die kugelrunden Köpfe hauen. Die Provokation war mein Katalysator. Das Geheimnis, das mich nicht verrückt werden ließ, nicht zum Irren, der seine Mutter vielleicht doch eines Tages die Treppe herunterstieß, hieß bis zum 24. November 1999: *Wut*. Und danach *Liebe*. Ihre rettenden Arme waren es, die mich lehrten, mit meinem Groll umzugehen, doch deshalb verschwand er nicht einfach so. Das hätte ich auch nicht gewollt und wäre vermutlich nicht gut gewesen. Dank meines

Zorns konnte ich alles ausleben, was an negativen Gefühlen in mir schlummerte. Ich machte aus meinem Herzen keine Mördergrube mehr, sondern sagte jedem, der es meiner Meinung nach verdient hatte, exakt das, was ich dachte. Dass mein Vater und meine Mutter eben jene Wut oft abbekamen, war nichts, was mir leidtat. Es wurde viele Jahre lang genug geweint. Von ihr, von mir, nie von meinem Pa. Die letzten Tränen, die noch nicht ganz getrocknet waren, galten wieder ihm und seinen Verletzungen. Irgendwann, kurz nachdem ich Manuela lieben gelernt hatte, schwor ich mir, dass damit Schluss sein musste. Und spürte ich wieder, wie sie in mir hochkrochen, die Scheißwut und das Gefühl des drohenden Kontrollverlusts, provozierte ich:

„Na Mutter, wird dir wieder schwindelig, ja? Pass ja auf, dass du nicht umfällst oder einen Herzinfarkt bekommst. Kann alles passieren."

„Scheint ja nichts gebracht zu haben, dass der Alte abgekratzt ist, so, wie die Stimmung hier ist."

„Na, ihr habt euch einen Videorekorder gekauft? Dann passt bloß auf, dass den nicht wieder der Gerichtsvollzieher einkassiert."

1998 machte ich mein dreiwöchiges Schulpraktikum bei dem ortsansässigen TV-Händler *Haasch*. Nachdem ich dort gearbeitet hatte, kaufte sich mein Vater einen brandneuen VHS-Videorekorder auf Raten. Er zahlte zwei, danach keine mehr. Der Rekorder war, genauso wie der VW Passat, der Audi A4 und dann, nachdem mein Opa verstorben war, dessen Ford Scorpio, schneller wieder weg und unterm Hammer, als Harald sich eine Flasche Alt aufmachen konnte.

Die Art und Weise, wie ich mit meinen Eltern und allen Menschen sprach, die ich nicht leiden konnte oder die ich für ihr Verhalten verachtete, fand damals in diesen Jahren ihren Ausgangspunkt. Es war für neue Freunde und Bekanntschaften immer ein merkwürdiger Moment, meine Eltern und mich an einem Abend und am selben Tisch zu erleben. Von einer Minute auf die nächste konnte die Stimmung kippen, und sagte jemand von denen etwas, das mir nicht passte, legte ich den Schalter um. Rasend schnell von friedlich zu angriffslustig. Und wenn dann nicht sofort eingelenkt wurde, schaltete ich weiter, von angriffslustig auf markerschütternd provokant. Manchmal so krass, dass sie aufstanden und gingen, einmal so heftig, dass ich meinem Vater eine Tracht Prügel androhte, sollte er sich jetzt nicht sofort in Bewegung setzen. Das war im Januar 2006, kurz nachdem meine Oma verstorben war und meine Eltern nach unten ziehen sollten, um ihre Wohnung für Manu und mich freizumachen. Das war jene, von mir bereits angedeutete schlimmste Eskalation, die beinahe für Haralds zweiten Schlaganfall gesorgt hätte, was zum Glück nicht passierte, aber wie ich schon schrieb: Die Wut war immer da und brach zwischendurch aus, musste raus und an die Luft.

Bis heute konnte ich das nicht vollständig ablegen, auch wenn ich es mittlerweile deutlich öfter versuche. Ich liebe meine Eltern und mittlerweile kann ich über vieles, was damals passiert ist, schmunzeln. Lachen nicht, das wäre zu viel des Guten. Aber ich blicke nicht mehr zurück im Zorn und habe meiner Mutter ihre Angstkompensation und meinem Vater sein kaltes Herz verziehen. Genauso wie sie mir meine Worte verzeihen mussten, die ich ihnen vor die Füße spuckte. All das heißt aber nicht, dass wir heute vor einer möglichen Emotionsexplosion geschützt sind. Unser Verhältnis ist und bleibt ein Pulverfass, mit dem Unterschied, dass ich es nicht immer sofort anzünden will, sobald wir zusammen sind.

Der Eindruck, den ich von Manus Eltern hatte, war gegenteilig. Ihre Mama, Marlene, war stark und ausdauernd. Eine, die immer versucht hat, Probleme von ihren Kindern fernzuhalten. Ein Naturell, ehrlich, manchmal ein wenig unsensibel, geradlinig und mit einem Herz so aufopferungsvoll, dass sie nie darüber nachdenken würde, ihrer Familie *nicht* das letzte Hemd zu geben. Johann, liebevoll Hansi genannt, war ein Mensch von unbeugsamer Gutmütigkeit, die nichts und niemand erschüttern konnte. 1939 geboren hatte er als Vollwaise schon sehr schnell die harte körperliche

Arbeit kennengelernt und musste sich durchschlagen, um zu überleben. Ein Mensch mit Händen so groß und stark, dass sie selbst die meines Großvaters in den Schatten stellten. Und ein Herz, das jeden Menschen einschloss, egal welcher sozialen Schicht er oder sie angehörte. Hansi kannte keine Vorurteile, keine schlechten Launen, die er grundlos an anderen ausließ, und keine falschen Freunde. Alle, die er hatte, meinten es gut mit ihm und er mit ihnen. Er verfügte über ein hohes Maß an Moral und Werten. Bereits nach kurzer Zeit liebte ich beide Elternteile Manus und ihre ganze Familie, vielleicht mit Ausnahme des Bruders, aber ein schwarzes Schaf, das für ausreichend Drama sorgte, gab es ja überall.

Es verging kaum ein Tag nach diesem ersten, leidenschaftlichen Date, an dem wir uns nicht sahen. Hatte ich die Schule beendet (in die ich immer seltener ging), setzte ich mich meist direkt in den Bus und fuhr nach Moers. Vorbei am Königlichen Hof, vorbei am Hauptbahnhof, weiter bis zur Haltestelle Kampmann und dann fünf Minuten Fußweg bis zur Eichenstraße. Manu und ich schauten unsere Lieblingsfilme auf Video, ineinander verschlungen auf dem Bett ihres großen Jugendzimmers liegend. *Interview mit einem Vampir* (Manu), *Natural Born Killers* (Dennis), *Titanic* (Manu), *Blade* (Dennis). Ging es darum, *Pretty Woman* oder schlimmer noch *Dirty Dancing* zu gucken, fand ich meist eine passende Ausrede, warum wir es nicht tun sollten. Meist hatte die mit Sex zu tun und, wen wunderte es, auch Erfolg. Kaum liefen beide von mir verhassten Schmonzetten länger als fünf Minuten, wusste ich deutlich zu machen, wonach mir jetzt eher der Sinn stand.

Es mag, speziell nach den Schilderungen meiner Erlebnisse mit Jennifer, komisch anmuten, aber die Wahrheit war: Erst bei Manuela verlor ich meine Unschuld. Mit ihr erlebte ich, exakt eine Woche nach unserem Zusammenkommen, mein erstes Mal. Sie ist bis heute, und ich glaube, das sagt so viel mehr über das Selbstverständnis unserer Beziehung aus, als tausend Wörter jemals könnten, die einzige Frau in meinem Leben, mit der ich Sex hatte, und wenn uns das Glück mitspielt, dann wird sie auch bis an mein Lebensende die einzige Frau bleiben. Ist es cool, das zuzugeben, speziell als Mann? Ist es nicht gerade viel männlicher, mit soundso vielen Mädchen geschlafen zu haben? Zumindest schien es mir immer so, als ich jünger war. Heute, mit fast 39, kann ich besten Gewissens schreiben, dass es egal ist. Ich hatte das Glück, die Frau, mit der ich für immer zusammen sein wollte, bereits mit siebzehn Jahren kennenzulernen. Andere Menschen, die perfekt zusammenpassten, lernten sich erst viel später, wiederum andere nie kennen. Ich hatte, mit Ausnahme einer kurzen Phase nach meinem neunzehnten Geburtstag, nie das Gefühl, etwas zu verpassen. Im Gegenteil. Das, was wir seit über zwei Jahrzehnten miteinander teilen, ist ein Schatz. So kostbar, dass ich, stünde ich mit all dem Wissen von heute wieder als blonder Junge in dieser Moerser Kneipe, dieses Mädchen erneut ansprechen würde. Vielleicht ohne diesen überhasteten Heiratsantrag, aber ansonsten war nichts an der Vergangenheit zu korrigieren.

Den Jahrtausendwechsel feierten wir, genauso wie das Weihnachtsfest, ebenfalls zusammen im großen alten Steigerhaus in Moers, in dem Manus Familie zusammen mit Buster, dem American-Staffordshire-Terrier, wohnte, der einen zur Begrüßung immer „anlächelte" (was ein wenig zu sehr nach Zähnefletschen anmutete). Das Haus war ein grauer Klotz, der dennoch irgendwie Charakter besaß. Daniel, Darius und Michael waren zur Silvester-Fete ebenfalls eingeladen, ebenso ein paar Freunde von Manu. Gemeinsam mit Marlene und Hansi begossen wir die hinter uns liegenden 1999 Jahre und waren gespannt, was passieren würde, wenn die Uhren Mitternacht schlugen. Wir legten ein paar Techno-Tracks auf, und irgendwann schliefen wir alle ein. Glücklich, betrunken und voll jugendlicher Vorfreude auf das, was ein ganzes Jahrtausend für uns bereithalten würde.

Ich blühte auf. Die Welt drehte sich plötzlich nicht nur, wenn ich zu viel getrunken hatte. Der Stillstand, das Gefühl des Nichtvorankommens und die immerwährende Flucht vor mir selbst hatten ausgedient. Ich war bereit für mein Glück. Ich war verliebt, und zwar richtig.

„Wir sind Konsumenten. Wir sind Abfallprodukte der allgemeinen Lifestyle-Obsessionen“

(Tyler Durden in *Fight Club*)

Das neue Millennium brach an, ohne dass Computer abstürzten oder die Welt unterging. Das wäre auch ein wirkliches Drama gewesen, schließlich hatte ich erst einen Monat vorher den Menschen gefunden, der mein Herz eroberte. Im ersten halben Jahr des Jahres 2000 lernte Manuela auch anhand meines Beispiels kennen, was es bedeutete, nicht zur Schule zu gehen und alle Autoritäten abzulehnen. Sie machte eine Weiterbildung in Duisburg und wollte Maskenbildnerin werden. Ihre Fachoberschulreife hatte sie bereits in der Tasche und ein Ziel vor Augen; ich selbst wusste hingegen überhaupt nicht, wohin ich beruflich wollte. Nur, dass ich keine Lust mehr auf die Schule hatte, wurde mir klarer mit jedem weiteren Tag, den ich in ihr verbringen musste.

Meine Fehlstunden hatten eine beachtliche dreistellige Zahl erreicht und irgendwann, als ich montags wieder nicht aufkreuzte, fuhr bei uns in der Lessingstraße ein roter Calibra vor. Mein Vater bekam von meiner Abwesenheit nichts mit, das Zeugnis würde er bestenfalls nur kurz zu Gesicht bekommen und meine Mutter hätte dann auch dafür eine passende Ausrede parat. Sie ließ mich zu Hause, weil sie immer noch nicht allein bleiben konnte. Das war etwas, auf das ich mich zu einigen bereit war. Ihr war klar, dass ich nicht mehr am Fenster sitzen und die Post abfangen würde, genauso wenig stünde ich als menschlicher Kummerkasten bereit oder lieh ihr mein Ohr, um mir ihre Neurosen anzuhören. Ich verzog mich einfach in mein Zimmer, hörte Trance oder die *Viva los Tioz*, das aktuelle Album der *Onkelz*. Nicht selten verschlug es mich auch schon morgens in den Keller und an meine Turntables. Dann drehte ich die Anlage auf und war wieder in meiner „Zone". Track für Track mischte ich ineinander, zählte den Takt mit meiner Unterlippe mit, die zum Beat zuckte, und wurde immer besser.

Ich träumte davon, irgendwann im sagenumwobenen *Poison Club* in Düsseldorf, im *Tor 3* oder in einem anderen Club mit Prestige aufzulegen. Mit der Zeit veränderten sich auch Matthias' und mein Geschmack der elektronischen Tanzmusik. Gingen wir anfangs noch total auf Rave und eher kommerziell ausgerichtete Tunes steil, wurde ab Start ins neue Jahrtausend auch gerne richtiger harter Techno, wie ihn Sven Väth auflegte, gehört. Oder Schranz.

Manuela hasste beides.

Als Frau Hof bei uns klingelte, aß ich gerade zu Mittag. Die Schule war aus, auf Hausaufgaben wurde geschissen und unten warteten schon einige frisch gekaufte Techno-Vinyls darauf, auf den Tellern zu rotieren und die Nachbarn zu stören.

„Hallo Frau Diel, ich wollte mich mal danach erkundigen, wie es Ihrem Sohn geht."

„Der hat eine Magen-Darm-Grippe, aber wird bald wieder da sein", antwortete meine Mutter.

Anschließend erkundigte sich meine Klassenlehrerin mit den feuerroten Haaren und der brennenden Seele, ob sie mich mal sehen dürfte. Meine Mutter rief mich herunter.

„Deine Lehrerin ist hier, die möchte dich kurz sehen", sagte sie.

In meinen Eingeweiden rumorte es. Natürlich hatte die Hof keinen Röntgenblick, aber ich war noch nie ein guter Schauspieler, und dieses Vorpreschen in unser Zuhause hinterließ kein gutes Gefühl. Langsam schlich ich mich die zwei Treppen hinunter und blieb auf der vorletzten Stufe stehen.

„Hallo Frau Hof, schön Sie zu sehen", log ich.

„Hallo Dennis. Deine Mutter sagt, dir geht es nicht gut. Du hast die Grippe?"

Das klang wie eine Frage. Wie eine Fangfrage. Ich hatte mich mit meiner Mutter nicht darauf verständigt, welche Lüge wir auftischen sollten, aber es rechnete auch keiner von uns beiden mit einem Hausbesuch der alten Dame. Ich schaute kurz zu meiner Ma, die vor mir und vor Frau Hof (die noch immer im Türrahmen wartete) stand. Sie erwiderte meinen Blick und zeigte mit der Fingerspitze auf ihren Bauch.

„Nein, ich habe Bauchschmerzen", sagte ich.

„Und Durchfall, den musst du nicht verschweigen", ergänzte Mutter.

„Aha."

Frau Hof verengte die Augen und guckte mich mit einem prüfenden Blick an.

„Weißt du, Dennis, ich frage mich, wie oft ein junger Mann in deinem Alter krank sein kann. Meiner Meinung nach nicht so oft wie du, aber es ist ja auch nicht mein Abschluss, der auf dem Spiel steht. Schönen Tag noch."

Mein Abschluss stand also auf dem Spiel. Das hinterließ tatsächlich Sorgen, und ich mochte mir nicht ausmalen, was ich tun sollte, wenn ich die Mittlere Reife in den Sand setzte. In Mathematik schrieb ich in allen drei Klassenarbeiten des zweiten Halbjahres eine Sechs. Die letzte, alles entscheidende Klausur, beendete ich in fünf Minuten. Ich las mir die Aufgabenstellungen durch, öffnete mein Heft, malte einen großen lachenden Smiley auf die erste Seite und schrieb: „Ich habe keine Ahnung, was diese Zahlen hier zu bedeuten haben, aber sie sehen gut aus" drunter. Dann gab ich die Arbeit ab, meine Klassenkameraden guckten kurz ungläubig, konzentrierten sich dann aber wieder auf ihre Aufgaben. Ich konnte mir nicht vorstellen, dass man mir ein ungenügend auf meinem Abschlusszeugnis ausstellen würde. Nicht nur, weil diese „Note" die potenzielle Kraft besaß, einen Abschluss zu keinem Abschluss zu machen, nein, an ihr haftete auch jede Menge zerstörerischer Energie bei der Suche nach einer Lehrstelle.

Als der Juni 2000 immer näherkam und damit auch eine mögliche Fachoberschulreife, wurde mir von meiner Klassenlehrerin mitgeteilt, dass sie sich gezwungen sähe, meine Leistungen mit ungenügend zu beurteilen.

„Dennis, du musst sehen, dass du in Deutsch und in einem weiteren Fach eine Zwei bekommst, sonst war es das für dich und deinen Abschluss!"

Ich dachte noch, die Alte wollte mich verarschen, ein bisschen piesacken, aber die meinte das wirklich ernst. Sie würde mir die schlechtestdenkbare Note geben, die man einem Schüler verpassen konnte. Wohlwissend, dass ich mir damit mein Zeugnis und meinen Abschluss versaute sowie jede Chance auf einen Ausbildungsplatz. Ich brauchte mich mit dieser Zensur vermutlich auch nicht auf der Handelsschule um die Fachabitursjahrgänge bewerben, von der fehlenden Qualifikation für die gymnasiale Oberstufe ganz zu schweigen.

Bis zum letzten Tag war es ein Ringen um die „Fachoberschulreife". Mein Deutschlehrer gab mir schließlich eine Eins, obwohl das die Klausuren gar nicht zugelassen hatten, mein Englischlehrer eine Zwei, und mein Physiklehrer rettete mich endgültig, weil er mir in diesem Fach, in dem ich fast genauso wenig begriff wie in Mathe, das erlösende „Ausreichend" verpasste. Dafür war ich ihm extrem dankbar, nicht zuletzt, weil ich es diesem Mann nicht zugetraut hatte. Er schien während des Unterrichts immer unnahbar und gnadenlos auf Leistung setzend, mitunter sogar ein bisschen pedantisch. Dass er sich als Mensch mit großem Herzen entpuppte, ließ mich ihn mit anderen Augen sehen. Dementsprechend groß war der Schock, der mich nur wenige Wochen nach meiner Realschulentlassung ereilte, als ich erfuhr, dass ausgerechnet dieser Mann bei dem Flugzeugabsturz des Concorde-Flugs 4509 am 25. Juli 2000 mitsamt seiner Ehefrau ums Leben kam.

Im Juni überreichten mir der Schulleiter und meine Klassenlehrerin meine Fachoberschulreife, um die ich dann doch mehr hatte kämpfen müssen, als mir lieb gewesen war. Und so wurden dann im Sommer 2000 in der Lintforter Stadthalle alle Schülerinnen und Schüler der zehnten Klassen entlassen. Und wirklich niemand hatte ein derartig seltsames Zeugnis wie dieser Diel aus der 9d. Während meine Mitschüler bereits Zusagen für Ausbildungen oder Oberstufenschulen ihr Eigen nennen konnten, stand ich dort oben auf dem Podest und wollte mich nicht freuen. Nicht für dieses schäbige Blatt Papier, nach dem ich ab jetzt bemessen werden sollte und das wenig bis gar nichts über mich aussagte. Wenn überhaupt irgendwas, dann ausschließlich das Falsche.

Der Oberstudienrat schaute etwas verdrossen, als er mir die Hand schüttelte.

„Eine Gratulation erspare ich dir mal lieber. Wie konnte denn das passieren?“, wollte er wissen.

„Sagen Sie es mir, Sie hätten es doch verhindern können, Sie Armleuchter.“

Er zog die Hand weg.

Bis zu meinem sechzehnten Lebensjahr war ich der krasseste Außenseiter in meiner Klasse. Und obwohl ich das damals gehasst habe, schließlich wollte ich nie jemand sein, der nicht gemocht wird, ließ es mich im Laufe meines Lebens unbewusst ein empathischerer Mensch werden. Hätten meine beiden Klassenlehrerinnen darauf wetten müssen, was für einen Weg ich einschlagen würde, sähe deren Antwort vermutlich so aus, dass sie von nicht viel mehr als einem arbeitslosen Taugenichts ausgingen. Einer, der sich eher schlecht als recht durchs Leben hangeln würde. Immer ein bisschen zu dick und zu ungelenk. Zu faul, zu ungeschickt, zu irgendwas. Jemand, der nicht in der Lage ist, Prozent oder Bruchrechnung zu beherrschen ... Was konnte schon aus so jemandem werden?

Dass ich seit der Grundschule gut darin war, Sätze zu Papier zu bringen, oder dass ich gerne las und meine Meinung kundgab, war nicht so wichtig. Wichtig war, „zuzuhören“, „aufzupassen“, „die Regeln zu befolgen“.

War man der, nach dem getreten wurde, sollte man sich doch bitte so benehmen, dass das nicht mehr vorkam. Setzte man sich auf einen kaputten Stuhl, der unter einem zusammenbrach, hatte man gefälligst den Hohn und Spott einer ganzen Klasse auszuhalten, während die Lehrerin nur leicht verschämt vor der Tafel stand und mitleidig lächelte.

Die Lösung lag ja auf der Hand und wurde von meinem alten Geschichtslehrer an meine Mutter während eines Elternsprechtages in der sechsten Klasse weitergetragen:

„Ihr Sohn ist zu dick, Frau Diel. Er hat es schwer, dabei würde er wirklich gerne dazugehören. Sehen Sie doch, dass er Sport treibt und abnimmt. Das käme ihm wirklich zugute."

Inklusion war ein Fremdwort. Im Religionsunterricht musste aufgestanden werden, sobald der Lehrer das Klassenzimmer betrat, und im Sportunterricht wurde als Letzter ins Team gewählt, wer am unbeliebtesten oder beleibtesten war. Meistens gingen beide Merkmale Hand in Hand.

War man zu dumm, musste man schlauer werden. Wollte ich nicht stundenlang irgendwelche geometrischen Formeln zeichnen, für die ich mich einen Dreck interessierte, war das dennoch genau das, was man erwartete. Das Geodreieck lernte ich hassen. Ein Lehrplan, dem konsequent Folge geleistet werden musste, wurde wie eine Blaupause auf alle Kinder und Jugendlichen gestülpt. Völlig egal, dass dieser vermaledeite Plan bei so vielen verschiedenen körperlichen, kulturellen und sozialen Konstitutionen und Hintergründen überhaupt nicht passte. Kids, die zu Tausenden hintenüberfielen, weil sie einfach kein Talent für Naturwissenschaften besaßen, dafür aber umso mehr Geschick in anderen Dingen, die wiederum nicht so wichtig waren. Hauptfächer, Nebenfächer, Leistungskurse, Grundkurse: der ganze biedere, konservative, kreativitätszersetzende Scheiß. Wichtig war am Ende nur, in allem wenigstens durchschnittlich zu sein. Gerade so gut, dass man die Latte überspringen konnte – nur berühren durfte man sie nicht.

Wir lernten nicht für unser Leben. Das war eine große Lüge, schon von Anfang an. Das mochte vielleicht in den Hochschulen stimmen und zum Teil auch in den Oberstufen, aber nicht in den unteren Klassen. Hier wurden Kinder und Teenager ganz bewusst separiert und auf einen der drei späteren Lebenswege geeicht. Entweder man wurde Arbeiter und Konsument oder einer derjenigen, die entschieden, was gearbeitet und konsumiert wurde.

Was übrig blieb, wenn man sich weder in Kategorie eins noch in zwei einordnen wollte, war Typ drei: Hartz IV.

„’cause we’ve got nothing else to do, London Skinhead Crew, scars, tattoos, crombie coats, full of trouble“

(*Booze & Glory*: „London Skinhead Crew“)

Im Juli 2000, kurz nach Manuelas achtzehntem Geburtstag, erlebten wir unseren bislang letzten Auslandsurlaub. Mit dem Reisebus ging es vom Duisburger Hauptbahnhof aus nach Alicante. Sechsunddreißig Stunden hatte die Fahrt gedauert, der Urlaub entschädigte aber für alle Strapazen. Ich war das erste Mal in Spanien und an einem Meer, das nicht kühl war, sondern angenehm temperiert.

Meine Fachoberschulreife hatte ich nunmehr auch, und irgendwie, trotz der Sechs in Mathematik, den Schulleiter des kaufmännischen Berufskollegs in Moers von meiner Wissbegierde und Lernbereitschaft überzeugt. Ab August würde ich dort meine Qualifikation für die gymnasiale Oberstufe nachholen und anschließend versuchen, das Abitur zu absolvieren.

Ich arbeitete in den Sommerferien, die immer nach Schulabschluss ausufernd lang anmuteten, für drei Wochen bei der Kassenärztlichen Vereinigung Nordrhein in Düsseldorf und sah meinem Vater beim Programmieren zu. Von dem Geld, das ich dort verdiente, kaufte ich mir meine langersehnten *Technics*-Turntables und ein neues Mischpult. Die Clubs des Rheinlandes und Ruhrgebiets wurden ab 2000/2001 immer wichtiger, und Matthias, Darius und ich erlebten damals den Höhepunkt unserer Leidenschaft für Techno und dessen Untergattungen. Ab Mitte 2001 flachte meine Begeisterung zusehends ab. Eine alte Liebe hatte wieder begonnen, mit mir zu flirten. Die Begeisterung für die Skinhead-Szene.

Jetzt, so kurz vor meinem neunzehnten Lebensjahr, war ich so weit, mir eine Glatze rasieren zu können. Ich hatte bereits ein paar Skins kennengelernt und heimlich immer wieder mit dem Kult geliebäugelt. Oi! von britischen Bands und Streetrock, wie ihn *Rose Tattoo* oder *Motörhead* spielten, wurden wieder wichtig und existierten ab Mai 2001 gleichberechtigt neben Techno, den ich noch gerne hörte und auflegte, aber der an Wichtigkeit verlor. Auch deshalb, weil mich die Drogenexzesse von Bekannten, die man in den Clubs traf, abschreckten. Matthias, Darius und ich konsumierten nie Ecstasy, Speed oder Koks (das wir uns eh nicht leisten konnten), wir kifften nicht einmal.

Manuela führte die Schermaschine, mit der sie mir eine Glatze schnitt. Ohne Aufsatz, so kurz wie möglich. Als ich mit der neuen „Frisur“ nach Hause kam, explodierte Harald, während meine Ma nur den Kopf schütteln konnte. Ob ich völlig verrückt geworden sei, wollte er wissen.

„Ehrlich, mir ist es scheißegal, was du darüber denkst, Harald“, sagte ich.

„Pass auf, wie du mit mir redest! Du wohnst noch in meinem Haus und solange ...“

Ich ließ ihn nicht ausreden:

„Keine Sorge, sobald ich mein erstes Geld verdiene, bin ich weg. Du wirst mich schneller los sein, als dir recht ist, Vater.“

Ich schloss die Tür meines Jugendzimmers, ließ meinen Vater davorstehen, widmete mich meiner Anlage, legte *Skrewdriver* auf, und schrie mir zu *The Voice of Britain* die Wut von der Seele. Ich hasste und liebte Ian Stuarts Band für ein paar wenige Jahre von ganzem Herzen. Dafür, dass die Band bereits zwei Jahrzehnte zuvor von einer waschechten Punkband zu einer faschistoiden Nazi-Combo mutiert war, verabscheute ich sie. Stuarts Stimme hatte aber einen Charme und so viel Charisma, dass ich mich den Engländern nur schwer entziehen konnte. Und die frühen Songs, die noch nicht dreckige Dritte-Reich-Slogans und Rassismus propagierten, brüllte ich lautstark mit. Provokation um jeden Preis, und mein Vater, der bestens Englisch sprach und verstand, was dort gesungen wurde, ärgerte sich noch mehr über *Skrewdriver* als über die *Onkelz* und *Rammstein* zusammen.

Mir gefiel das.

Zwei Wochen später fuhr ich mit Manu nach Duisburg und kaufte mir bei *Dressler*, einem Armeebekleidungsshop, meine Zehn-Loch-Ranger-Boots mit Stahlkappen, dazu ein Paar weiße Schnürsenkel und einen olivgrünen Armeerucksack. Außerdem wechselte ich meine sonstige Garderobe. Statt bunter Hemden mit Buddhas und Drachen kaufte ich mir karierte Button-down-Hemden von Ben Sherman. Statt T-Shirts trug ich jetzt schwarze Polos von Lonsdale oder Pit Bull Germany. Statt Schlaghosen normale Jeans und auch meine Liebe zu Bomberjacken wurde reaktiviert.

Über Manus Bruder Günter, der selbst in den mittleren Achtzigerjahren dem Glatzenkult angehörte, lernte ich Thorsten, den innerhalb der Szene berühmt-berüchtigten Ruhrorter Skinhead-Tätowierer, kennen. Der hatte einen Ruf und einen Laden. Hier gab sich das „Who‘s Who" der nordrhein-westfälischen Glatzengemeinschaften die Klinke in die Hand, was nicht immer gut bei der zahlenden „Normalkundschaft" ankam. Dafür waren die Preise human, denn die Kunst des Inkens war schon vor zwanzig Jahren eine teure, und gute Tattoos kosteten gutes, hart verdientes Geld.

Bei *Warlord Tattoos* in der Weinhagenstraße wurde mir also im Sommer 2001 mein erstes Tattoo gestochen. Wochen vorher hatten Manu und ich, versunken in die unterschiedlichsten Tattoo-Zeitungen, nach Inspirationen geschaut. Irgendwo stolperte ich dabei auf ein Yin-und-Yang-Motiv, das von einer dunklen Sonne umrandet wurde. Das passte gut zu meiner Persönlichkeit, die noch nicht wirklich ausgereift war, aber immerhin auch ständig zwischen dunkel und hell pendelte. Ich war mir sicher: Das sollte es werden, mein allerestes Tattoo.

Ich kann mich noch gut daran erinnern, wie nervös ich war, als Thorsten die Maschine ansetzte, um einen kleinen Teil meines linken Unterarms zu bebildern. Nach dreißig Minuten war das Bild fertig und ich glückselig. 2001 war noch nicht 2021, und Tätowierungen besaßen noch lange nicht die gesellschaftliche Akzeptanz, die ihnen heute zuteil ist, auch deshalb, weil eben noch nicht jeder in der Öffentlichkeit stehende Mensch tätowiert war.

Mein Vater, nach dem Anblick seines haarlosen Sohnes schon für ein bisschen Hass zu haben, ließ mich sein Unverständnis erst recht spüren, als ich mit dem blutig-glitzernden, frischen Tattoo in die Lessingstraße, in der ich noch immer wohnte, zurückkehrte.

Der Streit war kurz und heftig, und an dessen Ende stand mein Entschluss, dass ich nicht mal mehr zum Schlafen nach Hause kommen wollte. Jeden Tag, das nahm ich mir felsenfest vor, würde ich von nun an bei und mit Manu verbringen. Die Schule, das Abitur, all die Sorgen, die sich Mutter machte, all die Angst meines Vaters, dass aus mir ein Straftäter würde, all das Leid und all der Wahnsinn: Sie konnten mich am Arsch lecken. Hier, das wurde mir an jenem Abend klar, würde man mich nicht vermissen und ich auch niemanden – außer meine Großmutter, die das natürlich alles mitbekam. Die war nicht glücklich über mein neues Aussehen, aber sie spürte, dass es mir Selbstvertrauen schenkte. Das reichte ihr. Ich stritt mich nicht mit ihr. Aber um frei sein zu können, musste ich auch sie verlassen.

Ab Sommer 2001 schlief ich eigentlich ununterbrochen bei Manu und lernte ihre Familie immer mehr schätzen und besser kennen. Mit meinen Eltern glätteten sich die Wogen nach ein paar Wochen wieder. Zumindest riefen sie an, erkundigten sich, wie es in der Schule lief (in die ich trotz allem gerne ging), und wollten, dass wir mal wieder vorbeikämen. Das taten wir. Hin und wieder saßen wir dann oben bei meinen Eltern, aßen gemeinsam zu Abend oder schliefen in meinem Jugendzimmer, das sich mittlerweile viel zu klein und fremd anfühlte.

Ich lernte weitere Skinheads kennen. Zum einen über das Tattoostudio, in dem sich fast ausschließlich Kurzhaarige aufhielten, zum anderen auch über Mitschüler des Berufskollegs in Moers. Für eine ganz kurze Phase reichten meine halberwachsenen Kontakte auch bis tief in die Fascho-Szene von Duisburg hinein, aber als das rechte Gelaber immer mehr anfing, mir auf den Senkel zu gehen, kappte ich diese Verbindungen wieder, ehe sie richtig Schaden anrichten konnten.

Gedanklich sah ich mich sowieso auf der anderen Seite stehend, wenn auch nicht mehr so vehement. Die Auseinandersetzungen mit türkischen Jungs wurden mehr, und so manches Mal war ich in den Jahren 2001 bis 2003 froh, dass Manuela bei den Saufgelagen in diversen Kneipen dabei war, um zu verhindern, dass ich im Jägermeister-Rausch Dinge tat, die mich wenigstens für eine Nacht hinter Gitter gebracht hätten. Oft reichte schon ein falscher Blick, und noch während ich das Bierglas auf unseren Stehtisch stellte, schaltete ich von Partylaune auf Angriffslust. Ein Wort, zwei Wörter, eine falsche Bemerkung – und schon drohte ich dem zwei Meter großen, offensichtlich südländischen Typen mit einem Schlag vor die Fresse, dass ihm Hören und Sehen vergehen würde. Vor der Kneipe provozierte ich das anrückende Polizeipersonal und bettelte förmlich darum, mitgenommen zu werden.

Die Wut, die ich in diesen Jahren in mir trug und die sich diffus gegen alle Gruppen richtete, mit denen ich schon in der Jugend zusammenprallte, musste unbedingt an die Luft. Ein Wunder, so ganz altersweise und nüchtern betrachtet, dass bei all den Ausbrüchen, die immer kurz vor der totalen Eskalation endeten, niemand ernsthaft zu Schaden kam.

Im Berufskolleg lernte ich Nadine kennen, die seit meinem neunzehnten Geburtstag im Oktober 2001 zu unseren allerengsten Freunden gehört, und das bis heute. Wir lachten viel im Unterricht, und das erste Mal in meinem Leben war ich Klassenbester und nicht Klassenfettester. Meine Zeugnisse ließen sich sehen. Selbst die Mathematik, die ich so sehr hasste, bekam ich in den Griff und dazu die Note „Gut“, in vielen anderen Fächern ein „Sehr gut“. Die Lehrer dort besaßen ein anderes Naturell, speziell mein Deutschlehrer, bei dem wir auch Politik und Religion hatten, war von einem progressiven Schlag und ganz anders als die Gilde der Gnadenlospädagogen in der Realschule.

Er war jung, vielleicht Anfang dreißig, und bereit, sich auf Diskussionen einzulassen. Auch auf solche, in denen er zunächst einen konträren Standpunkt vertrat. So erklärte ich ihm in Politik, was es mit den *Böhsen Onkelz* wirklich auf sich hatte und warum alle Welt der Meinung war, dass die rechts wären. Ich lieh ihm die Bandbiografie *Danke für nichts*, die ich wie den heiligen Fangral immer noch als Originalausgabe von 1997 in Ehren hielt und die mittlerweile nach fünf Jahren etwas ramponiert aussah. Als er sie quergelesen hatte, sprachen wir erneut über die Band, deren Herkunft und Menschwerdung, und er kam zu dem Ergebnis, dass die Läuterung dieser Frankfurter nicht nur glaubwürdig, sondern gesellschaftspolitisch gar extrem wichtig war.

Ich fühlte mich als Skinhead, sah wie einer aus, war mittlerweile mit einem zweiten Tattoo gesegnet, das den kompletten linken Oberarm in Anspruch nahm (ein Teufel, der auf einem aus Schädeln bestehenden Sockel thront), und voll mit Testosteron, wie es in der Menge nur Neunzehnjährige auszuschütten vermochten. Und auch hier wichen mit allen neuen Debatten in Religion und Politik mehr von den Vorurteilen, die man dieser Jugendkultur entgegenbrachte. Dass ich gerne *Skrewdriver* hörte, verschwieg ich (auch, weil es mir selbst peinlich war, schließlich hasste ich Nazis), dass ich ein antifaschistisch denkender Mensch war, bekam er allerdings sehr deutlich mit. Wir schauten auf mein Bestreben hin den grandiosen *American History X*, was nicht ganz unbedenklich schien, schließlich war der Film einer, über den es auch kontroverse Meinungen gab. In Religion schlug ich den Film *Flatliners* vor, und auch der wurde geschaut. Im Anschluss unterhielten wir uns mehrere Stunden darüber, ob ein Leben nach dem Tod möglich sei und wenn ja, wie wir uns das vorstellten. Himmel und Hölle oder eher das Prinzip Wiedergeburt? Jenseits, Diesseits, andere Seite? Seelen, Geister, Götzen, Engel und Dämonen: Alles wurde seziert.

Diese Jahre waren die allerbesten, die ich je in der Schule erlebte. Selbst der Sport machte Spaß. Ich lernte, dass es eben auch coole Lehrerinnen und Lehrer gab und dass ein großes Maß an Selbstvertrauen auch ein Übergewicht wegkompensieren konnte. Angst kannte ich seit vielen Jahren eh keine mehr. Vor nichts und niemandem.

„Non serviam –
ich werde nicht dienen“

(Luzifer)

Bis Ende des Jahres 2002 hatte ich beide Oberarme rundherum, große Teile meiner Unterarme, die Brust, den Bauch und die Schulterblätter tätowiert. Dämonische Fratzen, Schädel, germanische und keltische Symbole, „Justice“ in Frakturschrift, Flammen, Spinnennetz am Ellbogen. Jedes weitere Tattoo gab mir mehr Kraft. Ich spürte förmlich, wie jeder innere Zweifel mit jedem weiteren höllischen Teufelsabbild wich. Jeder ausgehaltene Schmerz stärkte mich und ließ die Mauer, die ich um meine verletzte Seele und um die Unsicherheit, die sie umspannte, hochzog, größer und gewaltiger werden. Das Alien von H. R. Giger auf dem Brustkorb, für das ich Höllenqualen durchlitt, der Beelzebub auf dem linken Oberarm, der einen Schädel mit lodernden Augen in den Händen hält, die aufgetürmten, von Maden befallenen Schädelberge auf der Innenseite meines linken Oberarmes, der beim Stechen so dick anschwoll, dass es schon grotesk aussah. Selbst Thorsten, mein Tätowierer, der von Kopf bis Fuß bebildert war, staunte über die Schnelligkeit, mit der ich mich ausmalen ließ. An manchen Tagen wusste ich noch gar nicht, was ich haben wollte, und suchte mir mein Motiv erst im Laden aus.

„Hier, den Schädel bitte. Und genau so, nicht anders. Kriegste das hin?“

Manu musste manchmal schlucken, ihr ging das vermutlich alles etwas zu schnell und sie hätte es wahrscheinlich gerne gesehen, wenn ich mir für ein paar Motive länger Zeit gelassen hätte, um sie wirklich zu Ende zu denken, aber nun ... Ich wollte einfach immer weiter, immer mehr. Bis auf den peinlichen „Natural-Born-Killer“-Schriftzug am linken Unterarm, den ich mir als Reminiszenz an meinen Lieblingsfilm habe stechen lassen, und zwei etwas zu rechts angehauchte keltische Motive „bereue“ ich kein einziges Tattoo. Bis heute.

Ich sah wie ein Bilderbuch-Skinhead aus und verhielt mich fortan so. Die Kneipen in Moers waren ab 2002 unser Ausgehspot. Daniel, der zu jener Zeit bei der Bundeswehr war, wieder zurück zu Anne fand und ebenfalls wie ein Skinhead aussah, war mein ständiger Begleiter. Wir tranken uns zu viert, Manu und Anne waren meistens dabei, durch die Kneipen von Moers und Duisburg.

Der *Geh-Punkt*, in dem mich die Liebe vor wenigen Jahren heimsuchte, stand noch immer, und hier geriet mein bester Freund in eine dieser halsbrecherischen Schlägereien, die seinerzeit noch oft passierten. Zwei russische Jungs, ein gutes Stück größer als Daniel und Thomas, der an jenem Abend statt mir dabei war, fingen die beiden samt Begleitungen nachts vor der Tür der Kneipe ab. Ein, zwei Worte später wollten sie den Mädels ans Leder, und ehe sich Daniel versah, der schützend einschreiten wollte, brach man ihm die Nase und schlug ihm mit der Faust und voller Wucht gegen die Stirn. Als ich davon hörte, war ich außer mir vor Rage, auch weil ich mich ärgerte, dass ich bei der Action nicht anwesend sein konnte.

Im September 2001 fand ich mich für meine Musterung in Wesel ein und wurde für diensttauglich im dritten Grad befunden. Und weil T3-Gemusterte in diesem Jahr nicht gebraucht wurden, musste ich ebenfalls keinen Ersatzdienst leisten und hatte das Privileg, frei zu sein. Für mich kam es überhaupt nicht infrage, zur Bundeswehr zu gehen. Meine Ablehnung jeglicher Autorität war zu groß, und es hätte nicht lange gedauert, bis ich irgendeinem Spieß oder Unteroffizier, der sich an mir abarbeiten wollte, in den Arsch getreten hätte. Oder umgekehrt. Jedenfalls war die bloße Vorstellung, ich würde zum Morgenappell aufstehen und den Diener machen, an Absurdität kaum zu überbieten.

Non serviam. Aus Gründen.

Manu und ich waren mittlerweile fast drei Jahre ein Paar und hatten die erste kleine Krise unserer jungen Liebe hinter uns. Mit Beginn der elften Klasse zog ich die Blicke meiner Klassenkameradinnen auf mich. Und ich genoss es jeden Tag ein wenig mehr, dass die nicht mehr angeekelt, sondern fasziniert und ein wenig bewundernd zu mir hinüberschauten. Da saß er, der kahlköpfige junge Mann mit den blauen Augen und den bunten Armen. Der, der sich nichts gefallen ließ und der so sehr nach gefährlichem Rechtsradikalismus roch und dabei doch so nett und charmant mit den türkischen Mitschülerinnen sprach. Der, der ein bis zwei Jahre älter als der Rest der Klasse war und sich in vielen Fächern wahre Wortgefechte mit der Lehrerschaft lieferte. Eloquent und nicht prollig. Ganz anders als der erste Eindruck, den man gemeinhin von ihm haben konnte.

Eines der Mädels war schwer in mich verschossen, ließ es mich verschüchtert wissen, und mein eigentlich noch so unerfahrenes Ich hatte für ein paar Wochen das Bedürfnis, neue Erfahrungen zu machen. Nadine redete mir ordentlich ins Gewissen, rückte mir den Kopf zurecht, und irgendwann kam ich zur Besinnung. Christina und ich ließen es bei einem Kuss bewenden, und noch während ich daheimsaß und über meinen Fehler grübelte, wurde mir klar, dass ich bei Manu bleiben musste.

Ich hörte Musik, die *Onkelz* natürlich, die gerade ihre neue Single „Keine Amnestie für MTV“ veröffentlicht hatten, und da war dieses Gefühl. Eines von der Sorte, das man nur schwer beschreiben konnte, auch, weil man dann dumm angeguckt wurde. Vielleicht eine Mischung aus Eingebung, Vorahnung, Erleuchtung, was weiß ich. Doch noch während ich „Narben“, den zweiten Song auf der Single, dessen Text mir so sehr aus der Seele sprach, abcheckte, wusste ich, dass mein Weg nicht darin bestehen sollte, ihn ohne dieses zauberhafte Mädchen zu gehen. Sie war Teil meines Lebens, und zwar jener, der besser war als alle bisherigen.

Ich durfte sie nicht aufgeben und hoffte, sie würde mir verzeihen.

Ich blicke auf meine Narben,
Zeichen von vergangenen Tagen,
Schnitte so tief und wahr,
Geschichten von dem, der ich mal war.
Die Narben auf unseren Seelen bestimmen den Gang des Lebens.
Hand aufs Herz: Spürst du den Schmerz?

Böhse Onkelz: „Narben“

Dieser eine Ausrutscher ist bis heute der Einzige geblieben, und der war zudem auch noch spätpubertär harmlos. Neunzehn war einfach ein schwieriges Alter, besonders für Jungs, die gerne schon gestandene Männer wären.

Kurz vor Weihnachten 2002 zog ein neuer Mitbewohner in die Lessingstraße 2d. Ohne vorherige Kommunikation mit meinen Eltern nahm ich das neu aufzunehmende Familienmitglied einfach mit. Es hatte vier Pfoten, einen markanten Überbiss, Übergewicht und ordentlich Mundgeruch. Die englische Bulldoggendame Gina, die vorher bei Manus Bruder ein sehr klägliches Dasein fristen musste, wurde Manus und meine neue Freundin. Und da wir noch keine eigene Wohnung hatten, die Sache aber drängte, nahm ich sie mit nach Lintfort. Nach zwei, drei schwierigen ersten Tagen, in denen sich meine Mutter an das Tier gewöhnen und ihren Grundreflex, Veränderungen negativ gegenüberzustehen, ablegen musste, lief die Eingewöhnung rund. Speziell mein Vater verliebte sich in Gina praktisch vom Fleck weg und wurde wie ich auch binnen kürzester Zeit zum Bulldoggenfan.

„Once a bulldogman, always a bulldogman“ heißt es, und das stimmt so sehr, dass es unheimlich ist. Zu sehen, wie viel Liebe und Zuneigung dieses Tier auch und speziell von meinem Pa zugesprochen bekam, ließ einen klitzekleinen Riss in dem Wall entstehen, der unsere Beziehung umgab. Ich rechnete mit nichts anderem als tagelangem Ärger und Gemotze und noch viel mehr damit, dass Harald sich für den Hund genauso wie für alles andere, das ich liebte, interessierte, nämlich gar nicht. Aber dem war nicht so.

Das überraschte mich, und ich kam nicht umhin, mich ihm näher zu fühlen.

„Kein Toter ist
so tief begraben
wie eine erloschene
Leidenschaft“

(Marie von Ebner-Eschenbach)

Leidet man an Panikattacken, fängt man an, angstfreie Intervalle schätzen zu lernen. Dieses Intervall dauerte bei mir von der Geburt bis zum Juli 2003. Bis zu jenem Abend, den ich bereits beschrieb und an dem ich nach dem Genuss eines Joints dachte, ich würde sterben, mindestens aber verrückt werden. Seit jenem Abend weiß ich, dass dieser Horror immer wieder zuschlagen kann und eigentlich direkt um die nächste Ecke auf einen wartet.

Kurz vor meiner ersten THC-Erfahrung bezogen Manu und ich unsere erste eigene Wohnung, unser gemeinsames Zuhause. Die Feldstraße 24 in Moers, mitten in der Innenstadt und in einem Hinterhof gelegen, wurde das Heim, in dem sich im Großen und Ganzen die unbeschwerteren Jahre unseres Erwachsenwerdens abspielten. Auf etwas über fünfzig Quadratmetern und auf zwei Etagen aufgeteilt (Erdgeschoss: Küche, Obergeschoss: Wohnzimmer, Badezimmer und Schlafzimmer) richteten wir uns nach Lust und Laune genau so ein, wie wir es wollten. Ich hatte die Schule abgeschlossen, wir hatten beide Arbeit und verdienten gerade so viel Geld, dass es zum Leben reichte, und waren glücklich. Wohin der Weg führen würde, wussten wir nicht, nur, dass wir ihn zusammen beschreiten wollten. Zukunftsängste waren uns noch immer ein Fremdwort. Die Liebe, die wir seit fast vier Jahren füreinander empfanden, beflügelte uns noch immer, doch ab 2004 legten sich kräftige Schauer über unser Zusammenleben.

Nicht selten adressierte ich die Wut, die ich noch immer brodelnd in mir verspürte, falsch. Oft war Manuela Empfängerin meiner Unzufriedenheit, die in erster Linie mich selbst betraf. Zwar konnte ich mit Tattoos, markigen Sprüchen und einer Glatze Minderwertigkeitskomplexe, die mich seit der Kindheit plagten, kompensieren – das hieß aber nicht, dass sie verschwanden. Immer wieder wachte ich morgens auf und stellte alles infrage. Ich haderte und haderte, grämte mich ob der vielen Kränkungen, die ich durchlitt, versank in Selbstmitleid und Tagträumen und verlor in diesen finsteren Momenten den Respekt vor dem Menschen, der mir doch am wichtigsten ist.

Wir fingen an, uns wegen Banalitäten zu streiten. Und Manu, die schon immer ein friedliebender und harmoniesüchtiger Mensch ist, litt enorm unter den Kränkungen, die ich ihr antat. Ich sah meine Eltern nicht mehr allzu häufig, nachdem wir mit Gina in die Feldstraße zogen, und das führte dazu, dass alles Unausgesprochene sich ab einem gewissen Punkt den Weg nach oben suchte und herausplatzte. Unterbewusst war mir klar, dass ich diese Dämonen der Vergangenheit nur besiegen konnte, wenn ich den Kampf aufnehmen würde, aber das tat ich nicht. Ein klärendes Gespräch mit meinen Eltern kam nicht infrage, ich hatte zu viel Angst vor neuerlichen Verletzungen. Stattdessen lud ich all meinen Zorn bei Manu ab. Das Essen schmeckte nicht, ich wurde wütend. Der Hund musste raus und ich hatte keine Lust, ich wurde wütend. Ehe ich mich versah, entwickelten sich Charakterzüge, die denen meines Vaters in nichts nachstanden, und das entsetzte mich, sobald ich es reflektieren konnte.

Die Angst war damals ein nur vorübergehender Besucher und verschwand, nachdem ich nach ein paar Tagen des Klarkommens für mich entschied, den Konsum nichtalkoholischer Rauschmittel fortan zu unterlassen. Und eigentlich überwogen die guten Momente dort, trotz aller Unzufriedenheit. Wir feierten wilde Partys, auf denen Daniel mit Anne, Martin, Darius mit seinen wechselnden Freundinnen, Nadine mit ihrem damaligen Lebensgefährten und ein paar neue Bekanntschaften immer zugegen waren. Wir tranken literweise Bier und Schnaps, und oft zog es uns nachts noch in die Kneipen der Altstadt. Matthias verlor ich in jenen Tagen aus den Augen. Nach seinem Abitur fing er ein Chemiestudium an und hatte verständlicherweise wenig Lust auf mein damaliges gewaltbereites, immer provokantes Auftreten. Und noch viel weniger auf Skinheads. Der Rest des ehemaligen „Clubs der Verlierer“ war aber noch immer an meiner Seite, und statt sich voneinander zu entfernen, wuchsen wir immer enger zusammen.

Am 5. Oktober 2004 feierte ich meinen zweiundzwanzigsten Geburtstag in jener Feldstraße 24. Ich behielt meine Glatze, fühlte mich aber nicht mehr als Skinhead. *Skrewdriver* flogen aus unserer Stereoanlage, die Rangerboots wurden eingemottet, genauso wie die Pit-Bull-, Lonsdale- und Dobermann-Deutschland-Klamotten. Oi! wurde nicht mehr gehört. Seit Kurzem fuhr ich auf amerikanischen und dänischen Punkrock ab. *Social Distortion, Backyard Babies, Danko Jones*, aber auch *Green Day*. Und seit ihrem neuen Album *St. Anger* hatten sich *Metallica* wieder in mein Herz gespielt und würden jenes ab dem Sommer 2003 nie mehr verlassen.

Diese zweieinhalb Jahre, in denen ich mich dem Glatzenkult zugehörig fühlte, waren wunderbar, vor allem für mein Selbstwertgefühl. Aber ich hatte keine Lust mehr auf alles, was einen jungen Menschen im Denken eingrenzte. Und nichts grenzte so sehr ein wie Mode und Musikdiktate einer Subkultur. Zudem ging ich nicht mehr zu meinem Tätowierer. Ein paar Typen, die dort abhingen, versauten mir die Lust, es ihnen gleichzutun. Einer der Stammgäste trug ein Shirt mit rassistischem Scheißdreck drauf, und ich war kurz davor, ihm dafür auf die Fresse zu hauen. Außerdem war ich mittlerweile zu einem ordentlichen Prozentsatz tätowiert und hatte keine weiteren geplanten Projekte. Irgendwann damals sagte ich zu Manu, dass sie ja mal überlegen könnte, selbst mit dem Tätowieren anzufangen.

„Überleg doch mal, was das für Vorteile hätte", sagte ich. „Wir müssten kein Geld mehr für meine Tattoos ausgeben und du verdienst mit deiner Leidenschaft Kohle. Du kannst zeichnen, und das richtig gut. Ich fände das megageil."

Manu konnte sich das nicht vorstellen. Ihr behagte der Gedanke nicht, und sie war sich damals auch nicht darüber im Klaren, welches Talent wirklich in ihr schlummerte.

An besagtem Geburtstag – es würde der letzte werden, an dem meine so sehr geliebte Oma Ilse dabei war – löste sich knapp vierhundert Kilometer weiter nördlich meine Lieblingsband auf. Am

5. Oktober 2004 spielten die *Böhsen Onkelz* ihr letztes Hallenkonzert in der damals brandneuen *Color-Line-Arena* in Hamburg. Zwei Shows der *Adios*-Tour hatten Manu und ich im September 2004 besucht. Die erste in der *König-Pilsener-Arena* in Oberhausen, die andere in der *Westfalenhalle* in Dortmund. In Oberhausen wollten mich die Securitys nicht reinlassen. Es gehörte seit ein paar Jahren zum Modus Operandi, dass bei den Besuchern Tattoo-Kontrollen durchgeführt wurden, um auf diesem Wege bereits im Vorfeld Nazis auszusortieren und ihnen den Einlass in die Halle zu verweigern. Der Ordner der IH-Security aus Frankfurt fand an meiner schwarzen Sonne und an meinem Keltenkreuz, die ich mir beide ein paar Jahre zuvor stechen ließ, überhaupt keinen Gefallen. Erst das gute Zureden von Manu und die Tatsache, dass ich mein Maul hielt, ließen ihn weich werden.

„Na gut, es ist ja das letzte Mal. Aber wehe, ich sehe dich mit nacktem Oberkörper in der Halle, dann kannst du dein blaues Wunder erleben“, sagte er.

Ich wollte mich umdrehen und mit ihm diskutieren, Manuela zog mich weiter.

Als wir an meinem Geburtstagsabend daheimsaßen, Kaffee tranken und Kuchen aßen, war ich in Gedanken immer wieder bei meiner Lieblingsband, die ich seit acht Jahren liebte, auch wenn es immer mal wieder Phasen gab, in denen der Techno wichtiger war als die *Onkelz*. Ich überlegte, wie schade es jetzt war, dass diese Männer nicht weiter musizierten. Das Erbe würde nicht angetreten werden, es gab einfach keine zweite Band, die dieselbe Magie besaß wie diese. Ich träumte schon damals heimlich davon, Stephan Weidner, Kevin Russell, Matthias „Gonzo“ Röhr und Peter „Pe“ Schorowsky kennenzulernen, vielleicht sogar mal für diese Band zu arbeiten. So, wie die vielen Menschen, die immer in den neuesten Fanzines der *Onkelz* vorgestellt wurden: Management-Mitarbeiter, Fanclubleiter und so weiter. Als sich die Frankfurter auflösten und immer wieder betonten, wie ernst es ihnen mit dem Ende war, begrub ich diesen Traum für immer.

Im Juni 2005 starben meine Großmutter und Manus Oma kurz nacheinander. Elisabeth wurde siebzig Jahre alt. Eine Welt stürzte ein, die sich viele Jahre daheim um Ilse gedreht hatte. Sie war mein Angelpunkt, wenn ich vor dem Irrsinn flüchten wollte, der uns in der Lessingstraße einhüllte, und sie war die beste Freundin meiner Ma, die ihr immer alles anvertrauen konnte, aber nicht immer das zu hören bekam, was sie sich wünschte. Mein Vater hatte ebenfalls daran zu knabbern, ich erwähnte bereits: Er liebte diese Frau mehr als seine eigene Mutter.

Am selben Wochenende, an dem die Beerdigung war, spielten die *Onkelz* ihre fulminanten Abschiedskonzerte am *Eurospeedway Lausitzring*. Die Karten, die ich durch viel Glück für das Event bekommen hatte, musste ich ein paar Tage vor der geplanten Abreise bei *eBay* verkaufen, aber der Beerdigung nicht beizuwohnen, meiner Oma nicht die letzte Ehre zu erweisen, sondern stattdessen das Zugrabetragen meiner Lieblingsband zu „feiern", kam für mich nicht infrage. Im März 2005, als diese Frau siebzig wurde, rief sie noch mal alle Freunde und Bekannte zusammen, alle Nachbarn und Teckelclubkollegen, und gemeinsam stieß man auf Ilse an. Sie ahnte bereits, dass das ihr letzter Geburtstag würde, nur sagte sie das keinem. Den Brustkrebs hatte sie besiegt, ihr Herz aber war es, das im Juni einen heftigen Schlag erlitt und sich nicht mehr erholen wollte. Es hatte in all den Jahren genug gekämpft, wurde oft genug verletzt und verdiente jetzt Ruhe, auch wenn das bedeutete, alle, die sie liebte, zurücklassen zu müssen.

Manuela und ich zogen im Januar 2006 in die Lessingstraße 2d. Es war eine Rückkehr in mein Elternhaus, in dem ich seit zweieinhalb Jahren nicht mehr wohnte, die ich mit gemischten Gefühlen antrat. Zum einen würde dort nichts mehr so sein, wie es vor dem Tod von

Ilse war. Meine Eltern zogen nach unten, in die ehemalige Wohnung meiner Großeltern, und dem Tag, bis das endlich vollzogen wurde, gingen viele Streitigkeiten voraus. Von einer unglaublichen Lethargie gelähmt, räumten meine Eltern erst im allerletzten Moment die obere Wohnung frei, und wir konnten mit den Renovierungsarbeiten starten. Ich stritt mich mit Harald so sehr, beschimpfte ihn so wüst, weil ich es nicht ertrug, wie er dort teilnahmslos auf der Couch versank, dass alle ernsthaft Sorge hatten, er könnte einen zweiten Schlaganfall erleiden. Ich wollte nicht sehen, wie sehr er trauerte. Ich sah nicht, dass auch er unter dem Tod seiner geliebten Schwiegermutter litt. Ich verspürte wieder nur Wut. Mit Simba, unserer weißen Boxerhündin, die seit November 2004 bei uns lebte, und Gina bezogen wir diese Räume und wussten doch eigentlich schon beim Einzug, dass es nicht von Dauer sein würde.

Im Mai 2007 lernte ich Stephan Weidner kennen.

Er, der die *Onkelz* zwei Jahre zuvor in einer emotionalen Abschiedsrede in Rente schickte, suchte für seine Internetseite und für das dortige Diskussionsforum Moderatoren. Ich bewarb mich, erhoffte mir aber nicht mehr als eine Absage. Chancen rechnete ich mir keine aus, und doch lud man mich und vier weitere Kandidaten nach Frankfurt und dort ins ehemalige Studio der *Onkelz* zum Vorstellungsgespräch ein.

Da saß ich also mit dem Bassisten und Texter meiner aufgelösten Lieblingsband. Mit dem Mann, dessen Gossenpoesie mich hatte reifen lassen. Das Selbstwertgefühl, mit dem ich meine Verletzbarkeit und die Narben der Vergangenheit überspielte, entstammte zum allergrößten Teil den unzähligen Liedern der *Böhsen Onkelz*. „Lieber stehend sterben“, „Wenn du wirklich willst“, „Ich mache was ich will“. Der Mann, der in seinen Songs wie ein Seelenverwandter zu mir sprach, redete dort mit uns, als wäre es das Normalste von der Welt, als wäre er der Normalste der Welt, dabei besaß diese Band bei nicht wenigen ihrer Fans einen überhöhten, beinahe gottgleichen Status.

Stephan saß dort auf der Couch und in diesem Studio, in dem alle Alben ab der *E.I.N.S.* aufgenommen wurden, unterhielt sich zweieinhalb Stunden mit uns, und ich erinnere mich noch, dass ich es war, der vor lauter Aufregung gar nicht aufhörte, zu sprechen. Am Ende des Tages stand fest, dass ich und alle anderen Anwesenden des Gesprächs genommen würden. Wir waren fünf von knapp dreitausend Bewerbern, die dieses Glück hatten und ab sofort das Forum moderierten. Ein kleiner, unbezahlter Job, der nicht viel Zeit in Anspruch nahm, mich aber stolz machte.

Ich war arbeitslos, jobbte damals auf einem Friedhof in Duisburg, goss dort die Blumen auf den Gräbern, entfernte Unkraut, träumte mich bei dreißig Grad in den Tag und von dort weg. Was mit meinem Leben anzufangen war, wusste ich nicht, vielleicht ging über kurz oder lang bei Stephan was, was aber unwahrscheinlich und vermutlich schon zu hoffen vermessen war.

Manu hatte seit Kurzem doch den Traum, Tätowiererin zu werden, und besorgte sich Nadeln samt Farbe und stach mir nach ein paar Wochen des Übens auf Schweinehaut ein Tattoo auf die rechte Wade. Nach fünf Jahren mein erstes neues Bild. Und natürlich passend zu meinen neuen Bekanntschaften aus Frankfurt eines, das *Onkelz*-Bezug besaß. Was denn sonst?

Die Harmonie war keine. Dieses Haus ließ sie nicht zu. Seit 1985, seit dem Einzug meiner Familie in diese Straße, war Frieden nur ein Gerücht. Über allem schwelten Brände mit meinen Eltern. Manu und ich zahlten lachhaft wenig Miete für die vielen Räume, und es wurde immer klarer, dass die Geldsorgen meiner Eltern sich wieder auftürmten. Als nach elf Jahren, im Frühjahr 2008, wieder eine Versteigerung anstand, konnte nichts und niemand mehr abwenden, was seit zwei Jahrzehnten überfällig war. Diese erkalteten, inzwischen modrigen Mauern stießen uns ab, schmissen uns raus. Wir waren einfach nicht mehr willkommen in diesen vier Wänden, und ich fühlte mich seltsam fremd in einer Welt, die mir einst so vertraut war.

Das Haus kam unter den Hammer und Manuela, ich und meine Eltern standen wieder vor einem Neubeginn. Und erst nachdem auch dieser Zwischenschritt, unser kurzer Aufenthalt in Hoerstgen, im März 2010 endete und wir erneut umzogen, klopfte eine alte Bekannte an die Tür. Eine, die seit meinem ersten Rauschmittelerlebnis fest schlief. Hin und wieder zuckte sie leicht im Schlaf, wachte aber nicht auf. Ab 2013 war sie hellwach. Als sich die Schulden wieder häuften und weder Manu noch ich einen Job hatten, lauerte sie auf ihre Chance. Tag für Tag.

Lady Angst kehrte zurück.

Aragorn: *„Fürchtest du dich?“*

Frodo: *„Ja.“*

Aragorn: *„Du fürchtest dich noch nicht genug.“*

(J. R. R. Tolkien: *Der Herr der Ringe*)

Ab 2010 lebten wir in einem ständigen Kampf und einem nie endenden Ringen um Geld, das wir nicht hatten, und mit einer Miete, die unser Budget um zwanzig bis dreißig Prozent überstieg. Hin und wieder fanden wir Arbeit, aber meistens war die nicht von Dauer. In Callcentern telefonierte ich mir die Finger wund, drehte alten Menschen überteuerte Telefon- oder Handyverträge an und stritt mich mit Mitarbeitern, die mir leidtaten, sowie mit Vorgesetzten, die sich großspurig Teammanager nannten und die dennoch so dumm waren, dass es wehtat.

Miserable Arbeitsverträge, oft nur mit einer vertraglich vereinbarten Zwanzig-Stunden-Woche, die zudem immer befristet waren. Karriere machten hier nur die wenigsten. Entweder solche, die von Natur aus skrupellos waren, denen es schrecklich egal war, was sie an wen verkauften, oder solche, die schon überall anders gescheitert waren und sich jetzt dort, im Callcenter, eine ungewisse Zukunft aufbauen wollten. Ich hielt es nirgendwo lange aus. Auch, weil mittlerweile Panikattacken stets dann auftauchten, wenn ich sie nicht gebrauchen konnte. Sie kamen einfach von heute auf morgen mit hässlicher Regelmäßigkeit in mein Leben gepoltert. Es brauchte kein Cannabis mehr, um sie zu triggern; mittlerweile konnte alles oder nichts ein Auslöser sein, und dann rollte das Panikorchester an und spielte drauflos. Das Sitzen im Auto, während ich im Stau stand, verschaffte mir schwitzige Hände. Am Arbeitsplatz, in der Pause oder in einem Kundengespräch kroch die Angst langsam in meinen Nacken. Im Zugabteil, während der Fahrt nach Karlsruhe, um den Tourproben Stephans beizuwohnen, erwischte mich die Furcht so schlimm, dass ich überlegte, die Notbremse zu ziehen und zu fliehen.

Und ab 2013 wurde alles noch viel schlimmer. Ab da änderten sich die Ängste. Waren sie vorher zwar immer im Hinterkopf, aber eben auch nur dort, saßen sie fortan auf meiner Schulter, zu jeder Zeit und an jedem Tag. Aus unregelmäßig auftretenden Panikattacken wurde eine ausgewachsene generalisierte Angststörung, die sich immer mehr und mehr auf Manuela fokussierte.

Meine Laune wurde schlechter, parallel zu meiner wachsenden Unzufriedenheit. Ich ertrug es nicht, von Hartz IV leben zu müssen – arbeiten gehen konnte ich aber auch nicht. Ich sah all meine besten Freunde, die ich schon so viele Jahre liebte, wie sie immer glücklicher wurden. Nadine heiratete 2010 Andreas aus dem Hunsrück, einen empathischen und intelligenten Menschen, den besten Freund, den man sich wünschen konnte, und sie bekamen 2011 eine zauberhafte Tochter. Daniel, der schon lange von Anne getrennt war, hatte ebenfalls eine neue Beziehung gefunden und beruflich bereits seit vielen Jahren erfolgreich Autos verkauft. Darius heiratete 2012 Monika, seine Freundin seit 2006, und sie bekamen am 5. Oktober 2012, genau an meinem dreißigsten Geburtstag, einen kerngesunden Sohn. Das Glück machten sie mit dem Kauf eines Eigenheims perfekt.

Ich hingegen fühlte mich wie ein Versager, ein Nichtsnutz, ein Taugenichts. Ich glaubte mit jedem Tag mehr, dass all die Unkenrufe meiner Lehrerinnen und Lehrer, meiner Eltern und Klassenfeinde am Ende doch genau das vorhergesehen hatten, was mir blühte: Arbeitslosigkeit, sozialer Abstieg, Asozialität. Nach vielen Jahren, in denen ich meine innere Unausgeglichenheit halbwegs im Griff hatte, brach diese ab 2013 wieder mit voller Wucht aus mir heraus und bedrohte die inzwischen vierzehnjährige Liebe zwischen Manuela und mir. So sehr, dass es eigentlich nur noch eine Frage der Zeit war, bis sie den Absprung wagte. Wir versanken tage- und nächtelang in *World of Warcraft*, gingen kaum noch vor die Tür, Besuch ließ sich nur noch selten blicken.

Irgendwann zur Mitte des Jahres reichte es Manuela. Sie hatte das Gefühl, dass sie jetzt, genau jetzt, etwas an ihrem Leben ändern musste, wenn sie sich nicht später große Vorwürfe machen wollte. Ich bewunderte sie für ihre Stärke, ihre Kraft, ihre unbändige Selbstbeherrschung. Sie trieb Sport, ließ alle Süßigkeiten links liegen und nahm dreißig Kilogramm ab, während es bei mir die Sorgen und Ängste um sie waren, die mich immer schlanker werden ließen. Ging sie in die Stadt, schrieb ich ihr im Minutentakt Nachrichten. Texte voller Angst, dass ihr etwas zugestoßen sei, und ganze Anklageschriften, warum sie sich nicht bei mir, wenigstens kurz, meldete, um mich zu beruhigen. Ich bildete mir ein, den Verstand zu verlieren, wahnsinnig zu werden, schizophren. Ich hörte schon genug Schauergeschichten darüber, auch von meinem Cousin väterlicherseits, der diese schreckliche Krankheit seit vielen Jahren hat und damit umgehen muss.

Ich engte Manu ein, immer mehr und immer weiter, bis sie nicht mehr konnte. Eine Therapie musste her, genauso wie ein Schuldenberater. Inkassoschreiben ließ ich mittlerweile ungeöffnet liegen, Mahnbescheide ebenso. Das Geld, das wir zu Verfügung hatten, war nicht knapp, sondern praktisch inexistent. Meistens war mit Überweisung der knapp siebenhundert Euro an Miete, die zu zahlen waren, das Konto erschöpft. Oft mussten wir uns überlegen, ob mit den zehn Euro pro Tag, die wir durch das Gassi gehen mit einem fremden Hund verdienten, noch eine Schachtel Kippen im Budget war oder nur das Allernotwendigste eingekauft werden konnte. Irgendwann 2013 saß dann der Gerichtsvollzieher auf unserer kleinen Couch, und ein paar Tage später gab ich meine eidesstattliche Versicherung ab und über mein „Vermögen“ Auskunft.

Geschichte wiederholt sich: Ich war zum lebenden Abbild meiner Eltern geworden. Das, was ich mir zeitlebens schwor zu vermeiden, hatte mich ereilt. Die Schulden und die Respektlosigkeit des Vaters, die Ängste und der Wahn der Mutter. Nur warum, war mir damals noch nicht bekannt. Sie waren einfach da, von jetzt auf gleich, was natürlich Unsinn ist, aber wie will man den Wald erkennen, wenn man in jedem Baumstamm Fratzen sieht?

Ab Spätsommer 2013 war ich nicht nur von Ängsten zerfressen, sondern auch depressiv, sah aus wie eine wandelnde Leiche, blass und eingefallen. Lachen konnte ich nur noch in den ganz seltenen Momenten, in denen wir Besuch hatten, oder wenn Feierlichkeiten, Geburtstage zum Beispiel, anstanden. Ansonsten lagen meine Emotionen ganz tief im Keller meines Unterbewusstseins. Gefangen, geknebelt, gefoltert. Ich war an einem Punkt in meinem Leben angelangt, an dem mir jegliche Kraft fehlte, um weiterzumachen. Dass ich seit zwei Jahren keinen Job mehr hatte, war das eine, dass ich drauf und dran war, meinen Lebensanker zu verlieren, das andere. Ich würde Manuela durch mein Verhalten irgendwann in die Arme eines anderen Mannes treiben, so viel stand fest. Nicht weil ich ihr all meine Ängste anvertraute, verstand sie mehr, als ich jemals von ihr erwarten konnte, sondern weil ich es nicht schaffte, meine Wut zu kontrollieren oder mich eigenverantwortlich um eine Therapie zu kümmern.

Ab Herbst 2013 gesellte sich Verzweiflung zu Angst und Depression. Die unheilige Dreifaltigkeit war vollendet. Im Hintergrund lief alles auf das eine große Ende hinaus, bei dem man ganz viel weinte und noch mehr Fragen stellte. Das, was man als gesunder Mensch immer weit von sich wegschiebt, weil das Leben kostbar ist und es überhaupt keinen guten Grund gibt, es zu beenden. Doch mit diesem Dreigestirn, das einem wie Hundescheiße unter den Füßen klebte, lebte es sich eben nicht gut, sondern schlecht. Die Wolken waren praktisch überall dunkel, wo ich lief, nur von vereinzelten Lichtstrahlen durchbrochen. Das Gefühl des Alleinseins tötete das letzte bisschen Kraft ab, das umso dringender nötig wäre, um im Kampf ums eigene Leben nicht die weiße Fahne zu hissen und vor einen Zug zu springen.

Im November 2013 ereilte mich ein Anruf. Stephan Weidner fragte, ob ich im kommenden Jahr viel vorhätte.

„Bislang nicht“, sagte ich.

„Gut, dann nimm dir Zeit. Die *Onkelz* kommen zurück. Brauchst du zufällig noch einen Job?“

*„Am Ende wird
alles gut.
Und wenn es
nicht gut ist,
ist es auch noch
nicht das Ende“*

(Sprichwort)

Ab Januar 2014 hatte ich Arbeit, und was für eine. Ich war Mitarbeiter in der Firma der *Böhsen Onkelz*, die sich im Oktober 2013 getroffen, vertragen und dazu entschlossen hatten, wieder anzugreifen. Zurückzukommen. Mindestens für zwei Konzerte. Zusammen mit meinen zwei alten Moderationskollegen, die schon 2007 dabei waren, als wir Stephan gerade kennenlernten, und die zu meinen engsten Freunden zählten, bildeten wir und ein weiterer Mitarbeiter das zukünftige Social-Media-Management, Pressebetreuung und Redaktionsdepartement der Band.

Alles Glück, das mich da ereilte, nahm seinen Anfang damals in Frankfurt, als von den *Onkelz* keine Rede mehr war und eine Reunion so abwegig wie nur irgendwas erschien. Darauf folgten Jahre, in denen ich es genoss, Stephan Weidner, den W., zu kennen, aber ein Job ergab sich aus vielen Gründen nicht. Das änderte sich mit dem größtmöglichen Knall. Ich konnte es kaum glauben, musste mich mehrfach kneifen, um es zu realisieren, aber es war Tatsache: Ich lernte die vier Jungs kennen, deren Lieder mich seit achtzehn Jahren begleiteten, und durfte für sie arbeiten. Texte für die Homepage schreiben, Texte für Magazine verfassen, *Facebook* pflegen, Fanmails beantworten. Im Grunde alles, wovon ich damals immer träumte.

Meine Unzufriedenheit war noch lange nicht weg, die Schulden waren es ja schließlich auch nicht, aber die Sorge vor der Zukunft wich allmählich dem guten Gefühl, einen Weg, gesäumt von Licht, gefunden zu haben. Mit jedem weiteren Monat und spätestens im Januar 2015, als aus einem bezahlten Praktikum ein richtiger Arbeitsvertrag wurde, der bis heute Bestand hat, schätze ich mich als das ein, was ich war: ein absoluter Glückspilz.

Manu und ich fanden im Laufe der Monate auch wieder zusammen. Erst langsam, dann immer schneller. Ab Januar 2015 kümmerte ich mich um eine Therapie, die ich im Februar begann. Und mit deren Hilfe erkannte ich das erste Mal in meinem Leben, dass die Last der Vergangenheit und alle ungelösten Konflikte mit meinen Eltern mich unglücklich und unzufrieden gemacht hatten. In vielen Sitzungen erzählte ich meiner herzlichen Therapeutin alles, was auch in diesem Buch steht, vielleicht noch mehr. Meine erste bewusste Kindheitserinnerung, in der mein Urgroßvater in unserem Badezimmer mit geladener Pistole steht und meinen Vater zu erschießen droht, markierte, genau wie hier, den Anfang.

Um meine Schulden kümmerte ich mich ebenfalls und beschloss, mit Hilfe meines Beraters und trotz des frisch begonnenen Jobs, eine Privatinsolvenz anzustreben. Diese meldete ich an, etwas über zehntausend Euro standen auf der Uhr. Geld, das ich damals aus eigener Kraft niemals hätte aufbringen können. Jetzt wurden mir Monat für Monat kleine Beträge von meinem Gehalt gepfändet. Das fühlte sich nicht gut an, aber es war nötig. Nur die Insolvenz verschaffte mir die Freiheit, nicht mehr Angst vor dem Gang zum Briefkasten haben zu müssen. Und eine Angst weniger war immerhin etwas. Die Verbraucherinsolvenz war ein Anfang, genau wie die Therapie und der Job. Jetzt würde es auf mich ankommen und darauf, dass ich nicht aufgab. Ich musste „das Ding durchziehen".

Ich spürte wieder Mut. Und Hoffnung. Gott sei Dank. Ich war noch nicht tot.

Das Erwachen der Macht

2016, nach einigen Jahren der Entfremdung, lernten wir uns neu lieben. Viele Gründe führten dazu, keinen will ich weiter ausführen, nur so viel: Jede Beziehung, die wirklich auf Liebe und Respekt aufgebaut war, verdient es, gerettet zu werden. Egal, mit welchen Mitteln.

Ich befreite mich Stück für Stück von Angst, Sorgen, Schulden und dem übergroßen Ballast, den ich noch von meinem Elternhaus mit mir herumschleppte. Die Therapie schloss ich ab, die Privatinsolvenz machte große Fortschritte. Ja, es sah ganz danach aus, als könnte ich aus eigener Kraft und vor dem regulären Ende von sieben Jahren schuldenfrei werden. Die Arbeit machte mich glücklich, erfüllte mich und meinen Tag, der endlich wieder Struktur hatte.

Manu und ich holten im Mai, kurz nachdem Simba im Februar 2016 nach über elf gemeinsamen Jahren verstarb, Peter aus dem Tierheim in Kamp-Lintfort, eine alte, wunderschöne amerikanische Bulldogge. Ein Wesen, so rein und so lieb und mit so viel Leidensgeschichte, dass es einem das Herz brach. Dieser unser Junge wurde mein Seelengefährte, der sich um uns kümmerte, uns noch weiter zusammenrückte und mich endlich wieder richtig lieben ließ. Manuela und ihn.

Die *Onkelz*-Tour im November 2016 konnte ich dennoch nicht mitfahren. Zu groß war da noch die Angst vor der Angst, aber dennoch: Praktisch mit dem Start in das Jahr 2017 fühlte ich mich seit vielen Jahren, im Grunde das erste Mal in diesem Jahrzehnt, wirklich angstfrei.

Manuela, die seit Januar 2016 mit ihrem eigenen Tattoo-Studio *Ultima Tinta Tattoos* selbstständig war, stach mir „Fearless" auf die Fingerknochen beider Hände, und gemeinsam planten wir die Zukunft, zu der auch endlich eine Hochzeit gehören sollte. Eine, von der wir seit meinem Antrag, den ich ihr am zehnten Jahrestag unserer Beziehung machte, träumten – allein das Geld fehlte bislang immer, um diesen einen Tag perfekt zu machen.

Am 5. August 2017 gaben wir uns das Jawort. Alle waren da. Meine Eltern und Schwiegereltern, Daniel und Martin, Darius und

Monika, Nadine und Andreas, meine Schwester, Manus Jugendfreunde, neue Freunde, Verwandtschaft. Die standesamtliche Trauung fand bei strömendem Regen im Maurischen Pavillon in der Nachbarstadt Neukirchen-Vluyn und die kirchliche Trauung in der wunderschönen Klosterkirche zu Kamp statt. Wir aßen uns bei bestem Essen und dann doch noch gutem Wetter im *Orsoyer Hof* satt und schliefen die Nacht in den Hotelzimmern des Gasthofes. Das gute Leben, es hatte begonnen. Die Zukunft konnte endlich kommen. Dieser 5. August war der Tag, an dem wir uns schworen, für immer zusammenzuhalten.

Die schlechten Zeiten lagen hinter uns. Die guten, auf die freuten wir uns wie kleine Kinder. Überhaupt: Unsere Liebe, die am 24. November 1999 ihren Anfang nahm, ist schon immer eine kindliche gewesen. So wie wir die Kinder in uns, die uns träumen ließen, nie vergessen und vergraben haben.

Mein Vater las einen Text vor. Er stand da vor uns und den Gästen, der inzwischen alte Mann, der so viel Leid erlebt und verursacht hatte, und ließ mich warme, echte Liebe spüren, wie ich sie noch nie von ihm kennenlernen durfte. Seine Rede, die sich natürlich an das Brautpaar richtete und von den vielen Jahren handelte, die wir uns schon kannten, kam zu dem Punkt, an dem er auch den Toten Ehre erwies: meiner Oma, seiner Mutter, Gina, Simba. Der Atem meines Vaters stockte, seine Stimme brach weg und er weinte. Einen kurzen Moment nur, aber er stand da und weinte. Und ich war so unendlich nah bei ihm, ich fühlte mich so befreit und so schwerelos, dass ich direkt aufstand und ihn von Herzen umarmte. Es war die erste richtige Umarmung, die erste liebevolle Respektbekundung mit meinem geliebten Pa, an die ich mich erinnern kann. Unser Fotograf drückte in genau dem richtigen Moment auf den Auslöser. In diesem Moment machte ich meinen Frieden. Mit ihm, mit der Vergangenheit. Es musste nicht mehr um Verzeihung gebeten werden, ich verzieh ihm und er mir.

Es war der schönste Tag meines Lebens. Auch deshalb.

Im Herbst 2019 erschien mein erstes Buch und meine Frau organisierte eine unfassbar schöne Überraschungsparty für mich. Wieder waren alle da, der „Club der Verlierer", meine Eltern und meine Schwiegermutter. Nur mein Schwiegervater nicht. Am 5. November 2017, nur ein paar Monate nach unserer Hochzeit, erlag er einem kurzen, heftigen Lungenkrebsleiden. Wieder bewunderte ich Manuela für ihr Wesen und für die unglaubliche innere Stärke, die sie schon immer hat, seit ich sie kenne. Mit unglaublichem Löwinnenmut ging sie durch alle Phasen des Trauerns, gemeinsam mit ihrer Familie.

Das Buch, die Biografie von Matthias „Gonzo" Röhr, dem Gitarristen der *Onkelz*, erschien am 14. November 2019. An diesem Tag wäre Johann, Manus Vater, der Mann mit dem edelsten Gemüt, den ich kannte, achtzig Jahre geworden. Eine Woche später stand mein Buch über einen meiner Lieblingsmusiker auf Platz zwei der *Spiegel*-Bestsellerliste. Manche Dinge sind Zufälle. Andere sind es nicht.

Am 24. November 2019 feierten Manu und ich eine große Feier anlässlich unseres zwanzigsten Jubiläums. Mein Vater lag im Krankenhaus und ich machte mir endlos viele Sorgen. Ein Sturz auf der Buchparty hatte dafür gesorgt, dass sich Wasser in seiner Lunge sammelte, und die Ärzte sprachen gar von einem möglichen kleinen Schlaganfall, den er erlitten hatte. Sein Zustand war nicht gut, er litt unter Wahrnehmungsstörungen, teilweise sogar halluzinativen Zuständen.

Dennoch zelebrierten wir diese Feier. Meine Ma blieb daheim, war abrufbereit, falls etwas passieren sollte (was dankenswerterweise nicht geschah), und Manuela, ich und all unsere Freunde stießen auf das Leben an. Auf unsere Liebe. Auf die Zukunft, die sich so fantastisch und völlig angstfrei präsentierte und damit ganz anders als die Schreckvorstellungen, die ich noch vor wenigen Jahren hatte.

Ich schrieb an jenem Abend, als ich mich für ein paar Minuten zurückzog, diese Zeilen in meine Tagebuch-App, die mir auch beim

Erinnern und Schreiben dieses Buches half:

Ich bin dankbar. Dankbar für all diese Momente, die ich erleben durfte. Mit dieser wunderschönen, weisen Frau an meiner Seite kann auch das nächste Jahr nur ein richtig gutes werden. 2020 kann kommen! Ich freue mich auf die Onkelz-Tour, die ich mitfahren werde, ohne Wenn und Aber! Ich freue mich auf gute Zeiten mit den besten Freunden, die ich kennenlernen durfte. Mit meinen Eltern, die mir so nah wie noch nie in meinem Leben sind. Speziell mein Vater. Bitte werde wieder gesund!

Ich bin dankbar für mein Leben. Dafür, dass ich es aus der tiefsten Krise meines Seins aus eigener Kraft geschafft habe, wiederaufzustehen. Ohne Tabletten, ohne Psychiatrie. Dafür „with a little help from my friends".

Ich liebe mich. Ich bin stolz auf mich, auf das Erreichte, auf das Buch und dessen Erfolg. Auf 2020!

Ein letzter Wunsch:

Möge mein Herz auch in schlechten Zeiten (sollten sie jemals wiederkommen) immer dann kämpfen, wenn es darauf ankommt.

Bitte, liebes Kämpferherz, liebe weiter, gib nicht auf, schlage weiter!

„Es ist eine gefährliche Sache, Frodo, aus deiner Tür hinauszugehen. Du betrittst die Straße, und wenn du nicht auf deine Füße aufpasst, kann man nicht wissen, wohin sie dich tragen“

J.R.R. Tolkien: *Der Herr der Ringe*

DANKSAGUNGEN

Dieses Buch wäre nicht entstanden, wenn ich in fast vierzig Jahren nicht so viele fantastische Menschen um mich gehabt hätte, die mir mit Rat und Tat zur Seite standen. Die mich unterstützten und an mich glaubten. Die mir über viele Jahre hinweg Freunde oder Bekannte waren. Deren Wirken in meinem Leben einen Impact hatte. Meine lieben Leserinnen und Leser, bitte applaudiert für: Manuela Janßen-Diel, Harald & Iris Diel, Marlene Janßen, Michaela Hönke-Janßen & Helmut Hönke, Nadine & Andreas Wendling, Daniel & Christina Vater, Martin Vater, Darius & Monika Larisch, André Hausmann & Birgitt Schöning, Enrico Ollenhauer, Matthias, Daniela & Jeremy Heil, Ralf & Ulrike Oelschner, Lisa Janßen, Anne Hegmann, Jana-Maria Schütz, Manfred & Melanie Zimmer, Benjamin Weinkauf, Matthias & Verena Röhr, Stephan Weidner, Kevin Russell, Peter Schorowsky, Thomas Rademacher, Sarah Rademacher, Jennifer & André Fabian, Jessica & Detlef Kepe, Detlef Vater, Vanessa Bergmann, Tim Müller, Adriano Schneider, Benjamin & Camilla Steinbring, Wolfgang Köster & Ingrid Rösken, Wolfgang Walk, Stefan Wurz, Klaus Farin, Benjamin Lange, Stefanie „Jackie“ Schu, Sammy Amara, Marco Matthes, Michael Bartl, Daniel „Schulle“ Schulz und alle bei *Toxpack*, Frank „Eule“ Vohwinkel und alle bei *Betontod*, Philipp Burger, Oliver & Julia Neumann, Didi Stiasny.

George, die Prinzenrolle und Django, der Rambo: Ich liebe euch mehr als Worte sagen.

Ein Hochruf auf die Toten, die wir so sehr vermissen: Johann Matthias Janßen, Elisabeth & Karl-Josef Willmann, Helene & Heinrich Düpré, Charlotte Zimmer, Sabina Littera, Doris & Günter Wiater, Agnes Hölscher, Jutta Runde, Brigitte Runde.

Vier Pfoten für ein Halleluja an: Buster, Gina, Simba und Peter. Passt von da oben auf uns hier unten auf. Eure Liebe überstrahlt noch immer jeden schlechten Tag.

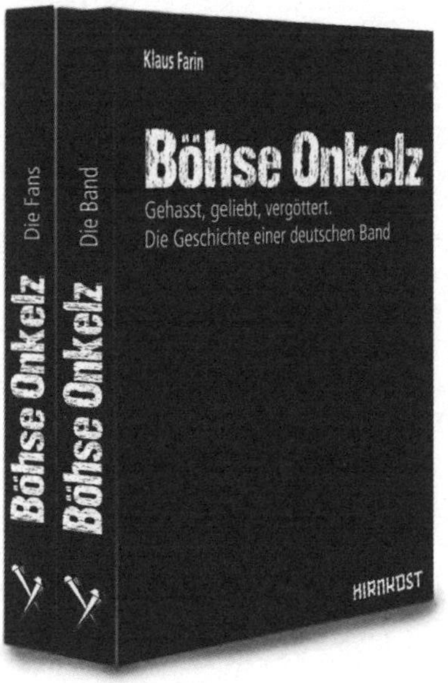

Klaus Farin
Böhse Onkelz. Gehasst, geliebt, vergöttert. Die Geschichte einer deutschen Band
Hardcover, 160 Seiten, 18 Euro
ISBN 978-3-945398-59-3

Böhse Onkelz. Gehasst, geliebt, vergöttert. Die Fans
Hardcover, 136 Seiten, 18 Euro
ISBN 978-3-945398-62-3

Mit dieser Band hast du nicht viele Freunde texteten die *Böhsen Onkelz* einmal. Heute sind sie die erfolgreichste deutsche Rockband mit mehr als zwei Millionen Fans. *Gehasst, geliebt, vergöttert*. Wer sind diese Fans? Haben sie die Wandlungen der *Böhsen Onkelz* mitgemacht? Welche Bedeutung hat die Band in ihrem Leben? Wie haben sich die Band und auch ihre Fans in der Zeit verändert?

Klaus Farin, der Gründer des *Archiv der Jugendkulturen* in Berlin, Ex-Journalist, -Security und -Veranstalter, hat die Band 1993 zum ersten Mal bei einer Tour begleitet – und seitdem nicht wieder aus den Augen verloren. Hier ist ihre Geschichte.

Band 1 berichtet vom Werdegang der Band, aber auch ihrer öffentlichen Wahrnehmung.
Band 2 widmet sich den Fans. Mehr als 2.100 von ihnen hat Klaus Farin für diesen Band befragt.

Gibt's überall, wo es Bücher gibt, und direkt bei uns: shop.hirnkost.de

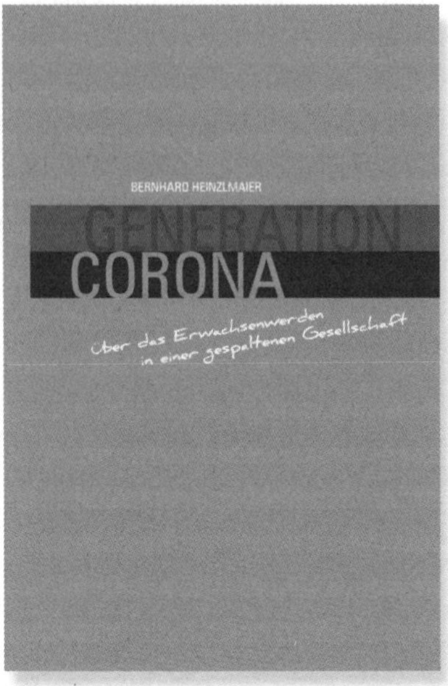

Bernhard Heinzlmaier
Generation Corona – Über das Erwachsenwerden in einer gespaltenen Gesellschaft
Hardcover, 164 Seiten, 18 Euro
ISBN 978-3-949452-09-3

In Schulen und Universitäten von ehrgeizigen Karriere-Dozent:innen gedrängt und getrieben, zu Hause von statusbewussten Eltern unter Druck gesetzt, in den Betrieben von immer ausgeklügelteren Kontroll- und Überwachungssystemen beschattet, von systemisch gelenkten Medien täglich moralisierend ermahnt, von manipulativer Politik-Rhetorik drangsaliert, von gegen Kritik völlig immunisierten Religionsvertreter:innen unausgesetzt pathetisch beschwurbelt, wie kann man da auf die Idee kommen, dass eine dermaßen durch ein Stahlbad des Irrsinns getriebene Jugend die Corona-Pandemie mit ihren von wahnwitzigen bis skurrilen politischen Motivationsreden begleiteten Maßnahmen fundamental verunsichern könnte? Mit der Corona-Krise ist kein neuer Geist in die Gesellschaft gekommen. Sie hat nichts anderes bewirkt, als dass vorhandene Widersprüche verstärkt, vorhandene Ungleichheiten größer, alte Ängste drastischer, das allgemeine Gefühl der Fremdbestimmtheit dramatischer geworden sind.

Gibt's überall, wo es Bücher gibt, und direkt bei uns: shop.hirnkost.de